亚洲人鼻整形术
Atlas of Asian Rhinoplasty

主　编　（韩）徐万群（Man Koon SUH）
　　　　JW Plastic Surgery Center
　　　　Seoul
　　　　Seoul-t'ukpyolsi
　　　　South Korea

主　译　杜建龙

副主译　肖　芃　王旭明　肖翔辕　许莲姬　杨万忠

北方联合出版传媒（集团）股份有限公司
辽宁科学技术出版社
沈阳

First published in English under the title

Atlas of Asian Rhinoplasty

By Man Koon SUH, edition: 1

Copyright © Springer Nature Singapore Pte Ltd., 2018

The edition has been translated and published under license from

Springer Nature Singapore Pte Ltd.

Springer Nature Singapore Pte Ltd. takes no responsibility and shall not be made liable for accuracy of the translation.

图书在版编目（CIP）数据

亚洲人鼻整形术 /（韩）徐万群（Man Koon SUH）主编；杜建龙主译 . —沈阳：辽宁科学技术出版社，2024.1

ISBN 978-7-5591-2638-2

Ⅰ.①亚… Ⅱ.①徐…②杜… Ⅲ.①亚细亚人—鼻成形术 Ⅳ.① R765.9

中国版本图书馆 CIP 数据核字（2022）第 142071 号

出版发行：辽宁科学技术出版社
　　　　　（地址：沈阳市和平区十一纬路 25 号　邮编：110003）
印　刷　者：辽宁新华印务有限公司
经　销　者：各地新华书店
幅面尺寸：210mm×285mm
印　张：43.5
字　数：1090 千字
插　页：4
出版时间：2024 年 1 月第 1 版
印刷时间：2024 年 1 月第 1 次印刷
责任编辑：凌　敏
封面设计：刘　彬
版式设计：袁　舒
责任校对：尹　昭　　王春茹

书　号：ISBN 978-7-5591-2638-2
定　价：550.00 元

联系电话：024-23284363
邮购热线：024-23284502
E-mail：lingmin19@163.com

译者名单

主　译

杜建龙　保定蓝山整形外科医院

副主译

肖　芄　华中科技大学同济医学院附属协和医院整形外科

王旭明　重庆当代整形外科医院

肖翔辕　广西爱思特整形外科医院

许莲姬　北京同仁医院整形科

杨万忠　深圳姮美医疗美容医院

译　者（按姓氏拼音首字母排序）

白孟奇　昆明丽都医疗美容医院

高　山　深圳雅涵医疗美容医院

何汪海　北京嘉贺医疗美容门诊部

李耀宇　大连明医汇医疗美容医院

林德峰　上海市第一人民医院整形外科

王江允　郑州市第三人民医院整形美容科

张亚伟　北京歆悦医疗美容医院

周　蔚　郑州郑东蔚莱医疗美容门诊部

目 录

鼻尖（Nasal tip）：鼻尾侧末端的最前点。

鼻尖表现点（TDP）：鼻尖的每侧最突出处的两个点。在鼻部的正面观，外部光反射的强光下容易被识别，由下外侧软骨顶构成。

鼻小叶（Nasal lobule）：有时与鼻尖的定义交互使用。然而，更精确地说，小叶区是以鼻尖上区域为上界，鼻翼沟为外侧界，两侧鼻孔前顶点连接线为下界。因此，鼻小叶是包含了位于中央区的鼻尖在内的更大的区域。鼻小叶被进一步划分为鼻尖、鼻尖上小叶和鼻尖下小叶（图1.4）。

鼻翼（Ala）：由鼻孔外侧边界构成的组织，自鼻尖延伸到上唇和面颊。

鼻翼沟（Alar groove）：鼻翼和鼻小叶之间的凹陷的斜线。

鼻翼缘（鼻孔缘）（Alar rim/nostril rim）：鼻孔顶部的边缘，从鼻小叶延伸到基底部。

鼻翼基底（Alar base）：鼻翼缘终止且鼻连接面颊的圆形连接区。

鼻部侧面观

用来描述鼻侧面的表面解剖学和骨性/软骨性结构的术语如下（图1.5、图1.6）：

鼻根点（Nasion）：鼻额缝中间点（最前点）。

软组织鼻根点（Soft-tissue nasion）：骨性鼻根点正表面的鼻根皮肤点。

鼻凹点（Sellion）：鼻骨的最深点，或鼻额角的最深点。鼻凹点更靠下、靠后，不应作为鼻根点的替代用语。

鼻根（Radix）：鼻根的中心是鼻凹点。鼻根的下界是经过外眦的水平连线，上界可被标记为一个从鼻凹点到外眦线距离相同的上点（图1.7）。

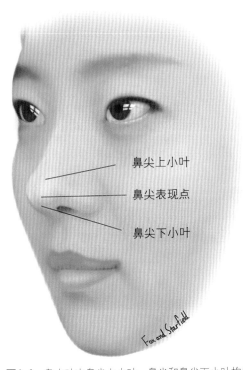

图1.4 鼻小叶由鼻尖上小叶、鼻尖和鼻尖下小叶构成

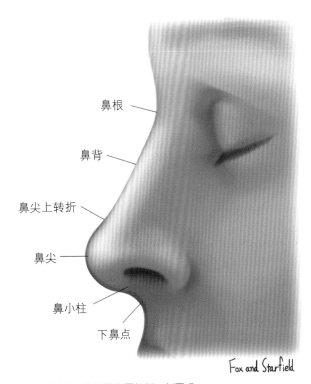

图1.5 鼻部的表面解剖，侧面观

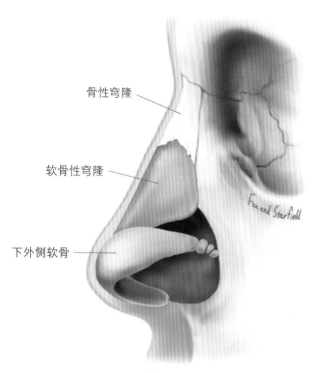

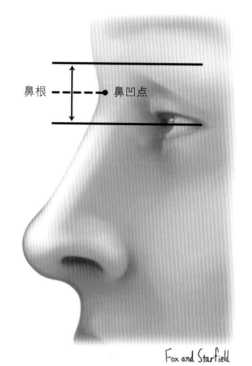

图1.6　鼻部的骨性和软骨性支架，侧面观　　　　　**图1.7**　鼻根区域

鼻缝点（Rhinion）：鼻骨间缝的最低点（最尾端），也是上外侧软骨和鼻骨的连接处。

鼻尖上转折（Supratip break）：自鼻背轮廓线延伸到更突出的鼻尖的过渡区域称为鼻尖上转折，在鼻尖的头侧。鼻尖上转折的量取决于术者和患者的偏好。东亚男性患者不喜欢鼻尖上转折。也要避免东亚女性患者出现过多的鼻尖上转折。

鼻尖上小叶（Supratip lobule）：自鼻尖上转折点到鼻尖表现点之间的范围。

鼻尖下小叶（Infratip lobule）：鼻尖表现点与鼻小柱-鼻小叶连接处（自鼻尖到鼻小柱的徐缓的过渡）之间的鼻小叶的最低部分。由成对、分叉状的下外侧软骨中间脚组成。

鼻小柱-鼻小叶连接处（Columella-lobular junction）：鼻尖下小叶和鼻小柱之间的区域，又称"鼻小柱断点"。它位于垂直的内侧脚和发散分叉状的中间脚之间。通常在鼻孔顶端水平。

鼻小柱（Columella）：鼻尖下小叶和鼻基底之间的结构，分隔两侧鼻孔，由下外侧软骨内侧脚构成。

翼面沟（Alar-facial groove）：鼻与面颊的连接处。

鼻部基底观（图1.8）

软三角（Softtriangle）：鼻孔顶端很小的区域，这个区域没有软骨支撑，只有内外皮肤层覆盖。这个区域的切口可能会留下明显的瘢痕和凹陷畸形。

鼻槛（Nostril sill）：鼻小柱基底和鼻翼基底之间的鼻孔基底的水平缘。

鼻下点（Subnasal）：鼻小柱和上唇在正中央矢状面上的连接点。

鼻部美学单位

鼻部的皮肤由9个单元组成：鼻背、侧壁两侧、鼻翼两侧、鼻尖、鼻小柱和软三角两侧（图1.9）。每个单元内的组织学特征（例如皮肤厚度和特点等）各不相同，在重建手术中，皮肤移植物或皮瓣需要重建的不仅仅是缺损本身，还要考虑所涉及的整个单元，以获得更好的美学效果。

外鼻软组织

皮肤和皮下组织

相比于白色人种，亚洲人鼻部的皮肤和皮下组织更厚，含有更多的皮脂腺。但是也有例外，更精确地说，鼻部的皮肤和软组织在东亚人群中有很大的差异。皮肤和皮下组织较厚的鼻需要不同的手术技巧，而且这类鼻的手术预后（术后效果等）也与软组织薄的鼻的手术不同（图1.10）。

从鼻根到鼻尖/鼻翼，鼻软组织的厚度有明显差异。鼻根处（鼻额角）的软组织最厚，然后到中间变薄，接近鼻尖和鼻翼又变厚（图1.11），但在鼻小柱处相对较薄。鼻上2/3的皮肤和软组织活动性相对更好，皮脂腺密度较低。鼻下1/3的皮肤相对较厚，紧密黏附于其下方组织，且皮脂腺密度较高。总而言之，亚洲患者鼻部的厚皮肤和软组织适合做假体隆鼻术。

鼻部软组织的 5 层结构

覆盖骨性支架和软骨性支架的软组织分为5层（图1.12）：

（1）皮肤。

（2）浅表脂肪层。

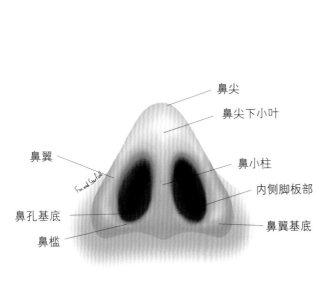

图1.8　鼻部基底观

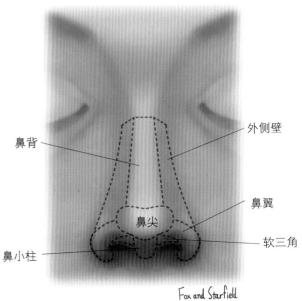

图1.9　鼻部美学单位

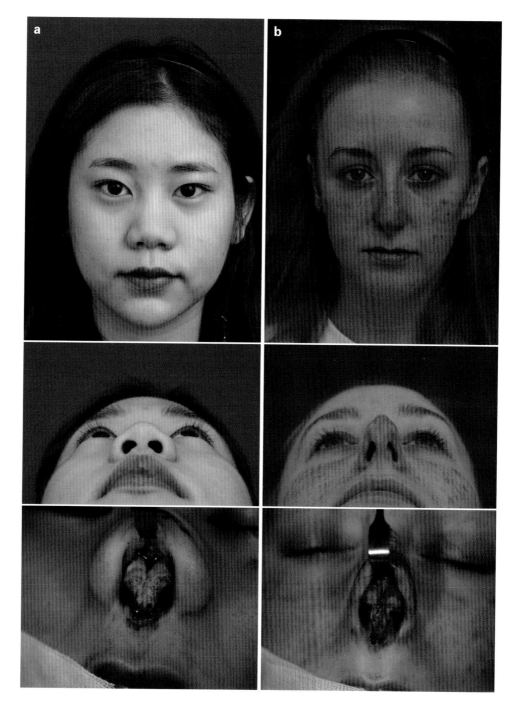

图1.10 一名亚洲患者与一名白色人种患者鼻尖解剖的比较。（a）这位亚洲患者，其鼻尖由较小的下外侧软骨和厚的软组织组成。（b）这位白色人种患者，其鼻尖的皮肤和软组织相对更薄，覆盖着发育良好的下外侧软骨

（3）纤维肌肉层。

（4）深部脂肪层。

（5）骨膜（或软骨膜）层。

纤维肌肉层构成了鼻部的SMAS，这一层使皮肤层滑动，并为皮肤提供血运。它是导致鼻部软组织挛缩的重要结构。

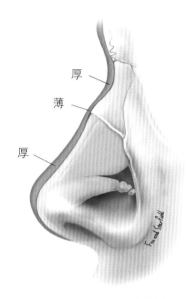

图1.11　鼻部皮肤和软组织的厚度。鼻根和鼻尖上转折区的皮肤和软组织厚，鼻缝点处皮肤和软组织薄。覆盖鼻骨和上外侧软骨的皮肤和软组织可移动，但牢固地附着在下外侧软骨上

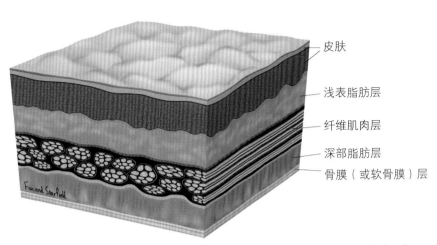

图1.12　鼻部的软组织罩。软组织罩由皮肤、浅表脂肪层、纤维肌肉层、深部脂肪层和骨膜（或软骨膜）层组成

皮肤

鼻部皮肤的厚度因人群不同而有很大差异。正如前文所述，亚洲患者的鼻部皮肤通常较白色人种患者厚。

人种间和个体间的鼻部皮肤厚度对鼻整形术后的效果和预后有显著影响。较厚的鼻部皮肤不容易凸显其下方软骨支架的外形，因此对于鼻部皮肤较厚的患者，更难将鼻尖重塑成明确的形状。另外，厚皮肤更不容易延展（比如鼻尖延长术）。相比于皮肤薄的鼻，皮肤厚的鼻由于将鼻部皮肤重新覆盖在其下方的软骨支架上的"收缩回卷效应"（Shrink-wrap effect）不佳，不容易通过鼻尖容积缩小来展现鼻尖形态。在鼻部皮肤厚的患者中，鼻整形术后的水肿期会延长，接下来有可能出现纤维化。尽管如此，有时厚皮肤在假体植入中反而有优势，因为厚的鼻部皮肤可以掩盖假体，并掩盖轻微的外形不规则性。基于这些原因，充分地评估鼻部皮肤的特点，选择与白色人种患者的鼻整形手术技巧不同的手术技巧显得尤为重要。在鼻部皮肤较薄的白色人种患者中，鼻尖成形术本身可以更容易地塑造外形清晰的鼻尖表现点。但是在此类患者中，较薄的鼻部皮肤可能会显现皮肤下骨性和软骨性框架的微小的不规则性和轮廓，对于术者而言容错率非常低。

鼻部皮肤通常在鼻根处最厚，鼻缝点处最薄（图1.11）。鼻尖上区的皮肤比鼻缝点处皮肤稍厚，少数情况下也可能比鼻根处的皮肤厚。在驼峰截除术中，术者必须了解鼻部皮肤厚度变化的差异显著，并且鼻缝点处皮肤最薄。如果骨性和软骨性驼峰呈一条直线地去除，当皮肤罩覆盖鼻背时，从侧面看接近鼻缝点处将会出现凹陷，这正是由皮肤/软组织厚度的不同引起的。当鼻尖延长术中鼻背皮肤伸展并延长，向尾部移动时，例如矫正亚洲人短鼻畸形的鼻中隔延长术，由于鼻部皮肤厚度不同的这一解剖学特点，术者可以观察到鼻背较术前出现轻微的不规则。

亚洲人鼻翼小叶的皮肤厚度在1~2.75mm之间。鼻翼中区相对较薄，鼻翼基底部更厚。鼻小柱皮肤薄。种族之间和个体之间，除了厚度以外，鼻部皮肤的颜色、一致性和毛孔特点也会不同。下1/3的鼻部皮肤拥有丰富的皮脂腺。

皮下软组织层

皮下软组织层从鼻缝点开始向下逐渐变厚。

在皮肤和其下的骨软骨支架之间，有4个不同的层次：浅表脂肪层、纤维肌肉层、深部脂肪层和骨膜（或软骨膜）层。浅表脂肪层在鼻根和鼻尖上区较厚，在鼻背中部较薄。

纤维肌肉层包含鼻部的表浅肌肉腱膜系统（SMAS）。该结构与面部SMAS、帽状腱膜和颈阔肌是连续的。一些研究者认为浅表脂肪层是SMAS的一部分。鼻SMAS是一层覆盖包围并形成鼻部肌肉末端的致密的纤维结缔组织。这种纤维肌肉组织分化良好，在鼻的上部很容易与皮肤分离，但在鼻的下部紧紧地黏附在皮肤上，而且分化并不是很好。主要的血管和神经通常在鼻SMAS层当中或其上走行。为了避免损伤这些血管并最大限度地减少出血，对鼻部进行的任何分离均应在深部脂肪层以下进行。深部脂肪层不包含任何纤维隔，可以使纤维肌肉层在鼻支架上移动。

鼻孔的三角顶不包含任何软骨，仅由外部皮肤和鼻前庭皮肤构成，因此被称为"软三角"（图1.13）。Converse将软三角定义为包含两个相邻的皮肤层并由疏松的蜂窝组织隔开的结构。Ali-Salaam对软三角的组织学进行研究后指出它分为3个不同的区域。区域1包含下外侧软骨穹顶下方的鼻孔扩张肌纤维，偏向尾部；区域2由真皮构成，沿着鼻孔边缘；区域3包含相互交错的肌肉，它们是真皮层内鼻肌或降鼻中隔肌的延伸。

在软三角上切开会导致瘢痕挛缩和凹陷畸形（图1.14）。

鼻肌

鼻肌（鼻部肌肉）对于面部表情的形成很重要。由于它们非常薄，因此在鼻整形手术过程中不容易被看到。在正常情况下，鼻肌似乎没有发挥重要作用。但是，在面瘫患者中鼻肌的功能变得很明显。在鼻肌单侧麻痹的患者中，鼻子会从麻痹的一侧偏离（向健侧偏斜），并且鼻气道的通气障碍通常发生在麻痹侧。

第7颅神经即面神经支配所有的鼻肌。

鼻肌存在于SMAS层中，可以分为4类（图1.15）：

（1）提鼻肌：包括降眉间肌、提上唇鼻翼肌和鼻顶部鼻肌。这些肌肉会缩短鼻的长度并扩张鼻孔。

（2）降鼻肌：由鼻翼肌（鼻孔后扩张肌）和降鼻中隔肌（DSN）组成。这些肌肉延长鼻的长度并扩张鼻孔。

（3）小扩张肌：包括鼻孔前扩张肌和鼻孔后扩张肌（鼻翼肌）。

（4）鼻孔压肌：包括鼻横肌和缩鼻小肌。

这些鼻部肌肉在做面部表情时使鼻子动起来，并调节鼻部气流，特别是在有氧运动增加时。

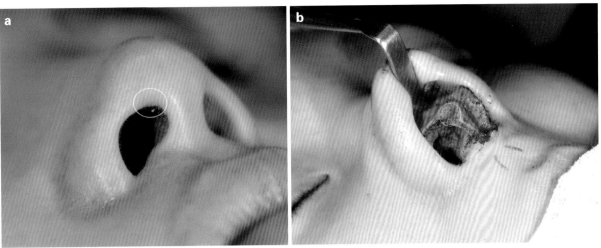

图1.13　（a、b）软三角。软三角是指无软骨支撑的区域，仅由外部和内部皮肤组成。应避免在该区域做切口

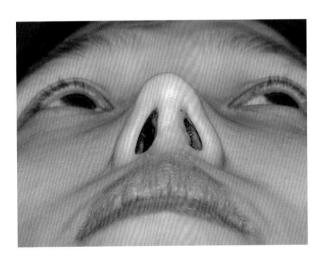

图1.14　经软三角（左鼻孔）做的切口所引起的凹陷畸形

降眉间肌

降眉间肌是所有鼻部肌肉中最靠近头侧的肌肉。它起于眉间，向尾侧下降，并连接翼状鼻肌的横部。

该肌肉的主要作用是使眉毛向尾侧移动。随着年龄的增长，该肌肉会导致在眉间区域出现横向皱纹。

鼻肌

鼻肌由两个部分组成：

（1）鼻横肌。

（2）鼻翼肌（鼻孔后扩张肌）。

鼻横肌

鼻横肌起于梨状孔下新月形的外侧头部分，向上内侧走行。它包裹着上外侧软骨，并在中线处与对侧肌连接。该肌还与降眉间肌相连，形成鼻肌–降眉间肌腱膜。

该肌肉作用时可在缩小鼻孔和鼻前庭的同时延长鼻的总长度。该肌肉的收缩是鼻子出现夹捏和较窄外形的原因。

从理论上讲，切除该肌肉会使鼻子缩短，但在矫正长鼻时不应切除该肌肉。相反，由于拉长软组织罩时该肌肉是限制性因素，横断该肌肉有助于纠正短鼻。为了有效地延长皮肤长度，亚洲患者矫正短鼻时可以切断鼻横肌。

鼻翼肌（鼻孔后扩张肌）

该肌肉起于上颌骨偏外侧、降鼻中隔肌骨性起点的略尾侧，部分肌肉纤维覆盖了下外侧软骨的外侧脚。该肌肉参与扩大鼻孔。

提上唇鼻翼肌

提上唇鼻翼肌起于上颌骨额突的上部。该肌肉在头尾方向上斜向下经鼻骨和鼻翼基底外侧延伸，分为两束，并附着于鼻唇沟、鼻翼基底和上唇肌肉的皮肤上（图1.16）。它扩张鼻孔、上提上唇，并抬高鼻翼基底。该肌肉麻痹可导致鼻外阀塌陷。

该肌肉不应与提上唇肌混淆，后者在外侧，起于上颌骨眶下缘，止于上唇皮肤，作用是上提和外翻上唇。

降鼻中隔肌

该肌肉起于上颌骨前鼻棘略下方，但有一些解剖学上的变异，Rohrich等人对该肌肉进行了分类

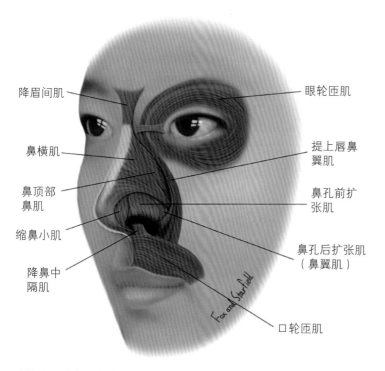

图1.15 鼻部肌肉系统

降眉间肌 — 眼轮匝肌

鼻横肌 — 提上唇鼻翼肌

鼻顶部鼻肌 — 鼻孔前扩张肌

缩鼻小肌 — 鼻孔后扩张肌（鼻翼肌）

降鼻中隔肌 — 口轮匝肌

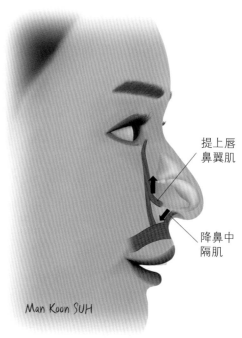

图1.16 鼻部的提肌和降肌。微笑时，降鼻中隔肌活动，将鼻尖下拉，而提上唇鼻翼肌会抬高鼻翼基底

提上唇鼻翼肌

降鼻中隔肌

Man Koon SUH

（图1.17）。Ⅰ型肌肉起于口轮匝肌，并与之完全相嵌。这种类型的肌肉是降鼻中隔肌的最常见形式（占被研究人群的62%）。Ⅱ型肌肉起于上颌骨的骨膜，与口轮匝肌极少或没有交错（22%）。Ⅲ型肌肉为退化状态或阙如（16%）。这条肌肉沿着鼻小柱基底部上行，并附着于内侧脚的脚板部和鼻中隔膜部。该肌肉收缩将下拉鼻尖并上提上唇，这有效地减小口唇-鼻小柱角（Labiocolumellar angle）（图1.16）。根据Hwang等人的说法，降鼻中隔肌与皮肤软骨韧带相连。松解该肌肉将减少鼻尖下垂（微笑鼻尖），并导致上唇轻微下垂。这种动作对有露龈笑的患者可能会有帮助，但上唇较长的患者则应避免。

露龈笑

露龈笑是指在微笑时上唇同时抬高和缩短，导致上牙龈暴露4mm或更多（图1.18）。露龈笑有多种原因。骨骼原因包括上颌骨垂直长度过长和牙槽骨前突。软组织原因包括上唇短和牙龈长。肌肉原因包括唇提肌过度收缩/紧张。露龈笑也可能由这些问题综合引起。

经常参与引起露龈笑的唇提肌包括降鼻中隔肌、提上唇鼻翼肌、提上唇肌和颧小肌（图1.19）。在第11章中笔者讨论了对露龈笑的矫正。

鼻孔前扩张肌

鼻孔前扩张肌收缩可以外拉鼻翼，是扩张鼻孔的主要肌肉。肌纤维起于上外侧软骨，并止于外侧脚的尾缘和鼻翼小叶的皮肤。

该肌肉在鼻孔较宽的亚洲患者中相对发达，而在鼻孔垂直的白色人种患者中较不明确。一般来

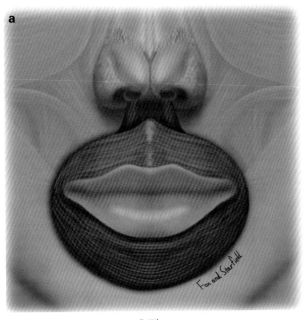
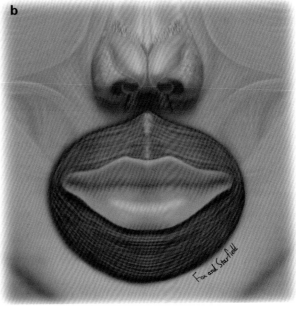

Ⅰ型　　　　　　　　　　　　　Ⅱ型

图1.17　降鼻中隔肌的分类。（a）Ⅰ型肌肉的起点与口轮匝肌相互交叉。（b）Ⅱ型肌肉起于上颌骨骨膜，与口轮匝肌极少或没有交错

讲，喇叭形的鼻孔（Flared nostril）通常鼻翼小叶有发达的肌肉。

缩鼻小肌

缩鼻小肌是位于鼻孔顶端的微小的肌肉。在大多数亚洲患者中，没有观察到该肌肉，该肌肉无临床意义。

向鼻部肌肉注射肉毒毒素

注射肉毒毒素可以改善诸多状况，例如露龈笑，降鼻中隔肌过度收缩而引起的鼻尖下垂，鼻孔扩张肌的不自主收缩，以及面部表情皱纹［例如兔纹（Bunny line）即皱鼻纹］。对鼻部肌肉使用肉毒毒素需要确切地了解这些肌肉的解剖结构和作用。肉毒毒素的注射技术将在第11章中讨论。

血液供应

外部血液供应

外部的血液主要是由起自颈外动脉的面动脉供应的，但颈内动脉也向外鼻供应血液（图1.20）。

颈外动脉

（1）上唇动脉：面动脉起于颈外动脉并分出上唇动脉。鼻小柱动脉是上唇动脉的一个分支，供应鼻槛（Nostril sill）、鼻小柱基底和鼻中隔尾部。

（2）鼻外侧动脉：内眦动脉是面动脉的末端分支，供应鼻外侧的大部分。鼻外侧分支起于内眦动脉，并向鼻部尾端外侧和鼻尖供血。鼻外侧动脉越过正中线，与对侧的鼻外侧动脉吻合。

颈内动脉

（1）眼动脉鼻背支：眼动脉起于颈内动脉，眼动脉的鼻背支在睑内侧韧带上方穿过眶隔。该动脉沿外鼻的侧壁下降，并与鼻外侧动脉吻合。

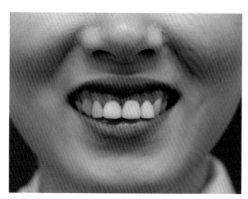

图1.18　露龈笑患者

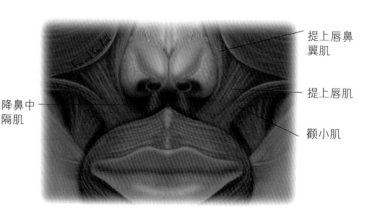

图1.19　参与露龈笑的唇提肌：降鼻中隔肌、提上唇鼻翼肌、提上唇肌和颧小肌

（2）筛前动脉的鼻外支：筛前动脉的鼻外支出现在鼻骨和上外侧软骨之间的鼻背上，向鼻尖提供血液循环。

主要的动脉、静脉和淋巴管系统在鼻SMAS内或其上方走行。因此，鼻整形术中的大多数分离操作应在比SMAS层更深的平面进行。

为了减少术后血液供应受损的风险，鼻整形手术医生必须透彻地了解鼻尖的血液供应。鼻尖由以下血管供应：

（1）上唇动脉的鼻小柱支。

（2）内眦动脉的鼻外侧支。

（3）眼动脉的鼻背支。

（4）筛前动脉的鼻外支。

做开放式鼻整形手术的切口必然需要牺牲上唇动脉的鼻小柱支。为了尽可能减少鼻尖和鼻小柱的血流供应受损的风险，必须注意以下两个事项。

首先，在组织分离和止血过程中必须保护鼻外侧动脉。在做Weir切口时，切口不应向头侧延伸过多，因为这会伤及鼻外侧动脉。

其次，术后敷料不应太紧，因为在鼻尖上区域过度压迫鼻背支血管，会限制流向鼻尖的血液。

内部血液供应

鼻内组织从腭降动脉和蝶腭动脉接受大部分血液供应（图1.21）。

鼻腔侧壁的血液供应

（1）蝶腭动脉的鼻后外侧支（主要）。

（2）部分由筛前动脉的鼻外侧支和筛后动脉的鼻外侧支供应。

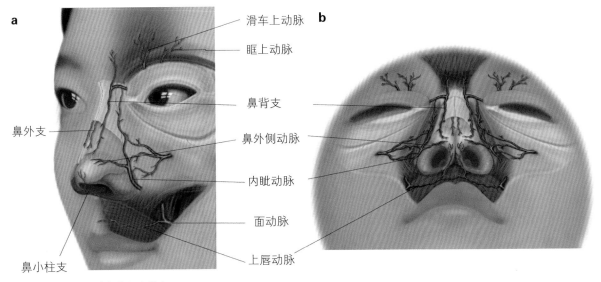

图1.20　（a、b）外鼻的血液供应

鼻中隔的血液供应

（1）鼻中隔尾部：克氏血管丛（由筛前动脉、蝶腭动脉和上唇动脉浅表终末支形成的血管丛）。

（2）鼻中隔后部：①蝶腭动脉的鼻中隔后支；②筛后动脉的鼻中隔支。

静脉引流

静脉引流的走行与其动脉相伴，静脉的名称与其相应的动脉相同。

感觉神经

鼻的神经支配源于三叉神经的上颌支和眼支。

外部感觉神经支配（图1.22）

（1）眶上神经和滑车上神经都是眼神经的分支。这些神经负责鼻根和头侧鼻背的感觉神经支配。

（2）筛前神经的鼻外支支配中鼻拱、鼻尖和鼻小柱上部的感觉。筛前神经的鼻外支从鼻骨的尾缘和上外侧软骨之间分出。为了最大限度地减少术后鼻尖麻木的风险，分离时必须保护该神经。

（3）眶下神经的上唇支支配鼻底部、鼻小柱下部和鼻翼的感觉。

内部感觉神经供应

鼻腔内神经的大部分感觉由位于中鼻甲后端后方的翼腭神经节的神经支配。小部分前外侧壁和鼻中隔前部由筛前神经的鼻内支支配（图1.23）。大部分鼻中隔由翼腭神经节的鼻腭支支配（图1.24）。

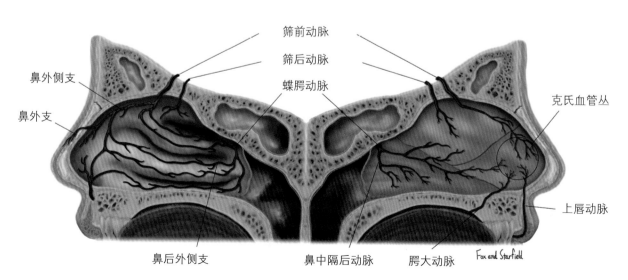

图1.21 鼻腔内血液的供应

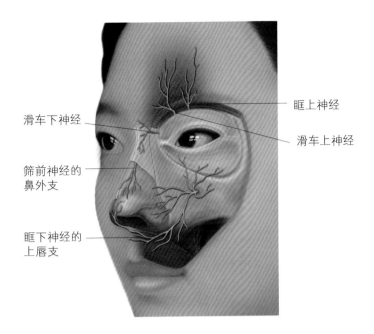

图1.22　外部感觉神经支配

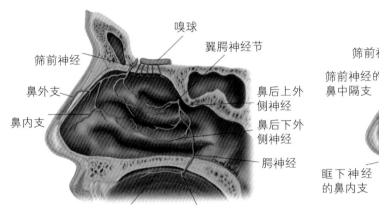

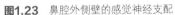

图1.23　鼻腔外侧壁的感觉神经支配

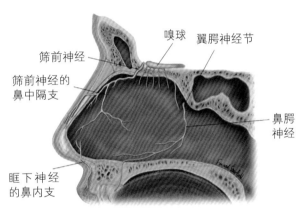

图1.24　鼻中隔的神经供应

外鼻支架

外鼻支架的上1/3由骨性穹隆构成，下2/3由软骨性穹隆构成（图1.25）。

骨性穹隆（Bonyvault）

鼻的骨性穹隆由一对鼻骨和上颌骨的额突组成（图1.26）。骨性穹隆在内眦之间的区域最窄。2条鼻骨在正中线处融合。鼻骨的头侧部分比尾侧部分厚。鼻骨长度存在个体差异。一般来讲，与白色人种患者相比，亚洲人患者的鼻骨往往较短。

鼻骨在头侧与额骨的鼻突相连，在外侧与上颌骨的额突相连，并在后方与筛骨的垂直板相连（图1.27）。上颌骨的额突比鼻骨厚很多。因此，鼻骨的外侧截骨术应包括上颌骨额突的一部分，这将有助于减小鼻骨宽度，同时最大限度地降低阶梯样畸形（Step deformity）的发生风险。

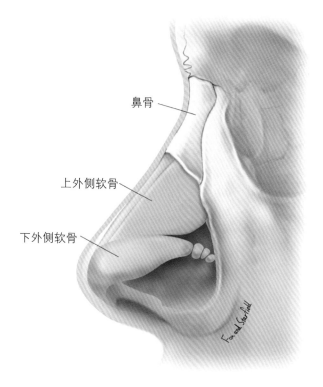

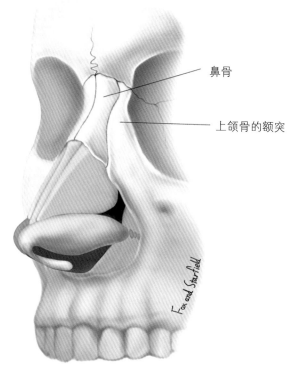

图1.25 外鼻支架。外鼻支架由上1/3的骨性穹隆和下2/3的软骨性穹隆构成

图1.26 鼻的骨性穹隆由一对鼻骨和上颌骨的额突构成

上颌骨额突的后部与泪骨共同形成泪沟，泪囊在泪沟内。在低到低外侧截骨术中，必须注意不要损伤泪囊。

梨状孔

梨状孔是由鼻骨的尾缘、上颌骨额突的薄尾缘和鼻脊环绕而形成的梨形的开口（图1.27）。

键石区

鼻骨的中线下表面与筛骨垂直板（骨性鼻中隔）的上边缘融合。键石区是软骨性鼻中隔、筛骨垂直板和鼻骨的汇合处（图1.28）。

上外侧软骨的头侧缘不与鼻骨的尾侧缘形成端对端的接触；更准确地说，上外侧软骨的头侧与鼻骨重叠。重叠的量是可变的，范围在2~11mm之间，亚洲人比白色人种重叠部分少。

软骨性鼻中隔与骨性鼻中隔相交的点比上外侧软骨上缘更靠头侧。换句话说，鼻缝点比上外侧软骨头侧边界更靠尾侧，上外侧软骨头侧边界比软骨性–骨性鼻中隔连接处更靠尾侧。

键石区是极其重要的区域，操作程度过大的鼻中隔手术或鼻背驼峰截除术中所引起的此区域不稳定可能会导致鞍鼻畸形（图1.29）。

韦伯斯特三角（Webster 三角）

在外侧截骨术中，截骨术从下鼻甲附着水平上的梨状嵴上开始。如果截骨起始部过低，下鼻甲

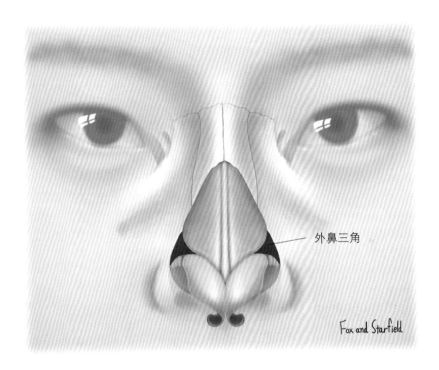

图1.35 外鼻三角

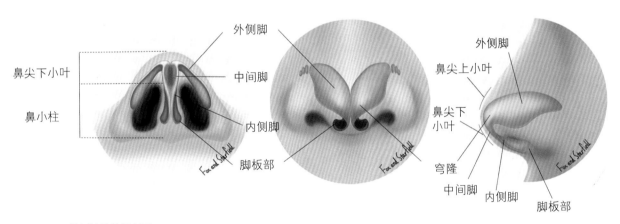

图1.36 下外侧软骨的解剖图

中间脚

中间脚由小叶部和穹隆部组成。

1.小叶部

小叶部位于内侧脚和穹隆之间。鼻尖下小叶的结构可主要取决于该部的长度、曲率和宽度，但在许多亚洲患者中，小叶部和穹隆部之间的区别不清晰。

2.穹隆部

在非球形鼻尖患者中，穹隆部是下外侧软骨的最窄部分。两个穹隆部实际上是彼此分开的。大多数鼻尖成形术会改变穹隆部的形状和位置。

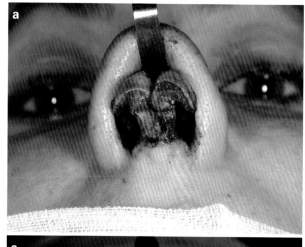
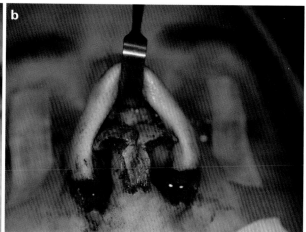
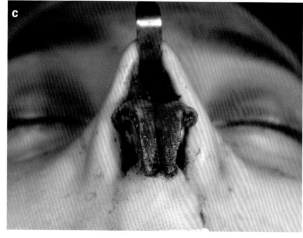

图1.37 内侧脚和中间脚小叶部的不同类型：（a）不对称型；（b）喇叭形对称型；（c）笔直对称型

　　穹隆部有两个边缘，分别是头侧缘和尾侧缘。头侧缘紧邻并列，但尾侧缘分散（图1.38）。每个穹隆部具有从头侧缘到尾侧缘的轴线。这两个轴产生的角度称为"穹隆分离角"，在白色人种患者中介于60°~80°之间。亚洲患者的穹隆分离角相对较小。

　　如果两侧穹隆的头侧缘发散（即分开），则鼻尖通常是球形的。对于鼻部皮肤较薄的白色人种患者，应在穹隆部头侧缘处进行穹隆之间的缝合，以使两侧穹隆连接在一起并同时保持两个尾侧缘发散。这对于构建漂亮的鼻尖表现点（TDP）很重要。在皮肤较厚的圆形鼻尖的亚洲患者中，最好采用另一种技术，这部分内容将在第9章和第11章中进一步讨论。

　　从底部看，两个下外侧软骨在穹隆处发散。这种发散形成的角度称为穹隆发散角，≤30°被认为在正常范围内。可以使用笔形手电筒在正面观中评估发散情况。该发散由光反射点表示，并称为"鼻尖表现点（TDP）"。这些点是鼻尖的最高且最突出的点。在亚洲患者中，鼻部皮肤较厚和穹隆发散角宽通常会导致鼻尖表现点变钝。

　　穹隆发散角＞30°，则可以认为鼻尖宽大。圆形鼻尖之一的"盒形"鼻尖的穹隆发散角＞30°，从基底部角度看，该鼻尖呈宽大的矩形（图1.39）。即使穹隆发散角在正常范围内，如果穹隆部较宽，鼻尖也会呈盒形。在第11章中将进一步讨论盒形鼻尖的问题。

　　中间脚和外侧脚之间的角度称为穹隆定义角。

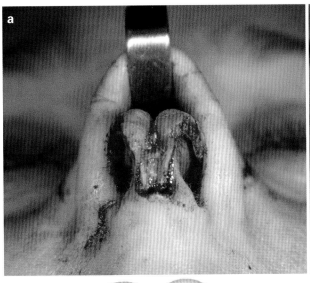

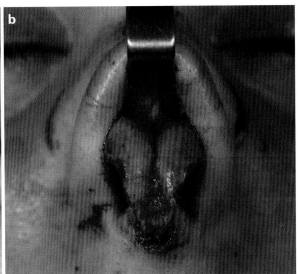

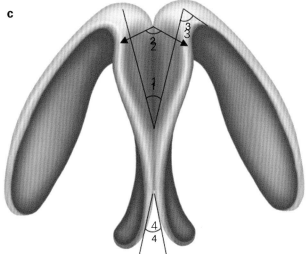

1.穹隆发散角　2.穹隆分离角
3.穹隆定义角　4.基底发散角

图1.38 （a~c）穹隆部的4个重要角度：穹隆发散角、穹隆分离角、穹隆定义角、基底发散角

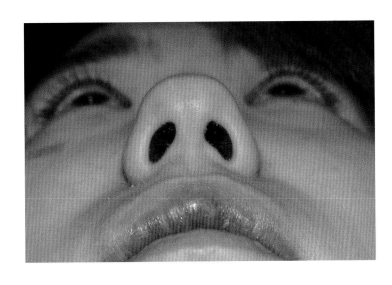

图1.39 盒形鼻尖的特征是从基底面看，鼻小叶呈宽大矩形

穹隆发散角和穹隆定义角共同决定了鼻尖的形状和宽度。从审美角度来说，令人悦目的鼻尖其穹隆发散角和穹隆定义角更加饱满。

外侧脚

外侧脚是下外侧软骨的最大组成部分。外侧脚几乎始终比内侧脚长，并且延伸到梨状孔的边缘或其附近。该软骨具有椭圆形的三维形状。它在中部最宽，接近尾端和头端都较窄（图1.40）。在内侧，外侧脚与中间脚相连；在外侧，外侧脚与附件软骨相连。外侧脚的尾侧缘不与鼻翼缘重合。在鼻翼缘的前1/3处，外侧脚与鼻翼缘紧邻并行。但在侧面，外侧脚的尾侧缘转向头侧，并远离鼻翼缘。因此，在靠近鼻翼缘处以平行方式围绕穹隆区域做缘下切口，但在外侧方向上该切口要偏离鼻翼缘（图1.41）。

外侧脚的大小、凸度和方向决定了鼻翼/鼻小叶的形状和鼻翼缘的位置。

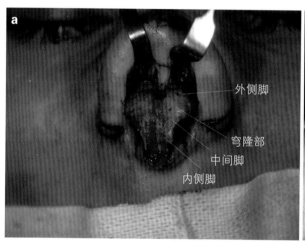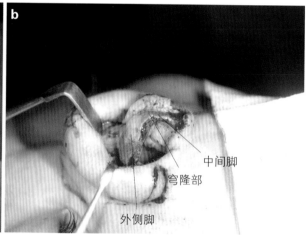

图1.40 （a、b）外侧脚

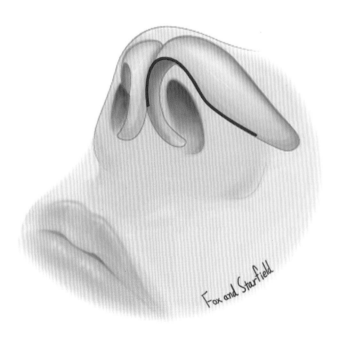

图1.41 缘下切口。缘下切口在穹隆区域与鼻翼缘走行平行且紧密相邻。但在外侧，偏离鼻翼缘

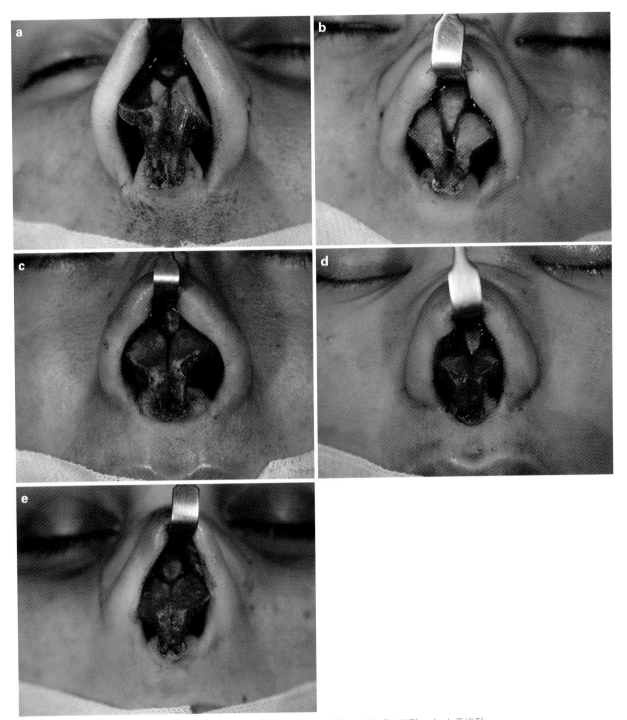

图1.42　外侧脚的解剖学分型：（a）凹形；（b）凸形；（c）凹-凸形；（d）凸-凹形；（e）平坦形

在亚洲患者中，外侧脚相对较小，平均长度和宽度分别为17.9mm和10.0mm。

外侧脚的理想形状既不是凸形也不是凹形，而是接近于平坦。外侧脚的形状因人而异，可以分为凹形、凸形、凹-凸形、凸-凹形和平坦形（图1.42）。相比白色人种患者，凹形的外侧脚在亚洲人患者中更为普遍。在大约7%的患者中，外侧脚存在不对称的情况。

外侧脚的头侧缘呈卷曲状，其曲率可变，在圆形鼻尖中这种卷曲范围更大。在小鼻尖的亚洲患者中，其下外侧软骨的外侧脚通常没有卷曲的头侧缘。在圆形鼻尖和软组织厚的亚洲患者中，内卷的头侧缘常见于相对较小的下外侧软骨（图1.43）。

一般来讲，外侧脚与面部正中垂直线的角度大约成45°（图1.44）。该角度锐利被认为是头侧错位，并且是导致鼻翼回缩的一个原因。

鼻尖上转折

鼻尖上转折在鼻尖的头侧方向，鼻背的轮廓线朝着鼻尖表现点升高处。它位于上外侧软骨与下外侧软骨相连接的部位，并形成鼻背和鼻小叶之间的边界（图1.45）。

外鼻阀

外鼻阀的定义因外科医生而异。考虑到矫正外鼻阀塌陷时所采用的软骨移植位置繁多，笔者支持以下定义。

外鼻阀位于内鼻阀的尾侧区域，其外侧边界是下外侧软骨和鼻翼缘，内侧边界是鼻中隔尾部和鼻小柱，下边界是鼻孔基底部（图1.34）。

支撑下外侧软骨的纤维连接组织

下外侧软骨决定鼻尖的形态并保持鼻尖高度。但是，下外侧软骨本身并未直接由鼻中隔软骨提供支撑，而是由纤维连接组织提供支撑（图1.46）。这些结缔组织的集合支撑着下外侧软骨，而下外

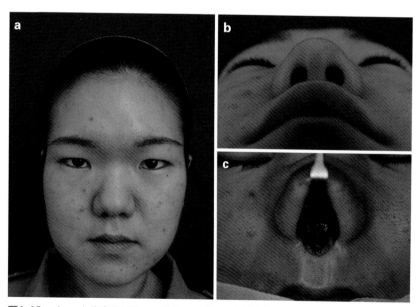
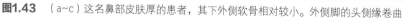

图1.43 （a~c）这名鼻部皮肤厚的患者，其下外侧软骨相对较小。外侧脚的头侧缘卷曲

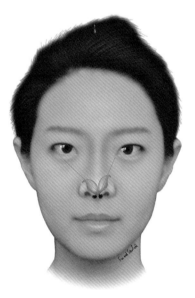

图1.44 外侧脚的朝向。外侧脚与正中矢状面大约成45° 角，其轴线指向同侧眼的外眦。如果角度小于30° 且轴线指向内眦（本图中患者的左侧），则视为头侧错位

侧软骨又反过来支撑鼻尖。因此，这些纤维结缔组织受到破坏会导致鼻尖下垂。

将下外侧软骨连接到周围组织的纤维组织不是坚硬的，因此软骨的活动度很高。手指压在鼻尖上时鼻尖弹性回缩可感觉到结缔组织的支撑作用。纤维连接结构有以下作用：

（1）支撑鼻尖。

（2）使鼻尖活动。

（3）受到冲击时为鼻尖提供缓冲效果。

在鼻尖整形术中，有时会松解这些纤维连接，以使下外侧软骨重新排列。例如，在矫正短鼻时，需要使下外侧软骨向尾侧移动。除非松解纤维结缔组织，否则无法使软骨移动。相反，当进行软骨盖板移植（Onlay graft）或盾牌移植（Shield graft）时，应保留结缔组织。

以下是主要的鼻尖支撑结构。

穹隆间悬韧带

成对的下外侧软骨之间的疏松结缔组织称为穹隆间韧带。该组织将穹隆悬挂在鼻中隔角处，有

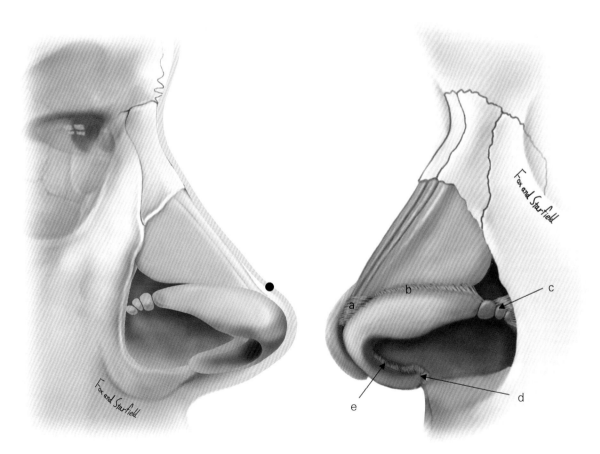

图1.45　鼻尖上转折。鼻尖上转折是上外侧软骨和下外侧软骨重叠的点，并划定鼻背和鼻小叶之间的界线

图1.46　主要的鼻尖支撑结构。a：穹隆间悬韧带。b：卷轴区纤维连接。c：铰链复合体（Hinge complex）处外侧脚与梨状孔之间的铰链复合体。d：脚板部和鼻中隔尾部之间的连接。e：膜性鼻中隔

时被称为悬韧带（图1.47）。但从严格意义上讲，该结构不是韧带，而是由少量胶原纤维和弹性纤维组成的不规则交织的结缔组织基质。东亚患者的穹隆间韧带比白色人种的穹隆间韧带更松弛。

该组织丰富，增加了穹隆间的距离，从而形成球形鼻尖。有时会去除该组织，以形成较尖锐的鼻尖。但是，松解该组织会导致鼻尖下垂。

卷轴区的纤维连接

卷轴区是上外侧软骨与下外侧软骨的外侧脚相连接的部位。在过去，该区域的组织被称为软骨间韧带，但已被更受认可的当代说法"卷轴区"所替代。

在该区域，下外侧软骨的外侧脚与上外侧软骨松散地重叠。在卷轴区，外侧脚可在上外侧软骨上顺畅地滑动。根据Lam SA等的说法，上外侧软骨-下外侧软骨（ULC-LLC）联合或卷轴有不同的结构外形（图1.48）。

在该区域肉眼可见致密的纤维组织。在显微镜下，这些组织主要由连接两个软骨的胶原纤维、一些弹性纤维和少量细胞组成。

卷轴区是鼻尖支撑结构中最重要的部分。破坏卷轴区的操作（例如，软骨间切口）可导致鼻尖支撑减弱。

但是，卷轴区还被认为是亚洲鼻整形手术中进行短鼻矫正时需要操作的重要结构。这是因为如果没有充分松解卷轴区，则无法沿尾侧方向重新定位下外侧软骨。对于单纯的软骨盖板移植（Onlay graft）/盾牌移植（Shield graft），应保留卷轴区，但如果是鼻中隔延伸移植（Septal extension graft）或固定型长鼻小柱支撑移植（Fixed-type long columellar strut graft），则可能需要松解卷轴区，以使下外侧软骨显著向前或向尾侧移动。

对于具有较大外侧脚的圆形鼻头，有时会修剪外侧脚的头侧缘，以减少鼻尖体积。但是，这样的操作可能会导致鼻尖下垂。

因此，操作卷轴区时有两种相反的情况需要考虑。一方面，卷轴区是鼻尖支撑结构，应予以保留，以避免鼻尖下垂。另一方面，卷轴区的纤维连接可限制下外侧软骨向尾侧前移或前悬，在这种情

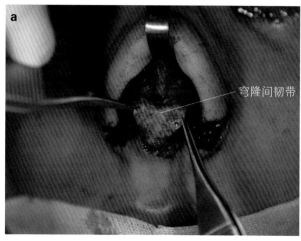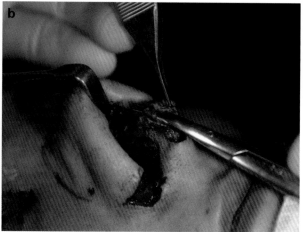

穹隆间韧带

图1.47 （a、b）穹隆间韧带是固定下外侧软骨的两个穹隆的疏松结缔组织

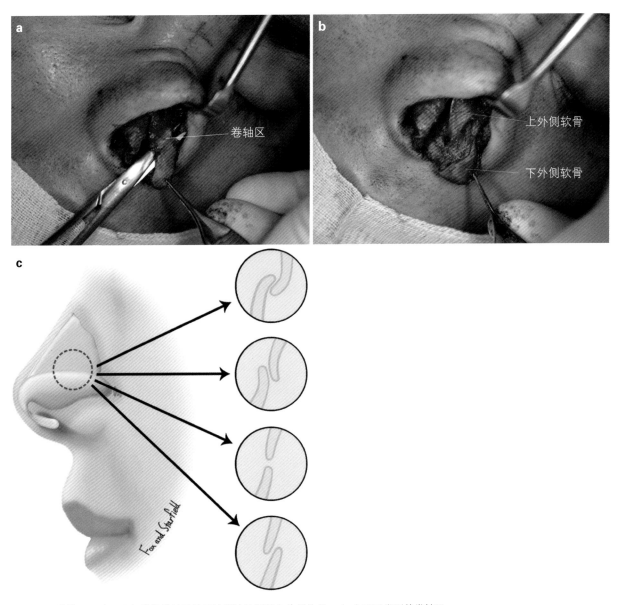

图1.48　卷轴区。（a、b）松解卷轴区使下外侧软骨脱离上外侧软骨。（c）不同类型的卷轴区

况下，松解卷轴区更为有利。

铰链复合体

　　铰链复合体是下外侧软骨的外侧脚和梨状孔之间的连接部分，在过去也被称为副韧带。在显微镜下，该复合体包含附件软骨、纤维肌肉组织和一些细胞（图1.49）。

　　在亚洲患者的短鼻矫正术中，有时会分离铰链复合体，以使下外侧软骨向尾端移位。

脚板部与鼻中隔尾部之间的连接

　　与白色人种患者不同，在亚洲患者的该区域中没有观察到清晰的支持结构（图1.50）。因此，亚洲患者的鼻小柱基底通常较宽，鼻尖突起较小。尽管没有重要的组织，但分离脚板部与鼻中隔尾部之间的空间仍可导致鼻尖下垂。因此，在进行鼻中隔分离时应尽可能保留该区域。

在该区域分离后需要反过来抬高下垂的鼻尖，例如抬高尾侧的黏膜软骨膜瓣，用褥式缝合法固定。

但是，在矫正短鼻或后缩的鼻小柱时，可以松解此区域，以使内侧脚更易向尾侧移动。

膜性鼻中隔

内侧脚鼻小柱部和鼻中隔尾部之间的软组织包含降鼻中隔肌。一些研究者报道了诸如鼻中隔小柱韧带或纤维结缔组织等结构实体，但这些结构是否存在是具有争议性的话题。不存在可能为鼻尖提供支撑的特殊结构。但是，笔者认为该区域的破坏会导致鼻尖下垂，因此需要采取其他措施来克服这种趋势。鼻尖成形术（Tip projection）或鼻尖延长术中将下外侧软骨前悬或向尾侧移位时，可能需要松解该区域的纤维组织和肌肉。这通常会导致鼻尖下垂，并且需要采用诸如褥式缝合等辅助操作。

真皮软骨韧带

真皮软骨韧带最初由Pitangy描述为一种从鼻背上1/3的中心垂直走行至鼻小柱基底的中心性、发白、纤维性的带状组织。对于该韧带的组织学发现和解剖路径存在重大争议。

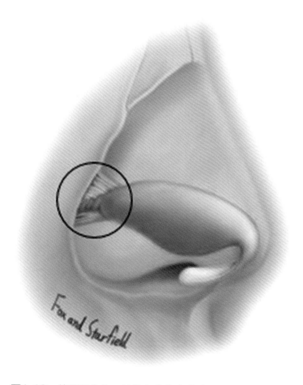

图1.49 铰链复合体。铰链复合体由附件软骨和纤维肌肉组织组成

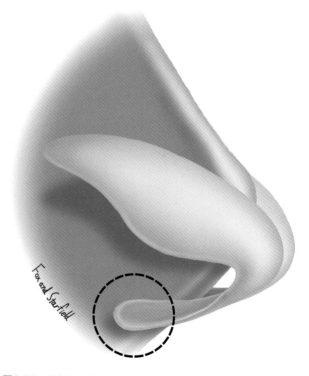

图1.50 脚板部与鼻中隔尾部连接

　　根据Han等的研究，该纤维组织起于鼻横肌的深层，向尾侧走行，从两个内侧脚之间经过，最后止于鼻中隔软骨的尾侧缘，在某些情况下止于口轮匝肌（图1.51）。从组织学上讲，该组织不是韧带，实际上是筋膜。真皮软骨韧带与鼻背皮肤之间没有直接联系。因此，术语真皮软骨韧带可被认为是不正确的名称。在圆形鼻头患者中可以更清楚地观察到真皮软骨韧带。

内鼻解剖

鼻中隔

　　鼻中隔支撑鼻背，并将内部鼻空间分成左右两个鼻腔。

鼻中隔的构成

　　鼻中隔由尾侧的软骨和膜部、头侧的骨性部分构成。骨性鼻中隔的主要构成部分是筛骨垂直板、犁骨、上颌骨鼻嵴和腭骨（图1.52）。垂直板构成骨性鼻中隔的上1/3，并与筛板和额骨相连接。该垂直板与鼻骨下表面的中线相连。在鼻骨下方，垂直板和软骨性鼻中隔的连接处称为键石区。软骨性鼻中隔与骨性鼻中隔的连接处通常位于鼻缝点头侧5mm处，经常有变异。

　　鼻中隔软骨以端到端的方式与垂直板和犁骨相连，因此在该连接处的分离相对容易。软骨由单层或黏膜软骨膜覆盖。但鼻中隔软骨以榫卯结构与犁骨的上颌骨嵴牢固相接。在这个区域，软骨膜与上颌骨嵴的骨膜是连续的。纤维的一部分穿过相连部分，与对侧的软骨膜交错（图1.53）。由于这些连接，掀起黏膜软骨膜非常困难，因此难以分离软骨。卵沟（即榫槽）在尾侧部分深，在头侧部分变得较平。

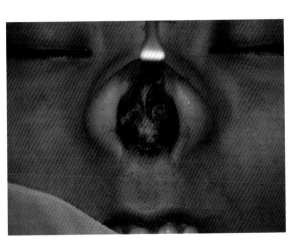

图1.51　真皮软骨韧带

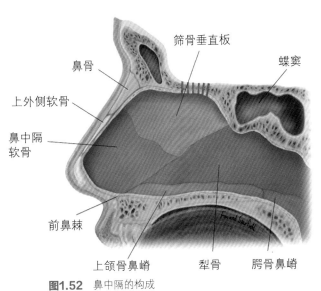

图1.52　鼻中隔的构成

鼻中隔软骨包含3个角：鼻中隔前角、鼻中隔中间角和鼻中隔后角（图1.54）。

鼻中隔软骨的大小和形状各不相同。某些研究报道称，尽管亚洲人患者和白色人种患者之间的鼻中隔厚度没有差异，但亚洲人患者的鼻中隔软骨要比白色人种患者的鼻中隔软骨小得多。根据Hwang等的研究发现，在韩国患者中，软骨性鼻中隔的平均长度和高度分别为（3.31±0.53）cm和（2.99±0.47）cm。

短鼻和鼻背平坦的东亚患者的鼻中隔软骨通常比白色人种患者更小、更薄。

通常，鼻中隔软骨最厚的部分是沿着犁骨和上颌骨嵴的鼻中隔后段，其次是鼻背中隔，厚度中等（图1.55）。在最厚部分的正上方，最薄部分位于鼻中隔中段的下部。在鼻背中隔中，头侧部分通常比尾侧部分厚，最厚的部分恰好在鼻骨下方。在鼻中隔的尾部，软骨在前鼻棘处最厚，在中段最薄，在鼻中隔角处的厚度中等。

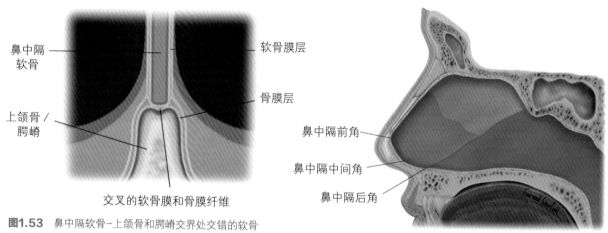

图1.53　鼻中隔软骨-上颌骨和腭嵴交界处交错的软骨膜纤维（Rod J.Rohrich, 2001）

图1.54　鼻中隔角

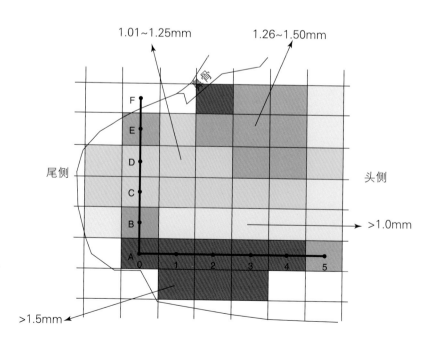

图1.55　鼻中隔软骨厚度图
［Hwang K, Huan F, Kim DJ. Mapping thickness of nasal septal cartilage. J Craniofac Surg. 2010 Jan;21 (1):243-244］

鼻中隔与上外侧软骨的尾侧缘之间的区域是内鼻阀。该鼻阀的正常角度为10°~15°，在鼻气道中，横截面面积最小（图1.34）。

膜性鼻中隔

在内侧脚和鼻中隔软骨的尾侧缘之间没有软骨。该空间由两层软组织占据，因此称为膜性鼻中隔（图1.56）。

膜性鼻中隔的移动性很高，在促进鼻尖和鼻小柱的移动性以及对施加到鼻部的任何冲击提供缓冲作用方面起着重要作用。鼻中隔包含尚未阐明的内部肌肉和降鼻中隔肌。有人报道了称为鼻中隔-鼻小柱韧带的纤维带。下外侧软骨和膜性鼻中隔使鼻尖移动，并且是鼻尖触之柔软的原因。为了保持鼻尖的这种移动性，外科医生应尽量避免将硬质移植材料放入膜性鼻中隔中。

鼻中隔黏软骨膜

在鼻中隔软骨的尾侧边界和下段（即犁骨或上颌骨嵴区域），鼻中隔黏软骨膜非常紧密地黏附到软骨上。在背段、中心段和头侧区域粘连较疏松（图1.57）。因此，剥离黏软骨膜时应从粘连较疏松的区域开始，再进入粘连紧密的区域，以降低黏软骨膜撕裂的风险。

鼻内侧壁

鼻内侧壁由许多块骨组成：包括鼻骨、上颌骨、泪骨和筛骨，以及下鼻甲、筛骨的垂直板和蝶骨的翼内板。侧壁有3个鼻甲和鼻窦通道（鼻道）（图1.58）。下鼻甲是单独的一块骨头，而中鼻甲和上鼻甲是筛骨的一部分。

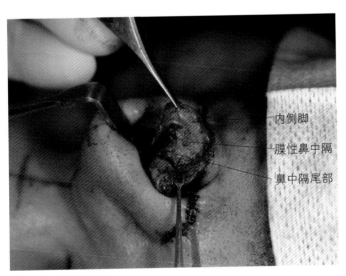

图1.56　膜性鼻中隔

内侧脚
膜性鼻中隔
鼻中隔尾部

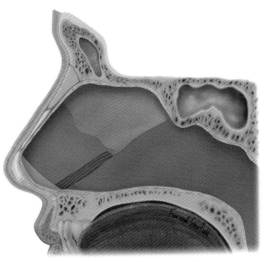

图1.57　鼻中隔黏软骨膜的粘连情况。鼻中隔黏软骨膜紧紧附着在尾侧边界（绿色）和鼻中隔底部（粉红色）的鼻中隔软骨上

鼻甲

　　鼻甲是位于鼻腔外侧壁的突出结构，与鼻气道平行走行。每个鼻甲由骨性结构及包绕该骨性结构的黏膜层构成。3个鼻甲根据各自的相对位置分别称为上鼻甲、中鼻甲和下鼻甲（图1.58）。其中，下鼻甲最大。

　　鼻甲的软组织由黏膜、动脉和静脉血管通道以及平滑肌组成。鼻甲发挥动态勃起器官的作用。下鼻甲在内侧和下部均成一定角度。吸气时，下鼻甲引导气流，并调节气流的温度和湿度，这两者都具有重要的生理功能。当鼻中隔偏向一侧时，对侧的下鼻甲和中鼻甲代偿性肥大，以填补增大的鼻腔（图1.59）。因此，矫正鼻中隔偏曲并重新定位时需要同时缩小肥大的鼻甲。如果肥大的鼻甲未得到正确矫正，则重新定位的鼻中隔会紧靠鼻甲，这不仅会妨碍鼻中隔的重新正确定位，还会使肥大的鼻甲阻塞鼻通道。

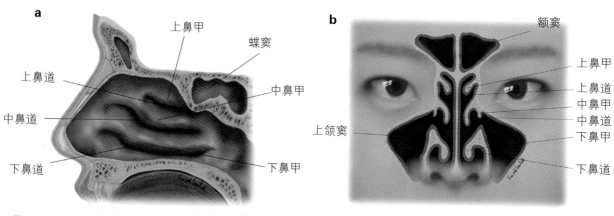

图1.58　鼻侧壁的解剖图。（a）矢状面。（b）冠状面

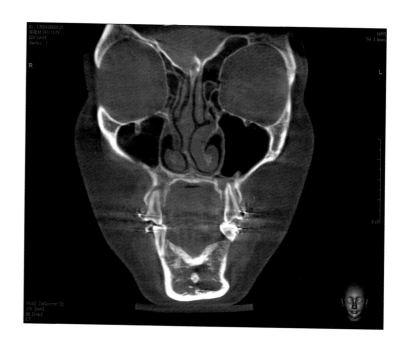

图1.59　鼻中隔偏曲和对侧下鼻甲代偿性肥大

鼻道

鼻道是位于鼻腔外侧壁上的前后方向的通道。鼻腔内有3个鼻道：上鼻道、中鼻道和下鼻道。每个鼻道位于其相应鼻甲的下方（图1.58）。后组筛窦和蝶腭孔开口于上鼻道。中鼻道与鼻旁窦（额窦、上颌窦和前组筛窦）相通。鼻泪管开口于下鼻道。

动脉血供

鼻腔主要有两个动脉血供：筛前动脉和蝶腭动脉（图1.21）。

外侧壁的血液供应

（1）主要源自蝶腭动脉的鼻后外侧支。

（2）部分源自筛前动脉的鼻内外侧支和筛后动脉的鼻外侧支。

鼻中隔的血液供应

（1）鼻中隔尾侧：克氏血管丛（筛前动脉的鼻内内侧支、上唇动脉的鼻中隔支以及蝶腭动脉的鼻中隔后支）。

（2）鼻中隔头侧：主要源自蝶腭动脉的鼻中隔后支，部分源自筛后动脉的鼻中隔支。

鼻腔感觉神经支配

鼻内的两个重要感觉神经是筛前神经和源自翼腭神经节的神经（图1.23、图1.24）。

筛前神经

筛前神经的鼻内支支配鼻中隔前部和鼻腔外侧壁的前部。筛前神经的鼻外支支配中鼻拱和鼻尖。

翼腭神经节的神经

内鼻的感觉神经大部分由位于中鼻甲后面的翼腭神经节支配。鼻腔外侧壁的大部分由外侧后上鼻神经和外侧后下鼻神经支配，这两者都是翼腭神经节的分支。源自该神经节的鼻腭支支配鼻中隔。

鼻生理学

鼻的生理功能

鼻子可能看起来相对静止。但是，该器官非常活跃，并且具有非常复杂的功能。鼻整形术可以以多种方式影响其中的许多功能，通常希望进行鼻部美容整形的患者还希望治疗功能性问题。因此，鼻整形外科医生必须全面了解鼻的功能。

呼吸

鼻是呼吸的自然通道。它是将温暖、加湿的空气带入肺部的唯一方法。它具有调节吸入空气的功能，即对流入肺部的空气进行加热和加湿。吸入的空气通过鼻气道时几乎被加热至人体温度。调节空气的这种作用发生在下鼻甲的黏膜附近。当空气到达肺部时，空气已浸透，其湿度为90%~93%，温度为31~37℃。在24h期间，鼻在加湿过程中大约使用1L水。

鼻塞可能会迫使人通过口呼吸，从而无法对进入体内的空气进行加湿和调温。未经过滤、未经调节的空气会增加咽炎、喉炎和支气管炎的发病风险。

在解释通过鼻部的气流动力学之前，我们有必要了解层流和湍流。

层流是指流体（空气或液体）在线性管或管道内的流动。在这种情况下，流速可以从管壁的零到管内中心线的最大值不等（图1.60）。流体做层状流动，流速朝向中心逐渐增加。管壁附近的流体几乎静止，而管腔中央的空气流动更快。

相反，湍流是指一种流体流动的方向和量都会出现不规则波动（图1.61）的流体流动类型。

根据以上定义，鼻气流不能算是真正意义上的层流，原因是气流通过鼻气道时并不呈笔直路线，并且鼻气道本身并不具有类似管道的光滑表面，而是有凸凹结构。吸入的气流通过鼻道时呈抛物线形曲线（图1.62）。吸入的总体气流中，大约一半的气流通过中鼻道，35%通过下鼻道，15%通过嗅觉区。

在低吸气流速下（即在低压下缓慢安静地呼吸），气流近似于层流。在吸气流速较高时，气流变得更像湍流（即快速地高压呼吸）。当层流受到破坏时，也会存在湍流（图1.63）。在呼气时，气流完全成为湍流。

在吸气和呼气过程中，缓慢地吸气会产生层流，随着流速增加转换为一点湍流，在呼气时完全变成湍流。湍流与层流之间的过渡时刻为调节气流创造了最佳环境，因此该时刻很重要。

如果鼻中存在过多的湍流，则会增加呼吸道阻力，因此尽管没有任何解剖学上的阻塞，也会导致鼻塞。

根据伯努利原理（Bernoulli's principle），在横截面狭窄的区域，流体的速度增加，而压力下降（图1.64）。在狭窄区域，随着产生相对负性的压力，流速增加。如果在功能不全的内鼻阀或外鼻阀中气流增加，则相对于外部的鼻外压力会产生降低的负性内压，从而导致鼻阀塌陷。用力吸气会加剧这种效果（图1.65）。

萎缩性鼻炎患者和有鼻甲过度切除史的患者尽管其鼻腔横截面面积较大，但通常会抱怨鼻腔阻塞（空鼻综合征）。这是由于黏膜冷却和神经感觉机制受到破坏以及干燥感和结痂导致对气流的感觉

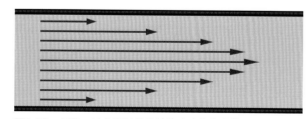

图1.60 层流。流体通过线性管的流速从管壁的零到管中心线的最大值不等。流体做层状流动，流速朝向中心逐渐增加

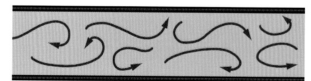

图1.61 湍流。湍流时流体流动的方向和量都出现不规则的波动

域出现鼻中隔偏曲很可能成为鼻塞的一个原因。

鼻甲

1.下鼻甲肥大

下鼻甲肥大也会引起鼻塞。在大多数情况下，鼻甲肥大主要由增大的软组织构成，但骨性增大也并不罕见。在一系列疾病中，变应性鼻炎是下鼻甲肥大的最常见原因。引起鼻甲肥大的其他原因包

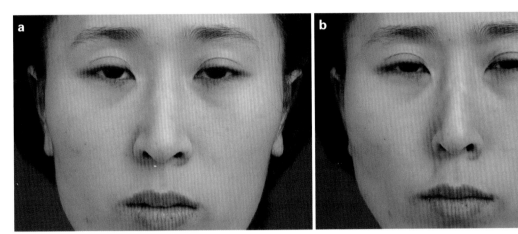

图1.68　（a）该患者行驼峰截除术后上外侧软骨塌陷。（b）用力吸气时，轻度倒V形凹陷变得更加明显

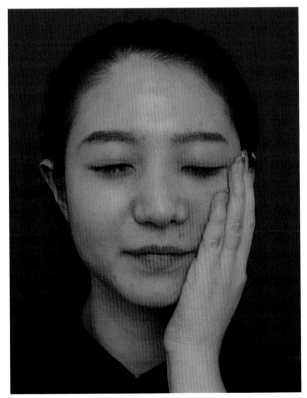

图1.69　Cottle动作。对于内鼻阀或外鼻阀功能不全患者，侧向牵拉面颊皮肤可改善鼻塞

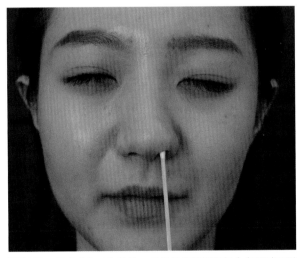

图1.70　改良的Cottle动作。如果用棉签提起每个鼻阀时可以改善鼻塞症状，则可以明确鉴别内鼻阀或外鼻阀功能不全

括上呼吸道感染（URI）、鼻窦炎、血管运动性鼻炎，以及改变血流的情况，例如药物和激素、温度变化和仰卧位。鼻中隔偏曲时，一侧的下鼻甲经常发生代偿性肥大（图1.59），这表示黏膜和骨性成分均增大。

对于伴有鼻塞的患者，在鼻整形术之前应检查其鼻甲是否有任何潜在的异常情况，如有任何异常需要予以处理。

2.鼻甲泡（也称泡状鼻甲）

鼻甲泡是指中鼻甲的气化（图1.71）。大鼻甲泡通常与鼻中隔偏向鼻腔的另一侧有关，这将引起鼻塞。

3.反常曲线中鼻甲（也称反向弯曲中鼻甲）

反常曲线中鼻甲指的是中鼻甲边缘在内下方向上曲率（即弯曲度）异常（图1.72），它是引起鼻塞的罕见的发育异常相关原因。

鼻骨

鼻塞可由鼻骨偏曲或截骨不当后鼻骨塌陷引起。

其他

鼻息肉和肿瘤可能以鼻塞为主诉。

亚洲患者鼻部的重要解剖特征

白色人种患者和亚洲患者的鼻部解剖结构有几个特征是不同的。

（1）与白色人种患者相比，亚洲患者的鼻背皮肤更厚、弹性更差。鼻背皮肤的这种特性有利于掩盖植入物的可见轮廓，但是在短鼻矫正的情况下，使伸长软组织变得困难。

（2）除鼻背皮肤外，亚洲患者的鼻尖皮肤较厚，软组织也较厚。这种较厚的皮肤和软组织罩

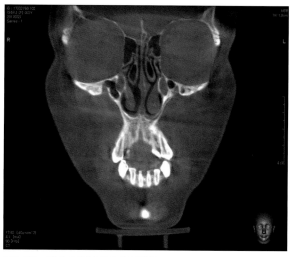

图1.71 两个中鼻甲都存在鼻甲泡

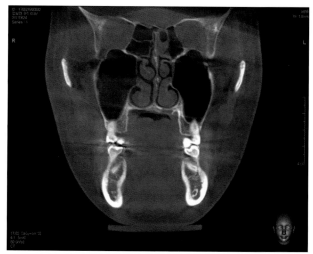

图1.72 右侧反常曲线中鼻甲

缝合下外侧软骨后容易使其加重。

外鼻阀的功能是否良好无法通过简单的观察来评估，而需要通过用力吸气来识别（图1.66）。忽视外鼻阀问题的情况下进行鼻尖成形术可加重患者的呼吸问题。

对于脚板部，应评估其形状和突出度。接受鼻小柱悬垂矫正术或长鼻矫正术的患者中脚板部突出会加重。

与上唇的关系

对于上唇，应评估上唇的鼻唇角、上唇长度和露龈笑。

鼻内部检查

应检查鼻中隔是否有任何偏曲。任何偏曲的位置和类型都应注明。还应检查鼻中隔是否有穿孔、粘连和狭窄。

然后检查鼻甲的大小、颜色，以及它们是否接触鼻中隔。

应检查内鼻阀是否有任何狭窄或塌陷。鼻阀的检查方法已在第1章中介绍。

具有潜在的气道问题，但本人并未认识到具有该问题的患者并不罕见。在进行任何手术之前发现此类问题并与患者一起应对是外科医生的职责。否则，缩鼻手术会加剧潜在的问题。

术前检查和影像学检查

对于鼻整形术的术前评估，最常进行放射学检查来评估鼻部歪斜情况，通常包括鼻骨位和瓦氏位片（Waters' view）。也可使用CT。

内镜检查可以提供有关鼻中隔、鼻甲和黏膜的其他信息。鼻声反射测量法（Acoustic rhinometry）可用于客观评估鼻塞。

鼻部分析

若要获得鼻整形术的最佳效果，术前需要对鼻部进行仔细分析并制订精确的计划。每个种族都有一套理想的、在某种程度上本种族所独有的面部特征比例。在术前评估期间，鼻整形外科医生应有能力将每个患者的人体测量学数据（高度、形状、角度和比例）与理想标准进行比较。在亚洲，面部美容的标准已经随着时间而改变，但是保持患者的种族身份一直都很重要。白色人种群体的人体测量学数据不适用于亚洲患者的鼻整形术。

白色人种和亚洲人之间某些面部测量值明显不同。因此，从事亚洲人鼻整形术的外科医生应该精通亚洲国家内部族裔的人体测量学数据的平均水平。

当然，不应通过鼻整形术来改变鼻部形状以使其达到理想的、标准化的测量值。最终的手术结果应使鼻部与面部其余部位保持和谐。尽管分析面部的比例很重要，术者对指定患者最终的适合形态具有良好的直觉也很重要。除了这些细节之外，还需要客观地测量才能达到一致的结果。

遗憾的是，目前尚缺乏关于亚洲患者鼻部的人体测量学数据的文献，并且现有已报道的测量值也存在很大差异。

鼻部的术前评估包括以下列出的许多参数。第一步是分析鼻部和面部之间的关系。

正面观

面部的垂直高度可以分为上1/3、中1/3和下1/3（图2.4）。划定这些1/3部分的水平线在发际线、眉毛、鼻基底和颏下点处。下面部的精确定义是从鼻翼基底部到颏的距离。这部分又分为两个部分：上部是从鼻翼基底部到口裂，为下面部的1/3。

面部也可以分为5个垂直部分，划定的平面在外眦和内眦。根据此划分法，中央部分包含整个鼻部（图2.5）。

鼻的宽度和长度

内眦间距等于一只眼睛的宽度（从外眦到内眦的距离）。在大多数患者中，经过内侧角膜缘的垂直线还穿过同侧口角（图2.6）。

在白色人种患者中，理想的内眦间距是31~33mm。对于亚洲患者，据研究报道，男性的平均内眦间距为37mm，女性为36mm。

在白色人种患者中，理想的鼻部宽度约占面部宽度的1/5。鼻翼基底部的理想宽度大约与内眦间距相同，或比内眦间距大2mm。据研究报道，在韩国患者中，男性的平均鼻部宽度为4.0cm，女性为3.6cm。由于鼻部宽度较大，与鼻部较窄的白色人种患者相比，韩国患者的鼻似乎显得较短。东南亚患者的鼻基底部甚至更宽。

鼻的长度是指从鼻根点（Nasion，鼻额缝的最前点）到鼻尖的距离。亚洲患者与白色人种患者理想的鼻部长度会有所不同。Byrd认为，理想的鼻部长度应为中面部［眉间至鼻下点（Subnasale）］高度的2/3。其他研究者认为，白色人种理想的鼻部长度与鼻尖高度之比应约为1∶0.67（图2.7）。但是，亚洲患者与白色人种患者之间理想的鼻部长度会有所不同，并存在个体差异。同样，理想的鼻部长度可能会根据整个面部以及颏部和唇部的长度和宽度而变化。因此，理想的标准不能作为绝对的手

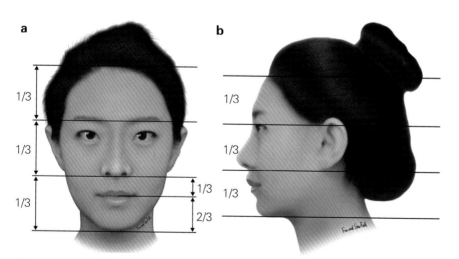

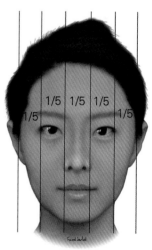

图2.4 （a、b）面部可分为上、中、下三等份。每条水平线穿过发际线、眉毛、鼻基底和颏下点。下面部是从鼻翼基底部到颏部的距离。这部分可以进一步分为两个小部分。上部从鼻翼基底到口裂，占下面部的1/3

图2.5 面部可分为5个垂直部分，分界线在内眦处和外眦处

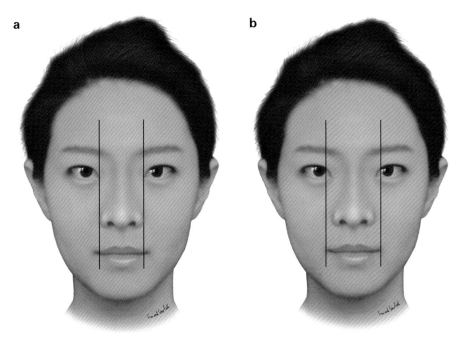

图2.6　（a、b）内眦间距等于一只眼睛的宽度（从外眦到内眦的距离）。经过每个内侧角膜缘的垂直线通常穿过同侧口角

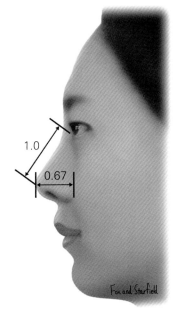

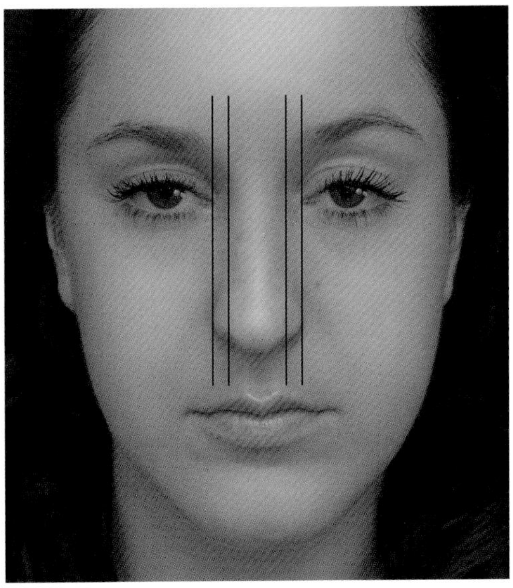

图2.8　在白色人种中，骨性基底的宽度大约是鼻翼基底宽度的80％

图2.7　鼻部长度指从鼻根点到鼻尖的距离

术目标，每项手术都应根据不同患者的不同需求来进行。

　　白色人种患者的骨性基底宽度应为鼻翼基底宽度的80％。在亚洲患者中，该比例应约为2/3（图2.8）。

鼻背美学线

　　鼻背美学线是指从眉毛内侧到鼻背，再下降到鼻尖表现点的线条（图2.9）。线之间的空间大致呈沙漏形，其最窄的地方靠近鼻中隔角。

线条应略微弯曲，但在亚洲女性患者中会不太明显。

侧面观

面部的主要标志点从侧面观标记（图2.10）。从这个角度看，法兰克福平面（Frankfort horizontal plane）是从外耳道（上缘）画至眶下缘的连线。面部垂直线与法兰克福平面成直角相交。

鼻根

在白色人种患者中，鼻根的中部位于睫毛线和睑板上褶皱之间的水平。相比之下，亚洲患者的鼻根在更低的位置。在白色人种群体中，鼻根中部的高度在角膜平面的前方9~14mm处，这是鼻部侧面轮廓的重要组成部分。在亚洲患者中，相同高度的鼻根可能看起来异常高。如此高的鼻根会给人以鼻部过长和面容带有攻击性的错觉。鼻根过低会使鼻部看起来比实际小。

如果从鼻根到鼻尖画一条假想线，则实际的鼻背线应略低于没有轻微弯曲的线（图2.11）。但是，亚洲男性不希望有这种弯曲的鼻背线。

鼻额角

鼻额角是沿着鼻背和眉间所画的两条切线之间的夹角（图2.12）。

在白色人种患者中，男性理想的鼻额角为120°~130°，女性为115°~125°。在韩国女性患者中，理想值为137°~139°。

低于平均水平的鼻额角与低鼻根有关，还会使鼻部侧面轮廓显得短。相反，在某些情况下，较大的鼻额角会使鼻部显得过长。

与白色人种相比，亚洲人的鼻凹点（Sellion）通常位于鼻部更深、更低的位置。鼻凹点位于深部的亚洲患者其鼻背美学线条看起来似乎中断，而且上面部和中面部之间过渡陡急。面部看起来也可能更宽。

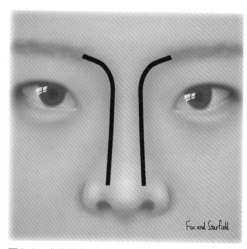

图2.9 鼻背美学线条

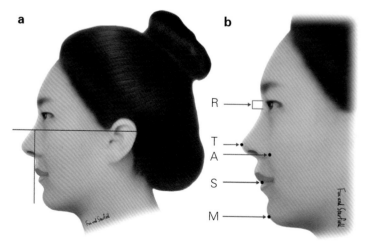

图2.10 （a、b）鼻部侧面观重要标志点。从侧面看，法兰克福平面是从外耳道（上缘）到眶下缘的线。面部垂线与法兰克福平面成直角相交。A：鼻翼基底部；M：颏下点；R：鼻根；S：口裂；T：鼻尖

于治疗凝血障碍，例如血管性血友病因子（von-Willebrand因子）缺乏症，也可用于减少服用阿司匹林或非甾体抗炎药的患者的术中出血。去氨加压素还可以减少凝血功能正常的患者的术中出血。

Guyuron等提倡在颌面外科手术和鼻出血的治疗中使用去氨加压素。这些研究者建议的剂量为0.3μg/kg，在达到预期效果前至少20min给予。Palaia等报道，在接受面部提升术的患者中该药物可以减少微血肿。Gruber等也报道了常规使用去氨加压素来尽可能减少术后淤斑和水肿的情况。这些研究者报道了使用较小剂量（0.1μg/kg）的情况，初始给予0.1μg/kg剂量后以20min的间隔按需静脉推注额外剂量，最多两次，这也是笔者遵循的方案。

使用去氨加压素后术中出血量会明显减少，这可以缩短手术时间并减轻术者的压力。但是，有关使用止血药物后术中干燥的区域是否会减少术后淤斑和水肿，尚需开展进一步研究。

去氨加压素的可能副作用包括皮肤血管舒张（面部潮红、刺痛、头痛、温暖感、心动过速）。老年患者可能会发生稀释性低钠血症，但这相对很少见，除非患者摄入过多的水分。去氨加压素的副作用极小。无论如何，不稳定的冠状动脉疾病患者应禁用该药，老年人用药则需要观察。

尽可能减少术中出血和水肿的另一种方法是确保适当控制血压，使收缩压不要过多地超过120mmHg。将冷纱布放置在鼻子上可有助于促进手术区域附近的血管收缩。

术后药物和使用说明

术后药物包括抗生素和止痛药。根据具体病例，止吐药、氨甲环酸和孟鲁司特可能会使患者获益。

有关术后是否需要预防性使用抗生素以及需要使用多长时间有争议。一些研究者报道称，术前给予单剂量已充分，长期的预防没有益处。笔者认为，由于亚洲人的鼻整形术是在清洁—污染切口上进行操作，并且经常需要使用假体植入物，因此术后使用抗生素是有意义的。通常，笔者会开3~5天的口服环丙沙星处方。

由于麻醉的副作用以及吞咽血液引起的导泻作用，患者术后出现恶心并不罕见。恶心会升高全身血压，导致鼻出血延迟和水肿增加。因此，应多加重视有关恶心的主诉。确保出现恶心的患者补充充足的水分后，可以静脉给予10mg甲氧氯普胺来治疗恶心。更严重的恶心和呕吐，可以静脉内使用昂丹司琼［一种5-羟色胺（5-HT3）受体拮抗剂］来治疗。可以根据患者服用口服药物的能力给予口服止吐药。

并不常规需要口服氨甲环酸。但是，对于术后出血风险较高的患者，可以每日给予3g，共2~5天。

在术后几天严重水肿的病例中，静脉使用或肌肉注射地塞米松可有助于减轻水肿。短期口服泼尼松龙也被认为是有效的。

白三烯抑制剂孟鲁司特可用于预防皮肤和软组织厚的患者在鼻尖成形术后出现鼻部纤维化和挛缩，还可用于有很多瘢痕组织或鼻挛缩的患者。孟鲁司特的剂量为每日10mg，共用2~3个月。

炎性细胞因子白三烯诱导平滑肌细胞的炎症和收缩，并通过促进血管通透性的增加来增加淋巴细胞的流入和中性粒细胞。已知该炎症机制在哮喘和包膜挛缩的病理学中很重要。有关隆乳的文献中已广泛报道使用孟鲁司特最大限度地减少包膜挛缩的情况，孟鲁司特被认为是假体隆乳术的常规药物。鼻整形术后使用孟鲁司特的情况尚未见广泛报道，但笔者认为挛缩鼻矫正、厚皮肤的鼻尖成形术和鼻整形后肥厚包膜的修复手术后需要预防瘢痕组织增生和挛缩。该药物的可能的副作用包括头痛、咳嗽、腹痛、消化不良、肝酶增加和肝炎。

局部应用维生素K霜可减轻淤青的严重程度，尤其是在术后早期。

水肿在术后2~3天趋于增加。为了尽可能减少这种情况，应指导患者对眼睛和脸颊部位进行冷敷，并抬高床头1周。大约80%的水肿在2周内消退，大约5%的水肿在2个月时仍会存在。剩余的一点水肿/肿胀需要6~12个月才能完全消退。

与皮肤较薄的白色人种患者相比，皮肤较厚的亚洲患者的术中出血和水肿更为严重。水肿可引起纤维化并使手术结果变得糟糕。因此，术者必须在尽量减少导致水肿的术中因素的同时最大限度地利用所有可用的方法减少术后持续存在的水肿。如果鼻尖水肿严重，应指导患者在鼻尖上使用压迫性胶带（Compressive tape），并在术后2个月期间保持鼻子受压状态（图3.8）。鼻尖注射曲安奈德也有助于减轻该部位的水肿。在水肿导致的鼻尖隆起区域注射曲安奈德（每次注射浓度：10mg/mL，0.1~0.3mL）。在皮下平面注射，不应在真皮或软骨中注射。

术后2天允许自由散步。但是，应指导患者在术后1个月避免跑步或进行剧烈运动。这是为了最大限度地减少运动引起的鼻水肿的风险。此外，患者应了解前往气候炎热的地区或蒸桑拿会增加水肿的风险，因此应避免此类活动约1个月。还要注意避免高盐饮食以及烟酒。患者可能会在佩戴鼻背夹板时戴眼镜，但在停用夹板后1个月内应使用隐形眼镜。

直到淤青消退，患者应避免照射紫外线，并在户外活动时涂防晒霜。

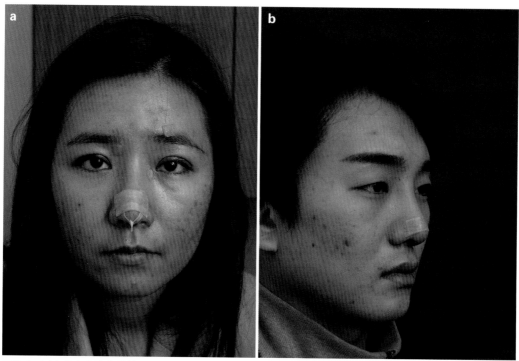

图3.8 减少鼻尖水肿的敷料。（a）使用压迫性胶带以减少鼻尖周围的水肿。（b）使用压迫性胶带以减少鼻尖上隆起

敷料

外层敷料

为了最大限度地减少术后水肿和出血并稳定鼻内假体植入物和软骨支架，可在鼻背的软组织和鼻尖周围使用纸胶带或Steri-Strip外科免缝胶带。首先将胶带粘贴在鼻尖上区，然后粘贴到鼻根和剩余鼻背。如果鼻尖需要支撑，则Joseph敷料适合稳定鼻尖（图3.9）。使用热塑性夹板可减轻血肿和水

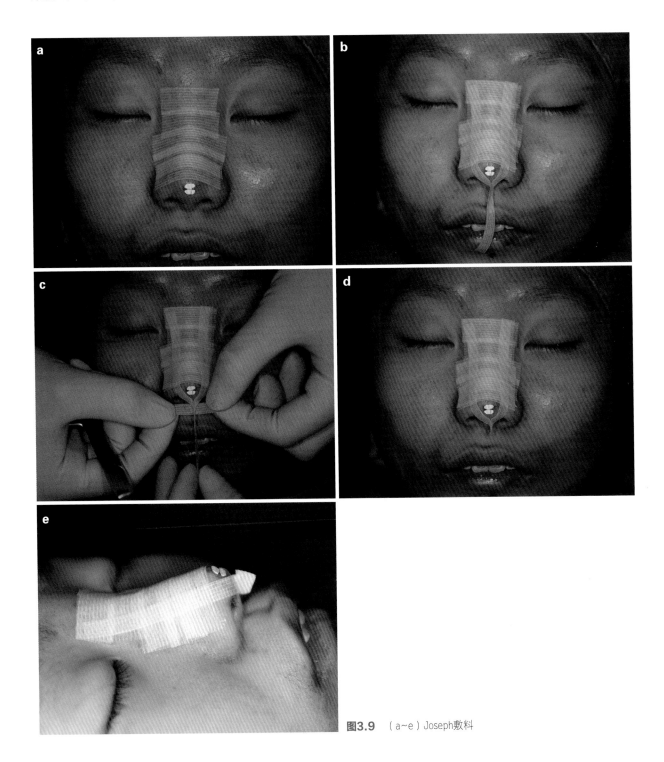

图3.9 （a~e）Joseph敷料

肿，并保护截骨后的骨部分（图3.10）。夹板应保持5~7天。使用夹板时不应施加过大的压力，否则可能会导致鼻尖上区的皮肤坏死或上皮损伤。

去除夹板或纸胶带时，应通过在皮肤和胶带之间插入钝的探针来去除。应轻柔地将探针尖端从一侧移到另一侧，以避免皮肤从其下面的框架中分离。

鼻腔内敷料

截骨术、鼻中隔手术、鼻中隔软骨获取和鼻甲手术需要进行鼻腔内敷料填塞或使用夹板。

对于简单预防软骨获取后的鼻中隔血肿，鼻中隔黏软骨膜缝合可能已充分，尤其是出血不严重的情况。使用可吸收缝线进行1~2针褥式缝合或连续褥式缝合即可达到此目的。

对于以下情况，建议使用鼻腔内敷料填塞或夹板：

（1）鼻中隔可能出血。

（2）鼻中隔偏曲矫正或大范围鼻中隔重建。

（3）鼻甲手术后。

（4）需要从鼻腔内支撑截骨后的骨节段。

鼻腔内敷料填塞和夹板用于以下目的：

（1）预防鼻中隔血肿和减少鼻中隔水肿。

（2）将通过鼻中隔手术弄直的鼻中隔保持在中线位置。

（3）支撑截骨后的鼻骨。

（4）尽可能减少鼻甲手术后鼻甲表面的痂皮。

（5）防止鼻中隔和鼻甲间发生粘连。

鼻腔内敷料填塞最常使用的是Merocel®填塞材料（图3.11）。在各种产品中，可以选用带有专利呼吸管的填塞材料。填塞材料通常在2天后取出。但是，填塞材料阻塞鼻通气时会令人非常不适，由于这个原因，使用鼻腔内夹板已经成为比填塞材料更可取的方式。

鼻腔内夹板是一对用抗生素软膏润滑过的柔软的硅胶夹板，使用时插入鼻中隔黏软骨膜的两

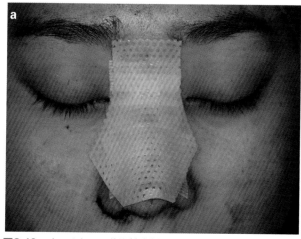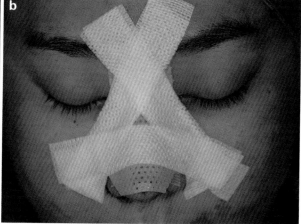

图3.10　（a、b）Aqua热塑性夹板

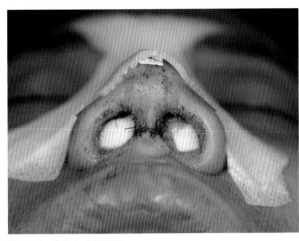

图3.11　鼻腔内敷料填塞

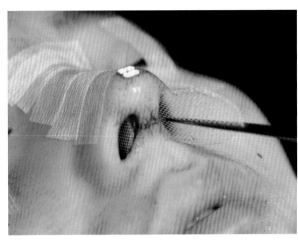

图3.12　硅胶夹板

侧。通过1针或2针贯穿褥式缝合将硅胶夹板彼此松散地固定（图3.12）。根据不同的夹板类型，在术后2~7天去除夹板。如果需要使用夹板的时间更长，应更积极地管理患者，以免形成痂皮和黏液堵塞。链球菌和葡萄球菌是鼻腔内的正常菌群，但异物会使这些微生物在鼻腔中繁殖而不受控制，从而有中毒性休克综合征的风险。使用敷料填塞或鼻腔内夹板时，患者应使用抗生素以预防中毒性休克综合征的发生，并应注意相关症状和体征，例如发热、头晕、头痛、呕吐、腹泻和皮疹。

行鼻中隔手术和鼻甲手术后，鼻中隔黏膜撕裂会增加鼻中隔与鼻甲间发生粘连的风险。存在这种撕裂的情况下，将薄的硅胶夹板放置在相对的创面之间。将硅胶夹板放置2~3周直到黏膜愈合。大约10天后拆线，此后定期更换夹板，以防止发生感染。

参考文献

[1] Totonchi A, Eshraghi Y, Beck D, et al. Von Willebrand disease: screening, diagnosis, and management. Aesthe Surg J. 2008;28(2):189–194.

[2] Guyuron B, Vaughan C, Schlecter B. The role of DDAVP (desmopressin) in orthognathic surgery. Ann Plast Surg. 1996;37(5):516–519.

[3] Faber C, Larson K, Amirlak B, Guyuron B. Use of desmopressin for unremitting epistaxis following septorhinoplasty and turbinectomy. Plast Reconstr Surg. 2011;128(6):728e–732e.

[4] Gruber RP, Garza RM, Cho GJ. Nasal bone osteotomies with nonpowered tools. Clin Plast Surg. 2016;43(1):73–83.

[5] DiMichele DM, Hathaway WE. Use of DDAVP in inherited and acquired platelet dysfunction. Am J Hematol. 1990;33:39–45.

[6] Palaia DA, Rosenberg MH, Ronanno PC. The use of DDAVP desmopressin reduces the incidence of microhematomas after faciopalsty. Ann Plast Surg. 2001;46:463–466.

[7] Rohrich RJ, Adams WP, Gunter JP. Postoperative management of the rhinoplasty patient. Dallas rhinoplasty. 3rd ed. St. Louis: QMP/CRC Press; 2014. p. 133–146.

[8] Georgiou I, Farber N, Mendes D, et al. The role of antibiotics in rhinoplasty and septoplasty: a literature review. Rhinology. 2008;46:267–270.

[9] Ariyan S, Martin J, Lal A, Cheng D, et al. Antibiotic prophylaxis for preventing surgical-site infection in plastic surgery: an evidence-based consensus conference statement from the American Association of Plastic Surgeons. Plast Reconstr Surg. 2015;135(6):1723–1739.

[10] Lyle WG, Outlaw K, Krizek TJ, et al. Prophylactic antibiotics in plastic surgery: trends of use over 25 years of an evolving specialty. Aesthet Surg J. 2003;23(3):177–183.

[11] González-Castro J, Lighthall JG. Antibiotic use in facial plastic surgery. Facial Plast Surg Clin North Am. 2016;24(3):347–356.

[12] Clayton JL, Bazakas A, Lee CN, Hultman CS, et al. Once is not enough: withholding postoperative prophylactic antibiotics in prosthetic breast reconstruction is associated with an increased risk of infection. Plast Reconstr Surg. 2012;130(3):495–502.

[13] Phillips BT, Halvorson EG. Antibiotic prophylaxis following implant-based breast reconstruction: what is the evidence? Plast Reconstr Surg. 2016;138(4):751–757.

[14] Andrews PJ, East CA, Jayaraj SM, et al. Prophylactic vs postoperative antibiotic use in complex septorhinoplasty surgery: a prospective, randomized, single-blind trial comparing efficacy. Arch Facial Plast Surg. 2006;8(2):84–87.

[15] Graf R, Ascenço AS, Freitas Rda S, et al. Prevention of capsular contracture using leukotriene antagonists. Plast Reconstr Surg. 2015;136(5):592e–596e.

[16] Reid RR, Greve SD, Casas LA. The effect of zafirlukast (Accolate) on early capsular contracture in the primary augmentation patient: a pilot study. Aesthet Surg J. 2005;25:26–30.

[17] Gurlek A, Fariz A, Aydogan H, Ersoz-Ozturk A, et al. Effects of different corticosteroids on edema and ecchymosis in open rhinoplasty. Aesthet Plast Surg. 2006;30:150–154.

[18] Gruber RP, Zeidler KR, Berkowitz RL. Desmopressin as a hemostatic agent to provide a dry intraoperative field in rhinoplasty. Plast Reconstr Surg. 2015;135:1337–1340.

[19] Eftekharian HR, Rajabzadeh Z. The efficacy of preoperative oral tranexamic acid on intraoperative bleeding during rhinoplasty. J Craniofac Surg. 2016;27(1):97–100.

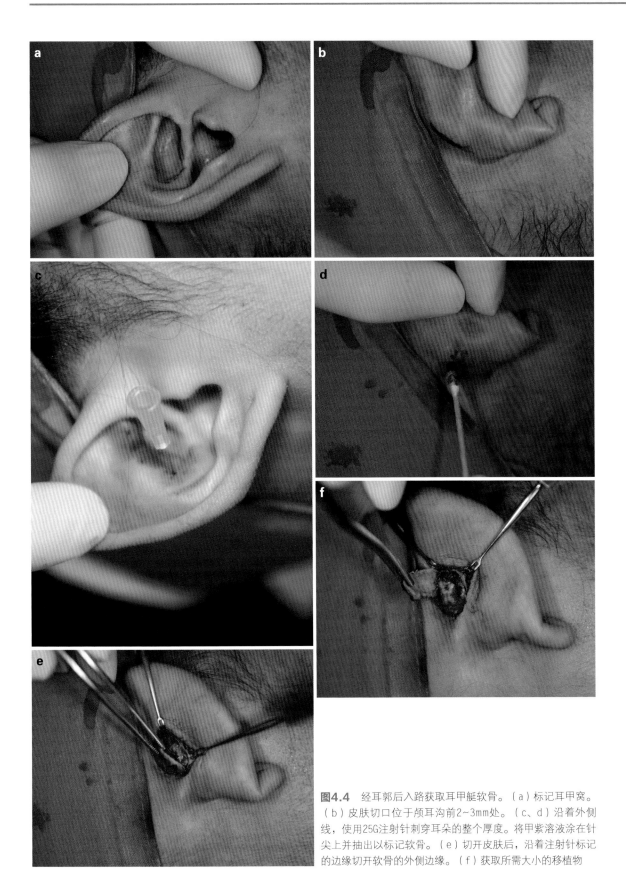

图4.4 经耳郭后入路获取耳甲艇软骨。（a）标记耳甲窝。（b）皮肤切口位于颅耳沟前2~3mm处。（c、d）沿着外侧线，使用25G注射针刺穿耳朵的整个厚度。将甲紫溶液涂在针尖上并抽出以标记软骨。（e）切开皮肤后，沿着注射针标记的边缘切开软骨的外侧边缘。（f）获取所需大小的移植物

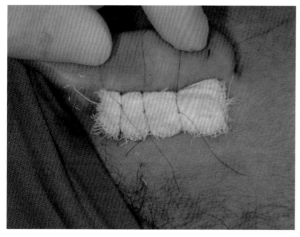

图4.5 经耳郭后入路获取耳甲腔软骨后用压迫敷料包扎固定

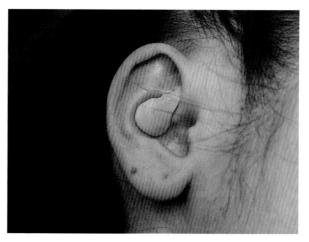

图4.6 获取软骨后佩戴耳模

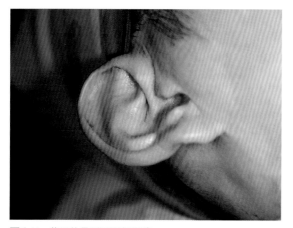

图4.7 获取软骨后耳甲艇塌陷

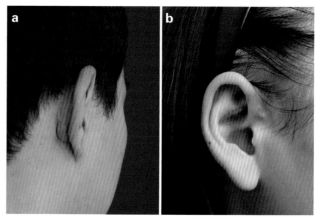

图4.8 （a、b）获取耳甲软骨后形成瘢痕疙瘩和增生性瘢痕

鼻中隔软骨

鼻中隔软骨是透明软骨。它位于鼻整形术的手术区域内。该软骨相对较硬且平整，没有明显的弯曲。可以获得相对较大的移植物，因此应用范围广泛，包括鼻背盖板移植物、鼻小柱支撑移植物、撑开移植物和鼻中隔延伸移植物。

注射局部麻醉药

获取鼻中隔软骨时局部注射不仅仅是为了局部麻醉，而且是为了黏软骨膜的水压分离。使用牙科注射器，将含有2%利多卡因和1：100 000肾上腺素的混合物注入黏软骨膜下平面（图4.9）。注射从鼻中隔尾部开始，朝头侧方向前进。局部麻醉药必须注射到深层的黏软骨膜上，术者必须同时提起鼻中隔黏膜并看到其变白来确认。除了鼻中隔尾部和底部外，大部分的黏软骨膜瓣应仅通过水压分离提起。因此，在注射过程中，牙科注射器的针头斜面应与软骨表面接触。

入路

可以通过4种入路（图4.10）获取鼻中隔软骨：Killian入路、贯穿入路、背侧入路和内侧脚（脚间）入路。

贯穿入路和Killian入路是鼻腔内入路，而背侧入路和内侧脚入路是开放式鼻整形术时使用的入路。

Killian 入路

这是在软骨性鼻中隔的尾侧边缘的头侧2~5mm处做切口进入鼻中隔的入路。此入路的确切位置可因术者而异，还取决于患者的鼻中隔畸形情况。操作步骤如下（图4.11）。

使用15号刀片在距鼻中隔尾部的头侧2~5mm处做垂直切口。每个术者都有打开黏软骨膜的优选

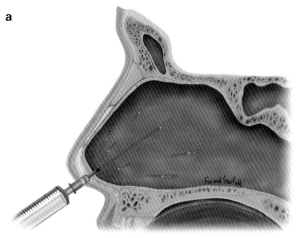
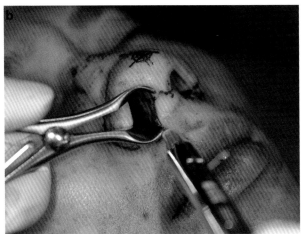

图4.9 （a、b）向鼻中隔注射局部麻醉药。将利多卡因与1∶100000肾上腺素混合后注射到鼻中隔。注射从鼻中隔尾部开始，向头侧进行。术者应尝试通过这种局部注射所产生的水压从软骨上分离和提起黏软骨膜

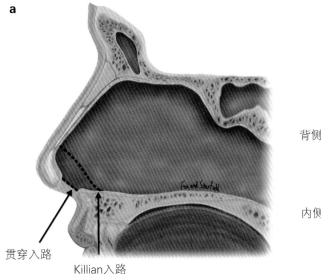
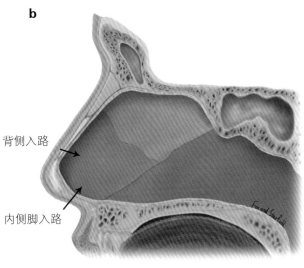

图4.10 鼻中隔入路。（a）鼻腔内入路包括Killian入路和贯穿入路。（b）开放式入路包括背侧入路和内侧脚（脚间）入路

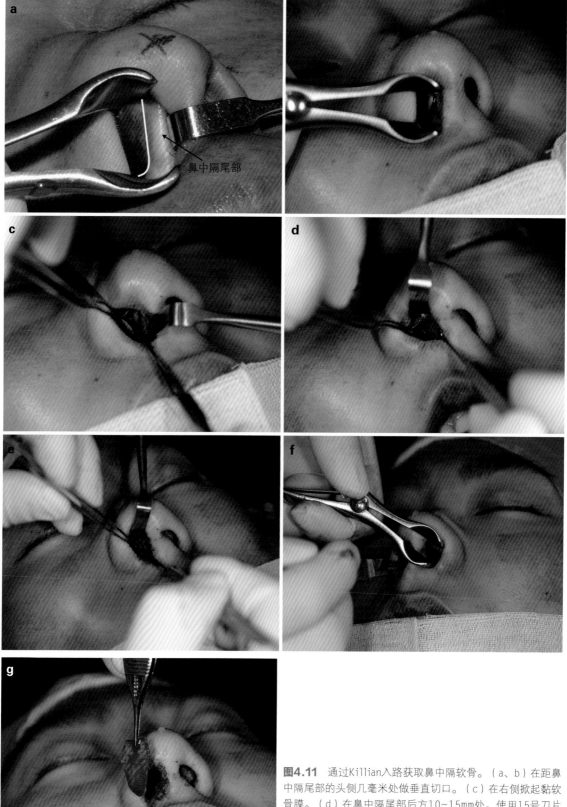

图4.11 通过Killian入路获取鼻中隔软骨。（a、b）在距鼻中隔尾部的头侧几毫米处做垂直切口。（c）在右侧掀起黏软骨膜。（d）在鼻中隔尾部后方10~15mm处，使用15号刀片在鼻中隔软骨上做一个一半厚度的切口。（e）将D形刀插入该半厚度的软骨切口中，切开鼻中隔软骨的剩余厚度，进入对侧黏软骨膜下平面。（f）在对侧掀起黏软骨膜。（g）获取足够大小的鼻中隔软骨

侧。但是，鼻中隔的凹侧更易于进行黏软骨膜剥离。

垂直切口包含软骨膜，暴露软骨。术者应注意不要继续切入软骨层。使用Freer或Cottle剥离子经切口将黏软骨膜朝头侧方向掀起。直视下通过双钩牵拉黏软骨膜瓣的方法或者将中号鼻镜的叶片插入软骨和黏软骨膜瓣之间的方法来确保分离空间。

由于视野狭窄，在牵拉作用下，黏膜可能会在切口末端撕裂。为了避免出现这种情况，可以预防性地将切口扩展到前庭底面。在这种情况下，由于前庭底面的瓣牢固地黏附在上颌嵴上，故应仔细进行分离。

一旦在最初的一侧完成剥离黏软骨膜瓣的操作，就开始剥离对侧的黏软骨膜。为了接近对侧平面，在鼻中隔尾部边缘的后方10~15mm处，使用15号刀片切开半厚度的软骨。然后，将钝缘D形刀插入软骨切口，贯穿软骨的整个厚度，完成切开操作，这将在另一侧提供黏软骨膜下平面。使用Freer剥离子从鼻中隔剥离对侧黏软骨膜。

一旦黏软骨膜两侧均被剥离，就可以进行下一步操作并获取鼻中隔软骨。在尾侧，软骨已被保留的10~15mm支撑物分开。在背侧，用锋利的Metzenbaum解剖剪将软骨分开，同时保留10~15mm的支撑物。使用Freer剥离子，从软骨-骨连接处分离前庭和头侧软骨性鼻中隔。

获取软骨移植物后，可用薇乔（Vicryl）缝合线缝合切口或不缝合切口。

贯穿切口入路

贯穿切口穿过膜性鼻中隔的两侧。这种入路对矫正鼻中隔尾部偏曲很有用。

黏软骨膜切口沿着鼻中隔的尾缘，从鼻中隔角延伸到鼻棘。切开并剥离黏软骨膜瓣后，可获取所需大小的软骨，同时矫正鼻中隔尾部偏曲。

半贯穿切口

在膜性鼻中隔的一侧做此切口，黏软骨膜的两层都通过该单一切口进行剥离（图4.12）。

背侧入路

背侧入路通过开放式鼻整形术切口进行。入路始于鼻中隔角，并在鼻中隔的背侧边缘和两侧上外侧软骨之间走行。

该入路不分离下外侧软骨内侧脚和鼻中隔尾部，因此不损伤支撑鼻尖的软组织。此外，该入路还可以很好地暴露鼻中隔软骨。如果不需要进入鼻中隔尾部，则对于只需要鼻中隔软骨移植物的开放鼻整形术，强烈建议使用该入路。操作顺序如下（图4.13）。

向尾侧牵引下外侧软骨时，会显露鼻中隔角。从鼻中隔的尾部和背部开始分离，黏软骨膜沿头侧方向剥离。在起始部，软骨膜紧紧附着在软骨上，应谨慎剥离。在头侧区域，软骨膜更容易剥离。沿鼻中隔背侧边缘向头侧方向剥离黏软骨膜，并分离上外侧软骨与鼻背中隔。此步骤之后，在黏附较疏松的区域剥离黏软骨膜（图4.14中的区域1、2和3）。随后，沿着黏软骨膜附着更紧密的尾侧方向进行分离（图4.14中的区域4）。该入路使黏膜撕裂的风险最小化。

背侧入路适用于既往有鼻中隔软骨获取史的患者需要重复获取鼻中隔软骨时，以及需要对骨性

82

亚洲人鼻整形术

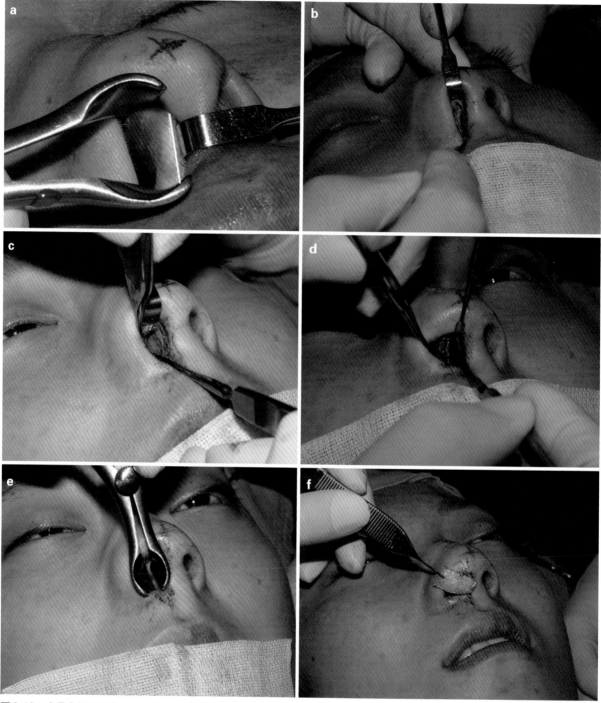

图4.12 半贯穿切口入路。（a、b）沿右侧鼻中隔的尾侧缘做垂直切口。（c）剥离黏软骨膜。（d、e）剥离对侧黏软骨膜。（f）获取鼻中隔软骨

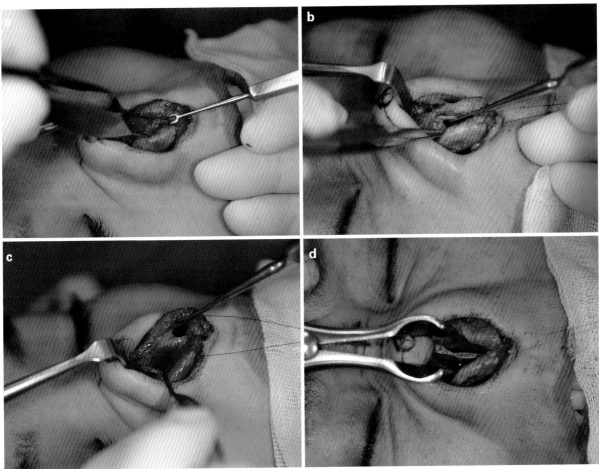

图4.13 经背侧入路获取鼻中隔软骨。（a）向尾侧牵拉下外侧软骨，以暴露鼻中隔角。（b）黏软骨膜的剥离从鼻中隔背部的尾侧开始，向头侧延续。（c）分离上外侧软骨与鼻背中隔，继续向头侧、朝着鼻中隔中部和鼻中隔后部方向剥离黏软骨膜瓣。（d）以相同方式剥离左侧黏软骨膜瓣

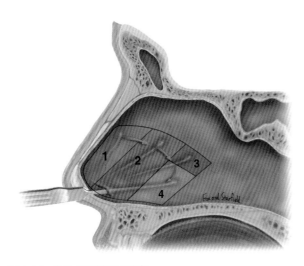

图4.14 黏软骨膜瓣剥离顺序

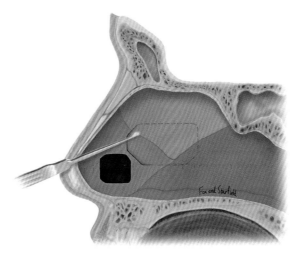

图4.15 背侧入路适用于既往有鼻中隔手术史的患者，能为其提供进入鼻中隔后部的入路

鼻中隔进行操作的情况。这是因为该入路避开了之前的分离区域（图4.15）。

内侧脚入路（脚间入路）

内侧脚入路经膜性鼻中隔和下外侧软骨内侧脚之间进入鼻中隔（图4.16）。

该入路破坏了内侧脚之间的软组织附着，由此导致的鼻尖支撑减弱会引起鼻尖下垂。因此，该入路应限于短鼻矫正、鼻小柱退缩矫正和切除鼻中隔或膜性鼻中隔的长鼻矫正等手术。为了最大限度地降低鼻尖下垂的可能性，只要技术上允许应尽可能多地保留附着在鼻中隔的内侧脚脚板部。

剥离黏软骨膜瓣的一般提示

（1）重要的是，在两个黏软骨膜瓣之间，要从较容易的一侧开始剥离，以便最大限度地减少黏膜撕裂（例如，位于凹面的瓣或没有任何鼻中隔畸形的一侧），随后再剥离对侧。如果在剥离一侧黏软骨膜时未出现任何撕裂，则不用担心剥离对侧时会发生黏软骨膜瓣撕裂，原因是只有当两个黏软骨膜瓣中相同的鼻中隔位置都存在黏膜穿孔时，鼻中隔穿孔才会构成问题。

（2）修复黏膜损伤时使用缝合线进行一期闭合是糟糕的方法，这可导致黏膜进一步撕裂。重要

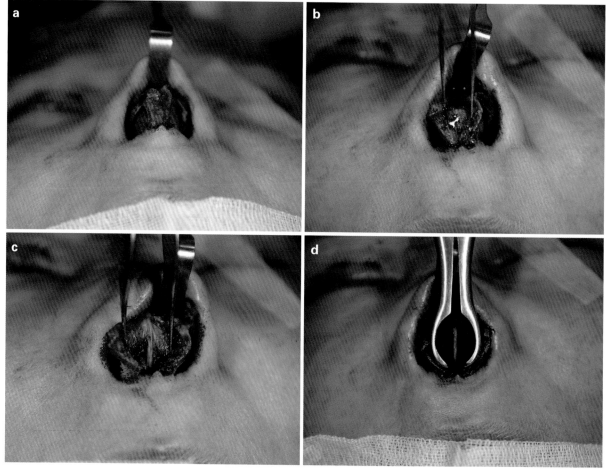

图4.16　（a~d）内侧脚入路（脚间入路）

的是要理解：①单侧撕裂不需要修复；②即使是双侧撕裂，如果每侧的撕裂不重叠，则极不可能导致永久性鼻中隔穿孔。如果撕裂是双侧且重叠的，鼻中隔穿孔的风险高。在这种情况下，应通过插入鼻中隔软骨、筛骨的骨性部分或PDS板（PDS Flexible Plate，可吸收的假体补片）使黏膜撕裂彼此分开。黏膜缺损愈合的过程中双侧均应使用硅胶片共2~3周。

（3）如果在分离时黏软骨膜瓣被撕裂，则应绕开此区域而进入黏附较疏松且平面更好的区域进行分离。

软骨的获取

四角形软骨以端到端的方式与垂直板和犁骨相连，因此易脱位。但是，它以榫卯结构与犁骨的上颌骨嵴相连，因此在该区域，软骨与骨的分离更加困难。

首先，在背侧和尾侧L形支架之间的过渡点处的软骨上做一个弯曲的L形切口（图4.17）。使用锋利的Metzenbaum解剖剪将L形切口向头侧和尾侧方向延伸。使用D形刀或鼻中隔剥离器可以轻松地以

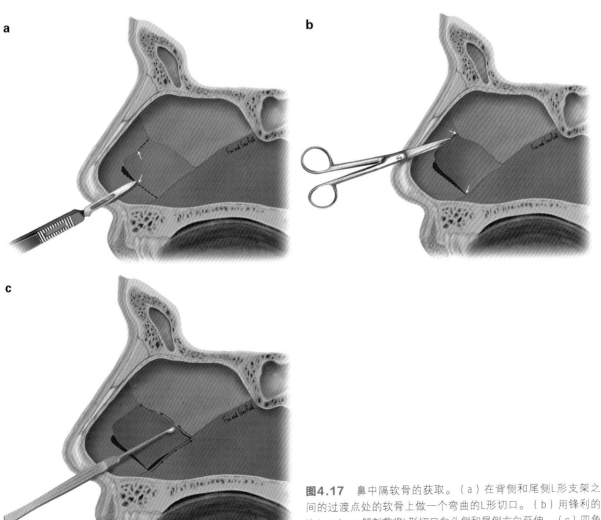

图4.17　鼻中隔软骨的获取。（a）在背侧和尾侧L形支架之间的过渡点处的软骨上做一个弯曲的L形切口。（b）用锋利的Metzenbaum解剖剪将L形切口向头侧和尾侧方向延伸。（c）四角形软骨与垂直板、犁骨和上颌骨嵴分离

轻柔的分离压力将四角形软骨与垂直板和犁骨分离。软骨也应使用相同的器械从上颌嵴的榫卯结构相连处进行分离。此后，进行软骨移植物游离，可移出手术空间之外。不建议使用旋转刀获取鼻中隔，原因是可能会留下一部分鼻中隔软骨，而这对鼻中隔供体移植物供应较少的亚洲患者来说是非常不可取的。该刀尤其对软骨与犁骨相接的鼻中隔后端头侧部分来讲是多余的。完整获取鼻中隔的这一部分对获得厚而长的鼻中隔软骨移植物非常重要（图4.18）。

获取鼻中隔软骨时应使背侧和尾侧边缘完整保留10~15mm的软骨以防止形成鞍鼻。如果可能，要保留12~15mm的鼻背中隔软骨，这很重要。宽度不足的L形支架在手术过程中似乎可以提供足够的支撑，但随着时间的推移会导致软骨性鼻背下沉。或者，在鼻背受到轻微创伤后可能形成鞍鼻畸形。因此，在亚洲患者中，可供安全获取的鼻中隔软骨量极其有限。

鼻中隔-筛骨的获取

对于较小的鼻中隔软骨，可以通过将筛骨融合到移植物的方式来增加移植物的大小（图4.19）。保留L形支架，鼻中隔软骨与上颌骨嵴和犁骨分离。此时软骨仅附着在筛骨的垂直板上。使用鼻中隔剪或骨凿切割筛骨，使移植物游离。由于所获取的鼻中隔-筛骨移植物通常在软骨-骨连接处成角并可导致鼻中隔塌陷，因此笔者不建议使用这种移植物。

鼻腔内填塞和夹板

获取鼻中隔软骨后，应考虑采取以下3种措施，以尽量减少鼻中隔血肿。

如果出血不严重，鼻中隔黏软骨膜缝合足以预防鼻中隔血肿。使用可吸收的缝线进行1~2针褥式缝合或连续的褥式缝合即可达到此目的。

但是，在以下情况下需要进行鼻腔内填塞或使用夹板：

（1）鼻中隔出血的可能性高。

（2）鼻中隔偏曲矫正或大范围鼻中隔重建。

（3）鼻甲手术后。

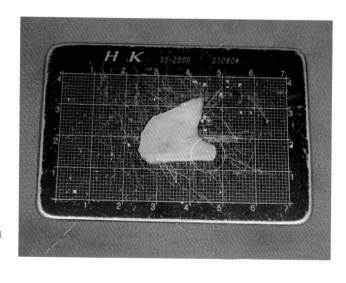

图4.18 包含鼻中隔后端头侧部分，可以获得厚而长的鼻中隔移植物

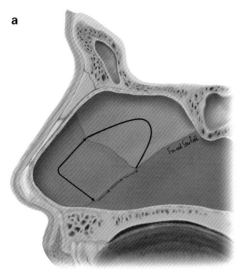

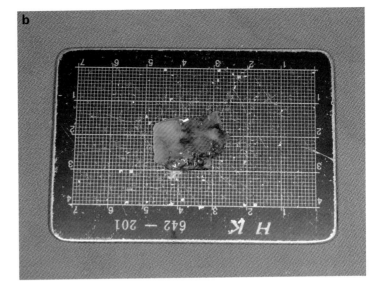

图4.19　（a、b）骨软骨移植物的获取

（4）截骨后需要支撑骨性部分。

首先，软骨膜各层之间的潜在空隙可以通过褥式缝合或连续的褥式缝合控制。如果获取鼻中隔软骨后出血的风险较低，则黏软骨膜缝合可能足以防止血肿形成，同时还可以避免使用夹板或填塞材料带来的不适感。

其次，如果出血的可能性高，或者由于结构原因需要进一步压缩各层，则应使用鼻腔内夹板（图3.12）。将柔软的硅胶片放入每个鼻腔中，然后采用褥式缝合将其松散地固定到鼻中隔黏软骨膜上。可以在术后2~7天取出硅胶片。对于简单的鼻中隔软骨获取，2天足以取出硅胶片。但是，在进行鼻中隔偏曲矫正或大范围鼻中隔手术后，夹板应保持在原位长达1周。

再次，鼻腔内填塞可引起患者明显的呼吸不适，因此很少使用（图3.11）。但是，截骨后可能需要支撑骨性部分。当使用鼻腔内夹板或填塞时，应为患者开具相关抗菌谱的抗生素，以预防中毒性休克综合征。

与鼻中隔软骨的获取有关的并发症

如果背侧和尾侧L形支架的宽度不足，则中鼻拱塌陷可导致鞍鼻畸形。该并发症并不在手术期间或手术后立即出现，而是经数月至数年形成。在亚洲患者中，获取鼻中隔软骨时通常会获得远小于所需大小的鼻中隔软骨移植物。在这种情况下，医生会试图通过保留较小的L形支架来获得较大的移植物。但不论是何种情况，术者都决不应保留小于12mm的L形支架。因此，精通亚洲人鼻整形术的外科医生应具备各种解决鼻中隔软骨小且不足问题的技术和方法。

与鼻中隔软骨的获取有关的其他并发症包括鼻中隔血肿、鼻中隔穿孔、鼻中隔感染和黏膜粘连。

肋软骨

肋软骨是透明软骨。它很丰富，可为多种手术提供移植物。它几乎不被吸收，还可以与肋骨一起获取。肋软骨可用于先前的手术中鼻中隔软骨或耳郭软骨不足或缺失的二次手术。肋软骨的缺点是移植物弯曲、明显僵硬、不可避免的胸壁瘢痕，以及手术时间长。

肋软骨的解剖

第1~7对肋骨直接与胸骨相连，因此被认为是真正的肋骨（图4.20）。第8~10对肋骨通过上肋骨的肋软骨与胸骨间接相连，被认为是假肋骨。第6、7对肋骨的肋软骨之间相互连接。第11、12对肋骨与胸骨无任何相连，被称为浮肋。

获取肋软骨时，首先接触到的肌肉包括腹外斜肌和腹直肌，偶尔还有胸大肌（图4.21）。第6、7对肋软骨位于腹外斜肌和腹直肌下方。

术前评估

术前咨询中应评估既往是否有隆乳术史、肋软骨获取史和胸壁创伤史。为了明确肋软骨和骨骼的陈旧性骨折以及肋软骨的钙化或骨化情况，胸部X线检查是必不可少的。患者的年龄很重要。从35岁左右开始肋软骨出现钙化，在老年患者中更为常见。除钙化外，老年患者的软骨也更脆弱（图4.22）。即使在年轻患者中，肋软骨也会出现完全钙化或骨化。因此，应始终在切开胸部之前进行胸腔X线检查（图4.23）。

设计

可获取第5~9对肋骨的肋软骨，第6、7对肋骨是最常用的供体部位。如果对软骨移植物的需求较小，则浮肋的软骨可提供足够大小的移植物（图4.24）。肋软骨通常从右胸壁获取。对于术者而言，右胸壁更容易接近，并且右胸壁的术后疼痛更容易与心血管源性的心绞痛进行区分。

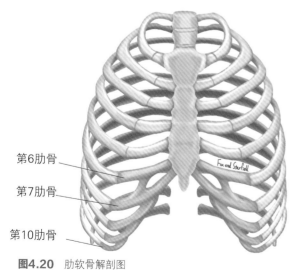

第6肋骨
第7肋骨
第10肋骨

图4.20 肋软骨解剖图

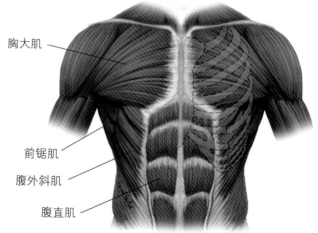

胸大肌
前锯肌
腹外斜肌
腹直肌

图4.21 胸壁和上腹部的肌肉

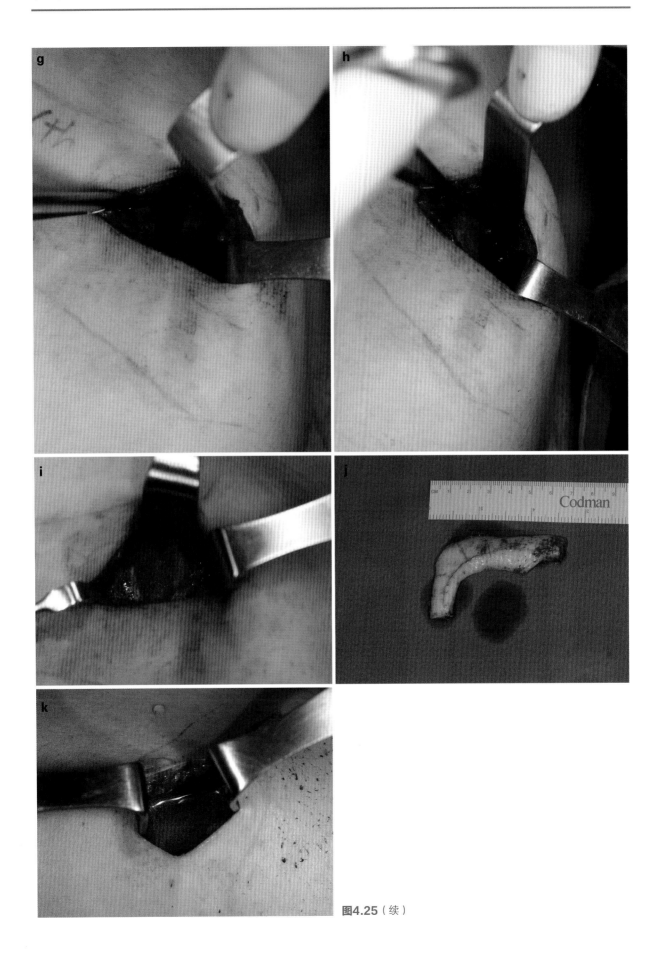

图4.25（续）

并发症

气胸

主要的供区并发症是胸膜损伤引起的气胸。预防这一严重并发症的最重要的措施是避免在肋软骨的头侧和尾侧边缘以及后侧撕裂软骨膜。如果在没有肺实质损伤的情况下发生壁层胸膜损伤，将橡胶导管通过损伤的胸膜区域插入胸膜腔中。然后将导管连接至壁式抽吸器（Wall suction）以维持负压，最后闭合切口。当麻醉师使肺部完全扩张后，取出橡胶导管，做最终的皮肤缝合，然后在其上面放置防水敷料。无须修补胸膜。仅这一个操作过程就在很大程度上消除了胸膜腔内的空气，从而避免了插入胸管。如果可能，随后在手术室中使用便携式X线机进行直立位胸部X线检查。

术后X线成像可能显示由手术期间未注意到的胸膜损伤所引起的微气胸（Micropneumothorax）。此类小的气胸可通过高氧治疗自行消退，但应咨询内科医生。

血清肿和血肿

肋软骨获取后血肿或血清肿并不常见，不需要进行引流。在肥胖患者中，可以根据需要使用负压引流。可以通过抽吸液体和压迫切口来治疗术后血清肿或血肿。血清肿需要反复抽吸。

移植物断裂

一般来讲，移植物断裂在肋软骨的获取中并不常见，但脆性肋软骨可因钙化而出现断裂（图4.26）。

瘢痕

胸壁上的切口经常会形成增生性瘢痕或瘢痕疙瘩，应在手术前将这一事实告知患者。

真皮脂肪移植物

真皮脂肪移植物由去表皮的真皮和皮下脂肪构成，可用于矫正体积不足或鼻背部不规则。

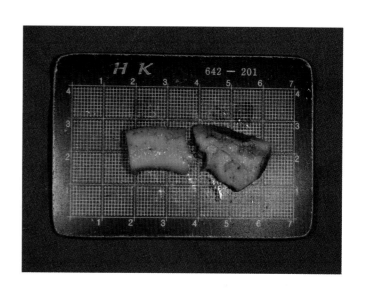

图4.26 该肋软骨移植物在获取过程中不慎断裂

亚洲人鼻整形术中人工合成的植入物和同种异体移植材料的应用

第5章

亚洲人鼻整形术中使用几种人工合成的移植材料和同种异体移植材料。尽管与自体组织相比，它们通常被认为发生并发症（感染和排斥）的概率更高，但它们没有与供区发病相关的问题。只要使用正确的技术和合适的材料，它们的副作用和修复率不会明显大于自体组织的副作用。

人工合成的植入物

理想的植入物应具有以下特征：生物相容性、可塑性、形态稳定性、抗感染性、可去除性、无吸收、无迁移、无毒性和无致癌性。

硅胶（也称为有机硅）

硅（Si）元素含量最多的是沙子或岩石（SiO_2）。该元素本身是从二氧化硅中化学提取而来的。硅胶是指由硅（Si）和其他添加剂制成的化合物聚二甲基硅氧烷，该化合物通常用作医疗植入物（植入性医疗器械）。

对于鼻背增高手术，有两种制备有机硅植入物的方法：雕刻固体硅胶块，以及将液态有机硅倒入铸模中使植入物成型。

柔软度

有机硅的硬度取决于分子链的大小和是否有添加剂。医用级硅胶通常是软硅胶，可进一步细分为非常软（高软）、柔软、中度软和坚固（硬）。对于鼻整形术，所使用的植入物通常是高柔软度硅胶或柔软硅胶。

硅胶植入物的特征

在各种植入物中，在亚洲人鼻整形史上使用时间最长的是硅胶植入物。它具有以下特征：

1. 没有高度变化

与膨体聚四氟乙烯（e-PTFE）不同，使用硅胶植入物进行的鼻背增高手术与鼻背高度随时间的变化无关。尽管包膜挛缩或钙化可导致植入物弯曲或变形，但使用硅胶植入物时鼻背高度不会改

© Springer Nature Singapore Pte Ltd. 2018

M. K. SUH, Atlas of Asian Rhinoplasty, https://doi.org/10.1007/978-981-10-8645-8_5

变。因此，在亚洲患者中，硅胶植入物仍然是鼻背增高手术的首选植入物。

2. 包膜形成

硅胶的植入将引起巨噬细胞相关的异物反应，该反应将使周围产生纤维组织包裹植入物，这种纤维组织被视为植入物包膜（图5.1）。植入物包膜具有以下特征：

首先，包膜的存在抑制了植入物与其周围组织之间的黏附，这使得在需要移除植入物时相对容易。由于它是植入物和皮肤之间的附加层，所以增加的厚度可最大限度地减小植入物通过鼻背皮肤显露（良好的包膜）的概率。

其次，包膜挛缩虽然不常见，但可引起鼻尖上翘或植入物边缘可见（图5.2）。另外，包膜组织肥大还会使鼻背变宽（不良的包膜）（图5.3）。

钙化

长时间植入后，硅胶假体表面的钙沉积会导致钙化。钙化通常存在于硅胶假体的背面，但也可以见于包膜的内表面（图5.4）。钙化过多可表现为鼻背部可见和/或可触及的形态不规则。

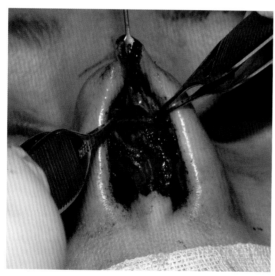

图5.1 移除硅胶假体时包膜的术中图

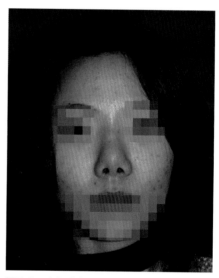

图5.2 由包膜挛缩引起的鼻尖上翘

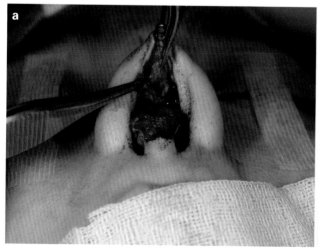

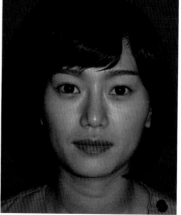

图5.3 （a）肥厚的包膜。（b）引起的鼻背增宽

膨体聚四氟乙烯（e-PTFE，Gore-Tex®）

膨体聚四氟乙烯的制造

聚四氟乙烯（PTFE）粉末以特氟隆（Teflon）品牌最广为人知，它经过两个滚轴后生成厚度为0.01mm的薄膜。通过热力和机械力使膜膨胀形成蜂窝状的微孔。经过此过程生产出的产品称为膨体PTFE（以下简称膨体）。在显微镜下，内部结构由结节和原纤维组成（图5.5）。原纤维的方向与膨胀的方向一致。薄的膨体膜重叠100~200层，经加热和压缩后将形成厚度为1~1.5mm的薄板。此过程称为加固。通过堆叠10片这些加固的板，可以制成厚度为10mm的膨体块，这种膨体块即是膨体被用作医疗植入物的形式。这块膨体植入物可以被雕刻成鼻部植入物。最近，植入物生产商已开始提供鼻部植入物形状的膨体块（图5.6）。

"加固"过程对于材料的机械完整性非常重要，原因是通过单个层厚的膨胀而产生的PTFE片材很容易在一个方向上塌陷（与原纤维逆向的方向，和手风琴相似）。

双向膨胀在技术上是具有挑战性的，因此，通过双向膨胀制造的产品只可从极少数有相应生产能力的公司购买。

最广为人知的膨体是Gore-Tex®，由Soyer等于1972年最先作为血管假体使用。于1983年由Neel首次用于面部重建，随后于1989年由Rosthein和Jacobs用于鼻整形术。

膨体的微观结构

膨体植入物仅由膨体组成，不含任何添加剂。微观上，结节通过原纤维连接。结节间距离为10~40μm。由结节和原纤维形成的蜂窝状结构形成微孔。孔径取决于结节间距离。周围组织可以通过这些微孔长入植入物，从而限制了植入物的活动。该特性还减少了包膜的形成，包膜挛缩情况明显少于硅胶植入物。

膨体的硬度

膨体植入物具有3种硬度：软、中度和硬。在各种因素中，孔径是决定膨体材料硬度的最重要因素，较小的孔会导致材料变硬。影响硬度的其他因素包括膨胀方向和结节。即使孔径较小，双向膨胀的植入物也可比单向膨胀的植入物软。

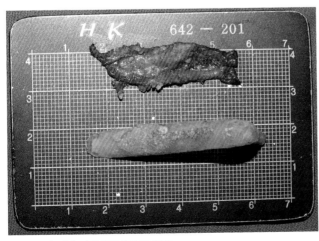

图5.4　包膜和硅胶假体表面的钙化

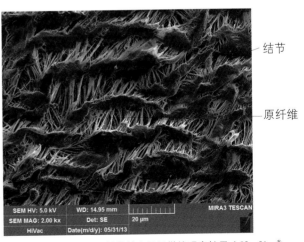

结节

原纤维

图5.5　膨体结节和原纤维的电子显微镜观察结果（Cleoline®，L&C Bio Co，首尔，韩国）

膨体的特性

1. 膨体植入物的优点

（1）组织长入微孔中。

（2）植入物移动性降低。

（3）抗感染能力更强。

（4）缺乏包膜形成，较少发生挛缩。

（5）与硅胶植入物相比，钙化明显更少。

2. 膨体植入物的缺点

（1）鼻背形状的可预测性较低：过去，有研究报道称使用膨体植入物进行鼻背增高后高度下降了20%。鼻背高度的降低可发生在1~1.5年的时间内。当代的膨体植入物高度降低率为5%。

（2）由于组织向内生长和牢固的附着力，膨体植入物比硅胶植入物更难去除。

术后鼻背高度降低是膨体植入物的最显著缺点，这是鼻背膨体植入物普及率下降的原因。为了解决高度变化的问题，制造商推出了孔径更小、原纤维密度增加和层压过程中压力增加的膨体植入产品。

有关鼻部植入物的争议性问题

感染

关于硅胶植入物或膨体植入物哪一种更容易出现感染的问题，一直存在争议。

通常，感染的风险与植入物表面积成正比。因此，与硅胶的感染率相比，由于微孔而具有高表面积的膨体感染率更高。另外，微孔内躲避巨噬细胞吞噬的细菌可以诱发慢性亚临床感染。但是，纤维血管组织向该材料的内部生长可明显阻止感染的发生。因此，膨体可能在术后早期更容易受到感染，但随后可能会变得对藏匿的感染物质更具有抵抗性。由于这些复杂的原因，可以合理地假设膨体植入物和硅胶植入物的总体感染率相似。

选用何种植入材料不是术后感染的唯一决定因素。其他因素包括预防性抗生素的使用、植入物的预处理以及术者操作植入物的经验。膨体的孔径为10~40μm，可防止直径为30~40μm的巨噬细胞进入。但是，直径为0.5~1.5μm的细菌却可以进入这些相同的孔。任何能够进入这些孔的细菌都将逃脱

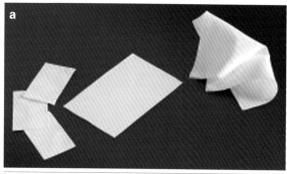
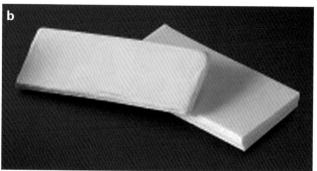
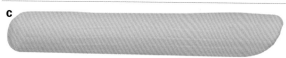

图5.6 膨体产品。（a）片状。（b）块状（Gore-Tex®，W.L. Gore and Associates，美国）。（c）预制类型（Cleoline®，L&C Bio Co，首尔，韩国）

免疫监测。因此，在整个植入过程中，严格遵守无菌操作原则是最重要的。如果未严格遵循无菌操作，经验不足的外科医生最终可能不得不管理由膨体植入物引起的早期、晚期或亚临床感染。

假体植入后鼻的自然性

任何植入物都可能使患者看起来不自然，任何人都可以看到"手术过的外观"。没有哪种植入物能确保所有患者的外观看起来自然。

一个过时的错误理念是，膨体植入物看起来比硅胶植入物更自然，其鼻背皮肤发红的情况最少。膨体不会诱导包膜形成，但这会导致与鼻背皮肤的接触和黏附增加。矛盾的是，该材料的这一特征会使植入物的轮廓变得更加明显。此问题在鼻背皮肤较薄的患者中更为常见。

归根结底，诸如植入物轮廓的可见性和鼻背皮肤发红之类的问题更多地取决于皮肤厚度和皮肤上的张力度，而不是取决于植入物材料的选择。

高密度多孔聚乙烯（Medpor®，中文名为曼特波）

高密度多孔聚乙烯（HDPP，Medpor®）是由高密度聚乙烯组成的多孔面部填充材料。HDPP植入物由100~250μm大小的相互连通的孔组成，可促进软组织向内生长和新血管形成。该植入物是相对不可压缩的，但仍保留了一定程度的柔韧性和延展性。它不会出现经长时间被吸收的情况，具有牢固的固定力和稳定性，并且对变形和感染具有很强的抵抗力。由于这些特性，该植入物材料被广泛用于各种外科领域。

但是，与其他植入物相比，该植入物更可能通过皮肤和黏膜被挤压出。如果被用作鼻中隔伸长移植物，则植入物可引起鼻中隔软骨的侵蚀和变薄（图5.7）。另一个缺点是难以去除。

在亚洲国家，因Medpor®植入术的并发症而经常进行鼻修复手术。笔者建议不要将此植入物用于鼻整形术，尤其是对于鼻中隔和可活动的区域（鼻尖）。

PDS 板

聚二恶烷酮（PDS）是一种可生物降解的聚合物，主要用于生产缝线材料。PDS板是用这种材料制成的，其厚度为0.15~0.5mm。最常见的是，厚度为0.15mm的PDS板用于鼻及鼻中隔成形术（Septorhinoplasty）。

PDS板将保持10周的机械稳定性，到25周时将被完全吸收。在体外鼻中隔成形术中，沿骨折线分离软骨性鼻中隔后该板常用作固定鼻中隔软骨片的模片。该板还可以用于组装小的软骨碎片，以制成更大或更长的复合移植物。

同种异体移植材料

亚洲隆鼻手术最常用的同种异体移植材料是软骨、真皮和筋膜。

同种异体软骨

同种异体软骨是一种经过加工的捐赠的肋软骨，在技术上被称为辐射处理的同种异体（同源）

肋软骨（IHCC）（图5.8）。各公司对捐赠的肋软骨的处理方法略有不同。处理软骨的方法包括渗透处理、高氧化物氧化、γ射线辐照、冷冻干燥法（Free-dry）、冻干（Lyophilization）和脱矿质。这些过程主要的目的是对软骨中的所有生物进行灭菌。所得的IHCC产品由无活力的软骨细胞和由胶原蛋白和蛋白聚糖组成的基质组成（图5.9）。

与自体肋软骨移植物相比，IHCC具有无须供区且无供区相关疾病的优势。缺点是有吸收、断裂和感染的可能性。

根据笔者的经验，鼻内植入IHCC时其并发症总体发生率为8%。主要并发症是断裂（0.6%）、碎裂（1.2%）、吸收（1.2%）、感染（1.2%）和变形弯曲。这些并发症大多数发生在将IHCC用作鼻中隔伸长移植物的情况下。

关于吸收的话题存在争议。软骨细胞具有高度抗原性，但基质被认为无免疫反应性。由于基质隔离软骨细胞使其无法暴露于免疫细胞和循环抗体，因此软骨是免疫豁免的。因此，从理论上讲，如果软骨膜被充分去除，则IHCC不应具有抗原性。然而，软骨的处理，例如雕刻，确实会导致软骨细胞暴露于切割表面，并且这可能导致免疫反应，但仅限于切割表面。

即使没有免疫排斥反应，也有可能出现移植物的吸收。研究者们已经报道了IHCC用于鼻背盖板移植、鼻小柱支撑移植和鼻中隔延长移植但未见明显吸收的情况。极少数研究者报道称IHCC在15年后被完全吸收。但另有其他研究者报道，即使移植物被吸收，其容积也被纤维组织所取代，这使得外观变化很小，甚至没有变化。但是，结构性移植物（例如，鼻中隔延长移植物）的吸收会导致严重的畸形。如果确实发生了吸收，同种异体移植物的吸收程度会存在很大的差异（图5.10）。

由于加工和辐射，与自体肋软骨相比，IHCC更脆。如果移植物在多个位置断裂，则应将其拆分并且不能用作结构性移植物（图5.11）。为了避免断裂，外科医生必须从可靠的公司采购IHCC，并且应使用圆针对移植物进行缝合，但缝合数应尽可能少。

笔者不认为IHCC与其他类型的植入物相比具有更高的感染率。但是，与自体肋软骨相比，IHCC抵抗感染的能力确实下降。它可以完全被吸收，甚至会变成感染病灶。

尽管有吸收的可能性，但在肋软骨完全钙化且无法使用自体肋软骨移植的年龄偏大的患者中，IHCC是可行的选择。

同种异体真皮

同种异体真皮来自尸体皮肤，将该皮肤去除表皮层，并处理真皮层以去除免疫原性细胞。所得产物为仅包含胶原纤维、弹性蛋白和蛋白聚糖的无细胞真皮基质。植入后，成纤维细胞迁移到移植物中，随后血管和神经向内生长。同种异体真皮有各种尺寸和厚度。大部分预先包装成冷冻干燥或水合产品。

在亚洲人鼻整形术中，同种异体真皮用于治疗鼻背局灶性凹陷、矫正鼻尖和鼻翼的不规则、增高鼻背、对薄皮肤进行加厚、覆盖植入物明显的轮廓，以及包裹颗粒软骨（图5.12）。

同种异体真皮不存在排斥反应，感染并不常见。在不同患者中，吸收率为20%~50%，吸收过程最长持续16个月。

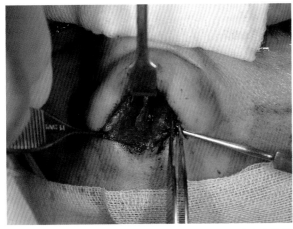

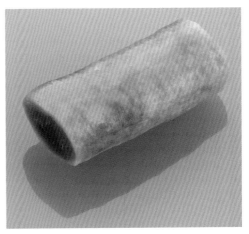

图5.7　可以观察到鼻中隔软骨尾侧变薄和变弱。该患者曾做过手术，将Medpor®植入物作为鼻中隔延长移植物放置在鼻中隔尾侧的两侧，在最近的手术中将其取出

图5.8　辐射性同种异体肋软骨（IHCC）（MegaCartilage®，L&C Bio Co，首尔，韩国）

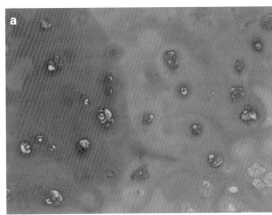

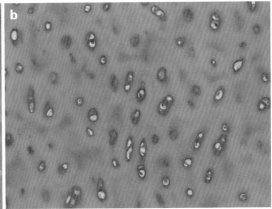

图5.9　IHCC由胶原蛋白和蛋白聚糖组成的基质中的无活力软骨细胞组成。（a）植入前的IHCC。（b）鼻内植入后13个月。无活力的软骨细胞在基质内持续存在

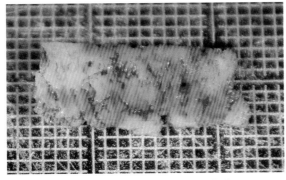

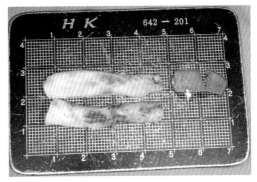

图5.10　移植物中的多灶性线状吸收，即将碎裂

图5.11　断裂的IHCC（右）

同种异体阔筋膜

经处理的筋膜其优点是没有供区并发症。

与其他同种异体移植材料一样，对筋膜进行渗透处理、脱水、γ射线照射和放射线照射处理，以最大限度地减少免疫排斥并消除传染病传播的可能性。关于经处理的筋膜的吸收率尚无准确描述，报道的吸收率也因研究者而异。同种异体阔筋膜移植物的使用与同种异体真皮相似。

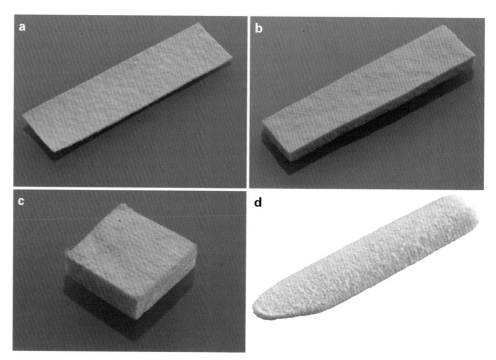

图 5.12 （a～d）用于亚洲人鼻整形术的各种同种异体真皮类型（MegaDerm®，L&C Bio Co，首尔，韩国）

参考文献

[1] Berghaus A, Stelter K. Alloplastic materials in rhinoplasty. Curr Opin Otolaryngol Head Neck Surg. 2006;14(4):270–277.

[2] Vuyk HD, Adamson PA. Biomaterials in rhinoplasty. Clin Otolaryngol Allied Sci. 1998;23(3):209–217.

[3] Conrad K, Gillman G. A 6-year experience with the use of expanded polytetrafluoroethylene in rhinoplasty. Plast Reconstr Surg. 1998;101:1675–1683.

[4] Owsley TG, Taylor CO. The use of gore-Tex for nasal augmentation: a retrospective analysis of 106 patients. Plast Reconstr Surg. 1994;94:241–250.

[5] Wellisz T. Clinical experience with the Medpor porous polyethylene implant. Aesth Plast Surg. 1993;17:339–344.

[6] Skouras A, Skouras G, Karypidisand D, et al. The use of Medpor alloplastic material in rhinoplasty: experience and outcomes. J Plast Reconstr Aesthet Surg. 2012;65:35–42.

[7] Kridel RW, Sturm AK. Dorsal augmentation with homologous rib. Facial Plast Surg. 2017;33(2):195–201.

[8] Toriumi DM. Choosing autologous vs irradiated homograft rib costal cartilage for grafting in rhinoplasty. JAMA Facial Plast Surg. 2017;19(3):188–189.

[9] Wee JH, Mun SJ, Na WS, et al. Autologous vs irradiated homologous costal cartilage as graft material in rhinoplasty. JAMA Facial Plast Surg. 2017;19(3):183–188.

[10] Jang YJ, Kim JH. Use of tutoplast-processed fascia lata as an onlay graft material for tip surgery in rhinoplasty. Otolaryngol Head Neck Surg. 2011;144:528–532.

[11] Jang YJ, Wang JH, Sinha V, et al. Tutoplast-processed fascia lata for dorsal augmentation in rhinoplasty. Otolaryngol Head Neck Surg. 2007;137(1):88–92.

[12] Suh MK, Lee KH, Harijan A, Kim HG, Jeong EC. Augmentation rhinoplasty with silicone implant covered with acellular dermal matrix. J Craniofac Surg. 2017;28(2):445–448.

[13] Sherris DA, Oriel BS. Human acellular dermal matrix grafts for rhinoplasty. Aesthet Surg J. 2011;31(7 Suppl):95S–100S.

[14] Gryskiewicz JM, Rohrich RJ, Reagan BJ. The use of alloderm for the correction of nasal contour deformities. Plast Reconstr Surg. 2001;107(2):561–570. discussion 571.

[15] Gryskiewicz JM. Waste not, want not: the use of AlloDerm in secondary rhinoplasty. Plast Reconstr Surg. 2005;116(7):1999–2004.

[16] Gryskiewicz JM. Dorsal Augmentation with AlloDerm. Semin Plast Surg. 2008;22(2):90–103.

[17] Dingman RO, Grabb WC. Costal cartilage homografts preserved by irradiation. Plast Reconstr Surg. 1961;28:562–567.

[18] Elves MW. Newer knowledge of the immunology of bone and cartilage. Clin Orthop. 1976;120:232.

[19] Bolano L, Kopta JA. The immunology of bone and cartilage transplantation. Orthopedics. 1991;14:987–996.

[20] Suh MK, Ahn ES, Kim HR, Dhong ES. A 2-year follow-up of irradiated homologous costal cartilage used as a septal extension graft for the correction of contracted nose in Asians. Ann Plast Surg. 2013;71:45–49.

[21] James SE, Kelly MH. Cartilage recycling in rhinoplasty: polydioxanone foil as an absorbable biomechanical scaffold. Plast Reconstr Surg. 2008;122(1):254–260.

[22] Rimmer J, Ferguson LM, Saleh HA. Versatile applications of the polydioxanone plate in rhinoplasty and septal surgery. Arch Facial Plast Surg. 2012;14(5):323–330.

[23] Gerlinger I, Kárász T, Somogyvári K, et al. Extracorporal septal reconstruction with polydioxanone foil. Clin Otolaryngol. 2007;32(6):465–470.

[24] Boenisch M, Nolst Trenité GJ. Reconstruction of the nasal septum using polydioxanone plate. Arch Facial Plast Surg. 2010;12(1):4–10.

[25] Suh MK, Lee SJ, Kim YJ. Use of irradiated homologous costal cartilage in rhinoplasty: complications in relation to graft location. J Craniofac Surg. 2018 Mar 8. Doi: 10.1097/SCS.0000000000004440. [Epub ahead of print].

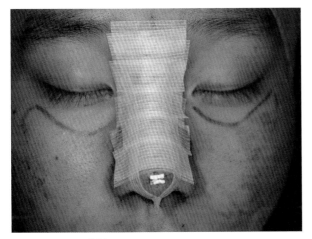

图6.17　Joseph敷料

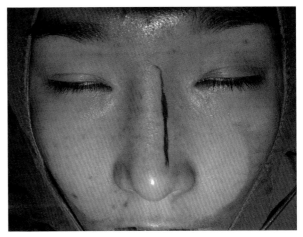

图6.18　单侧包膜切开术的设计

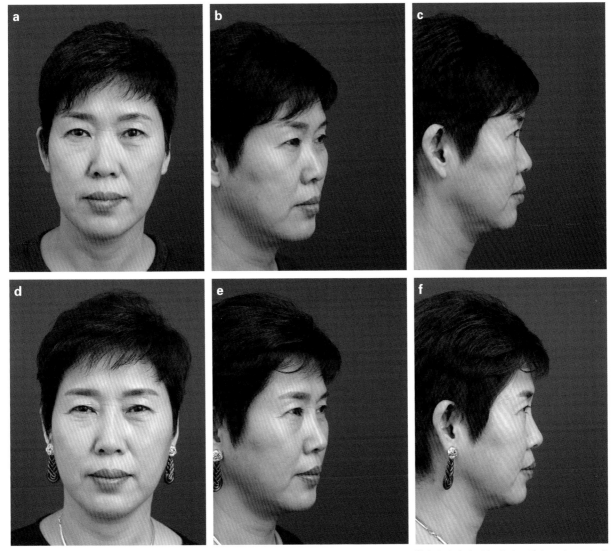

图6.19　使用硅胶植入物进行的鼻背增高（高3.5mm）和使用耳甲软骨盖板移植物进行的鼻尖突出术（闭合式入路）。（a~c）术前。（d~f）术后

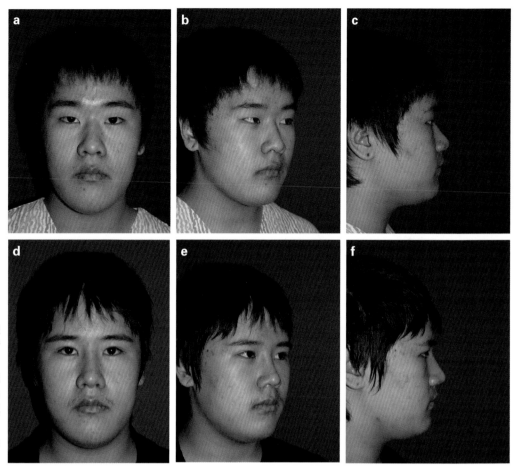

图6.20 使用硅胶植入物进行的鼻背增高（高5.0mm）和使用耳甲软骨盖板移植物进行的鼻尖突出术（闭合式入路）。（a~c）术前。（d~f）术后

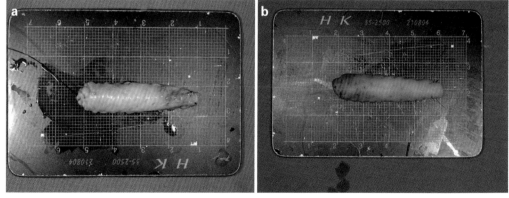

图6.21 （a）颞筋膜和（b）同种异体真皮移植物覆盖的植入物（MegaDerm®，L&C Bio，首尔，韩国）

参考文献

[1] Ahn JM. The current trend in augmentation rhinoplasty. Facial Plast Surg. 2006;22:61–69.

[2] Suh MK. Dorsal augmentation with implants. In: Asian rhinoplasty. Seoul: Koonja; 2012. p. 73–102.

[3] Tham C, Lai Y-L, Weng C-J, Chen Y-R. Silicone augmentation rhinoplasty in an oriental population. Ann Plast Surg. 2005;54(1):1–5.

[4] Deva AK, Merten S, Chang L. Silicone in nasal augmentation rhinoplasy: a decade of clinical experience. Plast Reconstr Surg. 1998;102(4):1230–1237.

[5] Godin MS, Walderman SR, Johnson CM. Nasal augmentation using Gore-Tex: a 10-year experience. Arch Facial Plast Surg. 1999;1:118–121.

[6] Jung YG, et al. Ultrasonographic monitoring of implant thickness after augmentation rhinoplasty with expanded polytetrafluoroethylene. Am J Rhinol Allergy. 2009;23:105–110.

[7] Peled ZM, Warren AG, Johnston P, Yaremchuk MJ. The use of alloplastic materials in rhinoplasty surgery: a meta-analysis. Plast Reconstr Surg. 2008;121:85e–92e.

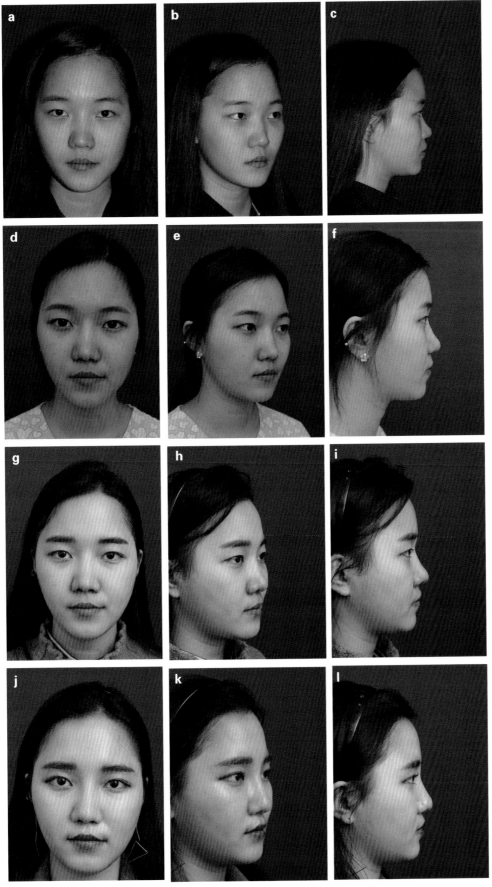

图7.10　该病例显示了真皮脂肪移植物在鼻背部的吸收显著增高。（a~c）术前照。（d~f）术后7个月观察到移植物吸收。因此，对鼻背进行脂肪注射。（g~i）即使在手术后6个月第二次尝试脂肪注射时，仍然观察到再吸收，特别是在鼻尖上区域。此后，对鼻背进行额外的同种异体真皮移植。（j~l）同种异体真皮移植后1个月

（7）矫正鼻背、鼻翼或鼻尖的轻微凹陷或不规则。

垂直方向折叠真皮移植物技术

真皮脂肪移植物的真皮层和脂肪层均可吸收，但脂肪层的吸收量更大。为了保持最大的鼻背增高度，真皮层厚度应尽量大，而脂肪层厚度应尽量小。一些研究者报道了真皮脂肪移植物用于鼻背部增高的病例。然而，由于人类真皮厚度存在各种局限性，在矫正亚洲人极低的鼻背方面存在困难。K.H.Kim等报道了一种将从臀部真皮层收集到的真皮脂肪折叠两层来增高鼻背的方法。然而，能够实现更高的鼻背部增高的技术是一种垂直方向折叠真皮移植物技术，这是由Cho IC等首次提出的。

供区设计

当患者处于俯卧位时，在骶尾部区域设计获取移植物，如图7.11所示。移植物的下端点位于尾骨上方2cm处。所设计的移植物的上半部分可以根据所需要的鼻根增高程度而改变（图7.12）。对于鼻根区域需较大程度增高的患者，移植物的头侧部分需要更宽。

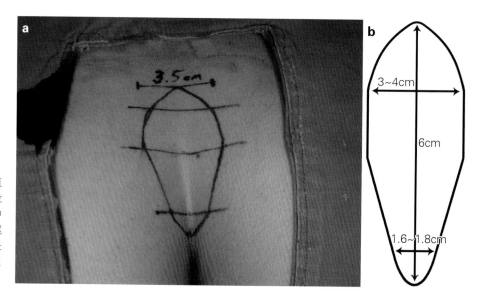

图7.11 （a、b）垂直方向折叠真皮移植物的设计。移植物位于骶尾部中线，移植物尾端位于尾骨上方2cm处。移植体长6cm，头区宽3~4cm，尾区宽1.6~1.8cm

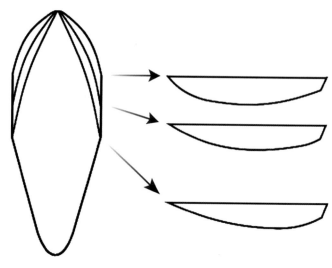

图7.12 移植物头部宽度的调整。需要的鼻根越高，移植物头区宽度越宽

局麻药浸润

沿设计的切口浸润局部麻醉剂。在移植区内，浅层浸润可改变真皮厚度。使用一根长的脊柱穿刺针，将麻醉剂渗透到皮下深部脂肪或深筋膜中。

移植物的获取

关于移植物的获取方法，移植物切取从切开一半厚度的真皮开始，如图7.13所示。然后，进行去上皮化。此后，继续切入皮下脂肪层。将尽可能少量的脂肪加入移植物的同时提取移植物。

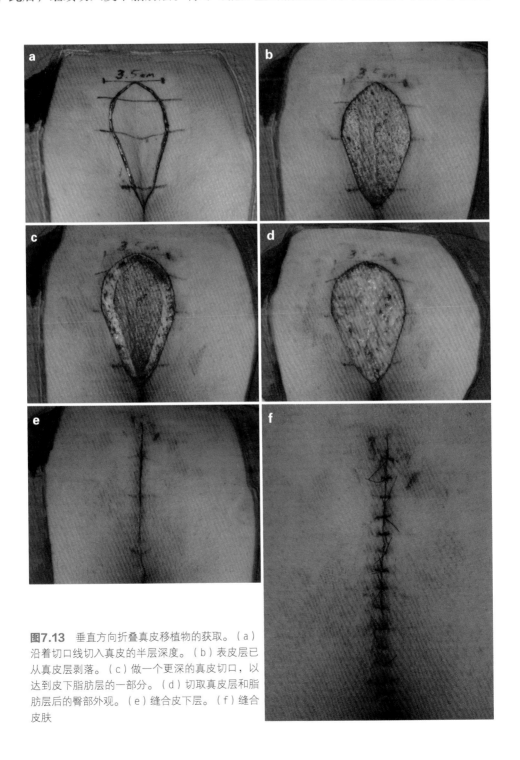

图7.13　垂直方向折叠真皮移植物的获取。（a）沿着切口线切入真皮的半层深度。（b）表皮层已从真皮层剥落。（c）做一个更深的真皮切口，以达到皮下脂肪层的一部分。（d）切取真皮层和脂肪层后的臀部外观。（e）缝合皮下层。（f）缝合皮肤

切口闭合

应在不破坏皮肤的情况下关闭供区，以尽量减少切口边缘发生坏死的风险。用3-0薇乔（Vicryl）缝线缝合真皮层，用3-0尼龙缝线缝合皮肤。不需要放置引流管。

切取的移植物的制作

制作移植物时使用多根缝线折叠移植物，使其在水平方向变得更紧密，并提供最大高度。

切取的真皮脂肪移植物其两端各用一个针头固定在厚纸板上。一部分皮下脂肪被修剪以留下最小量的脂肪，使得真皮和脂肪的最终总厚度约为4mm（图7.14）。沿着移植物的中心轴画一条直线，

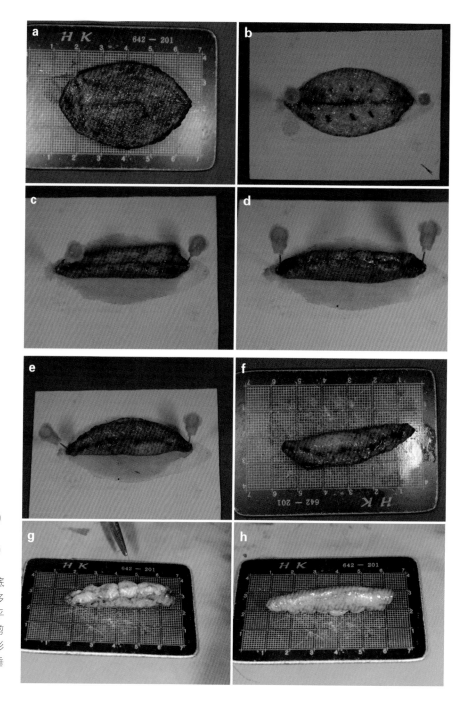

图7.14 移植物的制作。（a）一块含有最少量脂肪的移植物。（b）5条内缝合的标记。（c）用6-0尼龙缝线进行5条内缝合。（d）用5-0尼龙缝线进行4条基底缝合。（e）采用5-0尼龙缝线行多条外部水平缝合。（f）外部水平缝合后，对移植物基底部进行修剪以消除隆起。（g）进行外部圆形缝合。（h）完成所有缝合后，垂直方向竖起移植物

两边有两条偏移线。移植物沿着中心线对折，用6-0尼龙缝线沿着偏移线固定5针。用5-0尼龙缝线将折叠的边缘缝合在4个地方，此时即为移植物的基部。接下来，使用多个外部垂直或水平缝合（5-0尼龙缝线）使移植物更加坚实。如果这些缝线导致移植物的基底隆起，则对基底进行修剪，直到其变平。随后，使用5-0尼龙缝线进行外部圆形缝合。此时，移植物应垂直竖立在其底座上，如图7.14h所示。制作的移植物的最终高度应为10~12mm。

将移植物植入鼻背

将移植物的头端用导引缝线固定在鼻根上（图7.15）。尾端固定在鼻中隔角或下外侧软骨穹隆上。

要点和困难点

垂直方向的折叠真皮移植物增加的鼻背部高度不是由其厚度决定的，而是由移植物经折叠缝合后的高度决定的，概念上不同于单纯的真皮脂肪瓣移植物。因此，当移植物放置在鼻背上时，移植物的基底部应该足够平整而不应偏向一边，以防止移植物发生偏移。

另外一个重要的问题是通过使用多根缝线使移植物的宽度变窄和更加紧密。

已知折叠真皮移植物在1年后的吸收率为40%。垂直方向折叠真皮移植物的吸收率尚未见报道（图7.16）。

利用块状肋软骨进行鼻背增高

块状肋软骨可提供大量的移植物，而且与真皮脂肪移植物相比吸收率非常低，具有明显增高鼻背的优点。尽管如此，在获取块状肋软骨时可能会出现供区病变如气胸和胸壁遗留瘢痕。利用块状肋软骨进行鼻背增高既需要雕刻移植物所需的美感，还需要有能力准确地将移植物放在鼻背上，与此同时还要最大限度减少软骨移植物变形。经由经验丰富的外科医生操作，移植物可以达到理想的效果。否则，该技术会出现移植物变形、轮廓可见、移植物迁移所致偏斜等潜在问题。

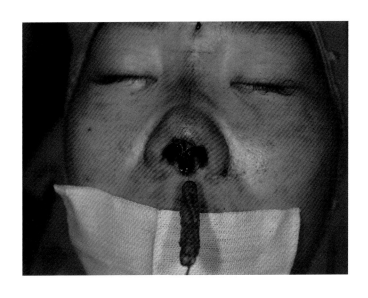

图7.15　插入和固定折叠真皮移植物时使用导引缝线

图7.16　垂直方向折叠真皮移植物用于鼻背增高的病例。（a~c）术前视图。（d~f）采用垂直方向折叠真皮移植物进行鼻背增高，使用防旋转缝合（Derotation suture）和耳郭软骨盾牌移植物进行鼻尖成形术，术后1年

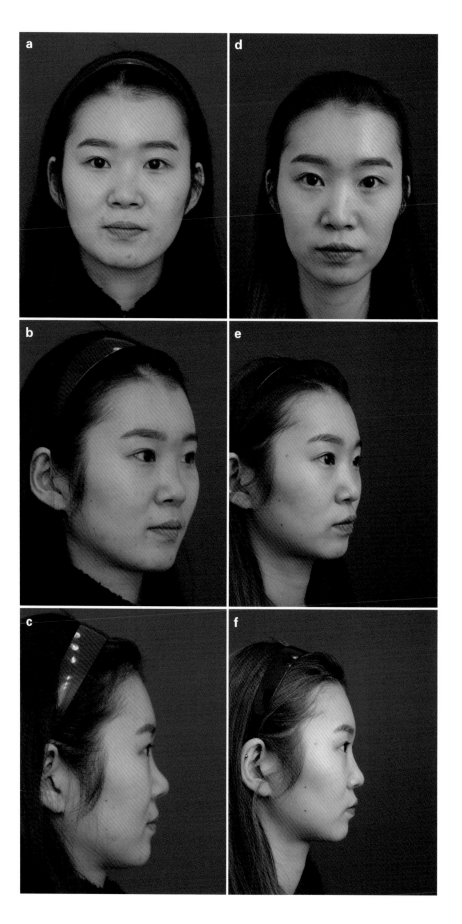

远端也用可吸收缝线闭合。此时，扁平的筋膜即变成环绕注射器的管状物（图7.33）。

将注射器内的颗粒软骨缓慢而轻柔地注入筋膜管。触摸软骨颗粒逐渐填充的同时，慢慢地从筋膜管中退出注射器。填充筋膜的颗粒软骨的量取决于所需的鼻背增高量。软骨颗粒填充完成后，筋膜管另一侧的开口也用可吸收缝线缝合，从而闭合筋膜管。

如果鼻背需要用大量的颗粒软骨（3~4mL或更多）来增高，则用筋膜包裹3mL注射器而不是1mL

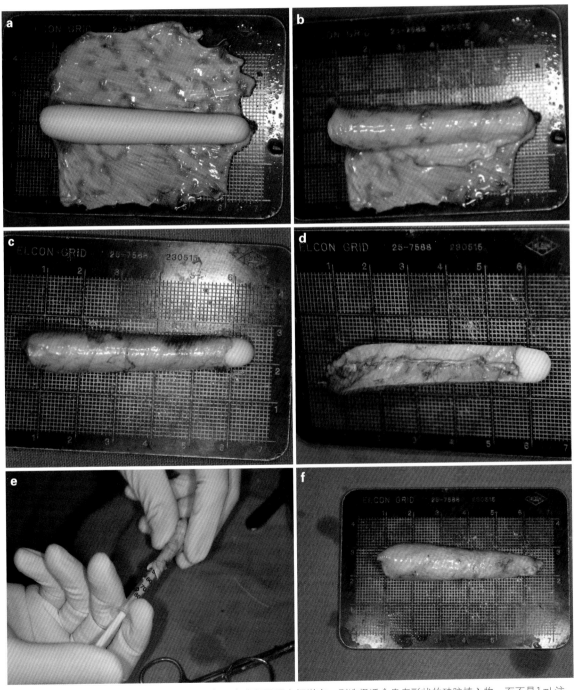

图7.34　颞筋膜包裹的颗粒软骨。（a~d）如果鼻背部需要大幅增高，则选择适合患者形状的硅胶植入物，而不是1mL注射器。然后，用颞筋膜包裹植入物以形成筋膜管。（e）将注射器中填充的软骨颗粒注入筋膜管中。（f）用筋膜包裹的颗粒软骨移植物

胰岛素注射器。或者，也可以使用硅胶植入物代替要包裹的注射器（图7.34）。在用筋膜包裹硅胶植入物制成筋膜管后，使用充满软骨颗粒的注射器将这些颗粒软骨注入筋膜中，具体方法与上述相同。随后，如果筋膜管向侧面展开，或者术者需要更高、更窄的筋膜管时，用一条6-0#带圆针的缝线穿过填充颗粒软骨的筋膜管进行多次缝合。这些缝合减少了筋膜管的宽度，并迫使垂直方向的颗粒软骨量形成更高的移植物。

将包裹在筋膜中的颗粒软骨插入植入腔

由于在骨膜上平面植入的移植物是可移动的，所以植入腔应在软骨膜上平面和骨膜下平面，而且植入腔应比移植物本身略宽。

移植物的头端用导引缝线固定，远端则缝合到鼻中隔角（图7.35）。

用双手手指将移植物塑造成所需的轮廓。然后，用纸胶带和热塑性夹板固定，夹板保持1周。如果需要对移植物进行再塑形，夹板可保留更长的时间。图7.36显示了一个使用包裹在颞筋膜中的颗粒软骨进行鼻背增高的例子。

与颗粒软骨移植物相关的其他技术

黏合的颗粒软骨

根据Tasman等的报道，这种方法使用纤维蛋白胶将切好的软骨颗粒固定在一起（图7.37）。

将一个2~5mL的注射器沿轴切成两半。造模后，将颗粒软骨插入模具中。首先，在颗粒软骨中加入几滴凝血酶成分（由纤维蛋白胶产品试剂盒提供）。然后，用模具将颗粒软骨制成所需形状，再将纤维蛋白原成分添加到软骨颗粒中进行黏合。从模具中拔出软骨，此时另一面被纤维蛋白原成分覆盖。最后，将移植物修剪之后放置在鼻背上。

同种异体皮包裹的颗粒软骨

Gordon等报道的这种改良技术，使用薄的AlloDerm®真皮（0.79~1.78mm厚）来包裹细小的软骨颗粒。AlloDerm®是来源于供者（尸体）皮肤的无细胞真皮基质。Gordon等的报道中没有吸收率的数

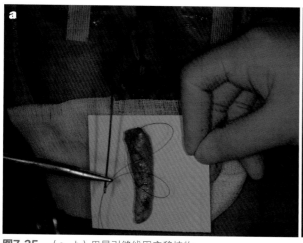
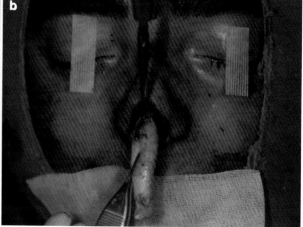

图7.35　（a、b）用导引缝线固定移植物

过度切除

鼻背驼峰的轻微过度切除只会引起不规则的轮廓，而过度切除可导致鞍鼻畸形（图8.30）。在大多数情况下，可以使用自体软骨或人工合成的植入物通过鼻背增高矫正这种鞍鼻。但是，由于L形支架支撑不足而导致的严重鞍鼻需要使用肋软骨重建L形支架。

切除不足

不论是骨性驼峰还是软骨性驼峰，切除不足要比过度切除更容易处理。因此，采用保守的驼峰鼻手术方法将使外科医生受益。

鹦鹉嘴畸形的特征是从侧面看鼻尖上区饱满和隆起（图8.31）。这种畸形可能是由鼻中隔背侧切除不足或因骨性驼峰截除过多所致。手术后鼻尖上区域的瘢痕过度增生也可能导致这种畸形，但这种情况相对较少。相关的鹦鹉嘴畸形可由手术后的鼻尖下垂引起。

闭合式入路比开放式入路更容易发生这种畸形。第16章中将详细介绍鹦鹉嘴畸形的矫正。

复发

再次出现鼻部驼峰很可能是由手术过程中鼻部驼峰截除不足引起的。对于使用锉刀去除骨性和软骨性驼峰的驼峰降低来说，这尤其常见。在这种情况下，骨性驼峰可以得到充分的处理，而软骨性驼峰仍切除不足。

为了最大限度地降低驼峰复发的风险，应注意以下两个预防措施：细致地切除软骨性驼峰，大量冲洗以去除骨性颗粒以及术后纸胶带重叠包扎。

阶梯状畸形

当外侧截骨位置太高时，沿着外侧截骨线会发生阶梯状畸形。

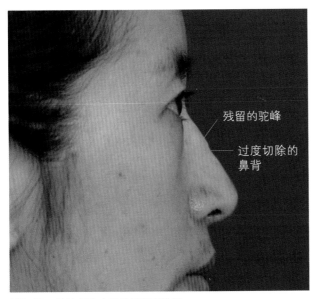

图8.29　驼峰截除术后的鼻背不规则

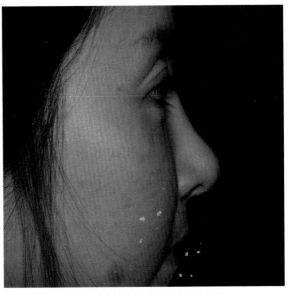

图8.30　鼻背驼峰过度切除导致鞍鼻畸形的患者

鼻根加深

虽然在亚洲患者中很少见，但过度突出的鼻根与带有攻击性的面容有关，给人以眼距过窄的印象（图8.32）。对于这类患者，需要在降低驼峰的同时加深鼻根。该操作不是易于实施的操作。如果鼻背驼峰非常大，则应首先进行驼峰截除术，以利于导入电钻进行鼻根加深手术。

鼻根加深始于骨膜下平面。在鼻根区域，骨膜被剥离，然后使用带保护装置的电钻处理鼻骨（图8.33）。为了避免进入额窦，电钻尖端的移动应限制在侧面方向（即从一侧到另一侧）。

电钻滑动一次，即可去除非常多的鼻骨。因此，应谨慎使用电钻，并在手部移动允许的范围内以最小量一点一点地逐渐去除鼻骨。另外，重要的是要尽可能减少钻头和任何软组织之间的接触，以降低热损伤的机会。为了最大限度地减少对鼻骨的热损伤，应使用盐水冲洗，以消除钻头和鼻骨之间形成并渐增的热量。鼻骨受到热损伤会导致术后血清肿。

鼻根部的皮肤和软组织被覆很厚，因而会掩盖鼻根加深过程中潜在的骨骼变化。因此，经常需要过度矫正才能获得所需的鼻根外观（图8.34）。

截骨术

鼻骨截骨术其目的是对鼻骨进行重新复位并塑形，兼具功能和美学作用。鼻骨截骨术一般适用于以下情况：

（1）骨性驼峰降低后关闭开放的顶板。

（2）减少宽鼻骨的宽度。

（3）增加窄鼻骨的宽度。

（4）矫正凸起或凹陷的鼻骨畸形（包括矫正鼻骨偏斜）。

截骨技术有很多种，包括外侧截骨术、内侧截骨术、中间截骨术、旁正中截骨术和横向截骨术。截骨技术因外科医生的偏好而不同，在相关学术界有相当多的争论和争议。在亚洲患者中，最常进行外侧截骨，其次是内侧截骨。

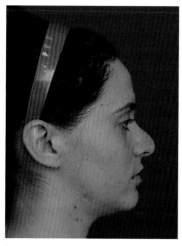

图8.31 鼻背驼峰截除术后的鹦鹉嘴畸形（鼻尖上区隆起）。这种畸形是由鼻中隔背侧驼峰降低不足引起的

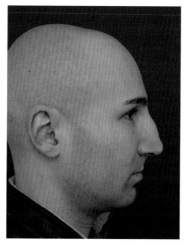

图8.32 过度突出的鼻根

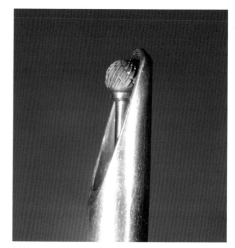

图8.33 带保护装置的电钻

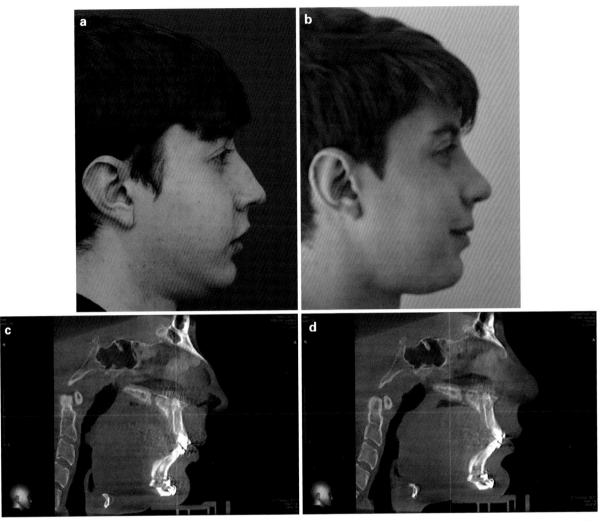

图8.34　鼻根加深。（a）鼻根过高（过度突出）和鼻背驼峰的患者。（b）鼻根加深、驼峰截除术和使用鼻中隔软骨进行鼻尖成形术，术后6周时的照片。（c）术前CT。（d）术后CT

截骨术的类型

根据截骨的特点，可以将鼻骨截骨术分为不完全截骨术和完全截骨术。

不完全截骨术

不完全截骨术是指在截开的两块鼻骨之间保留最少量的骨性连接的截骨方法。被设计成引起青枝骨折的截骨术就是一个很好的例子。

不完全截骨术可使骨骼框架更稳定，并且使不必要的骨移位风险最小。如果青枝骨折不明确，则截骨术可能会导致骨动员尝试失败，这就是这种方法被认为具有较低的长期可预测性的原因。

关于经皮穿孔截骨术（Percutaneous perforating osteotomy）是否是不完全截骨术的一种类型尚存在一些争议。一些人认为，该截骨术会造成鼻骨的一排开窗（截骨术的邮票性质），从而使骨的连续性达到最小，并满足不完全截骨术的定义。但是，从本质上讲，在这种情况下，截开的鼻骨是通过跨越截骨线的小的骨膜桥固定在一起的，从而保持了截骨段的稳定性。因此，笔者认为这种方法代表了保留骨膜的完全截骨术。

　　事实是，大多数截骨术都不应该导致不完全的骨折。不完全截骨的唯一例子可能是由外侧完全截骨术而形成的鼻骨背侧青枝骨折。在大多数情况下，不完全截骨术应转换为完全截骨术，以提高长期可预测性。

完全截骨术

　　完全截骨术的代表性例子是鼻内连续截骨。鼻骨被完全分割，没有任何桥接连续性，增加了手术的长期可预测性。但是，完全截骨术确实会造成不稳定的骨段，这些骨段可能会移位或塌陷，超出外科医生的预期范围。为了获得稳定的截骨段并实现可预测的结果，外科医生应努力在保持骨膜完整的同时进行完全截骨术。

截骨线的位置

　　可以根据截骨线的位置和方向对鼻骨截骨术进行分类，即外侧截骨术、内侧截骨术、中间截骨术、横向截骨术和中线垂直截骨术（旁正中截骨术）（图8.35）。

入路

　　外侧截骨术是通过鼻腔内入路和经皮入路进行的，具体取决于外科医生的偏好。

鼻腔内入路

　　在鼻腔外侧壁上做一个小切口创建鼻腔内入路。截骨术使用弧形的骨凿进行。截开的骨段是连续的，代表完全性截骨（图8.36）。

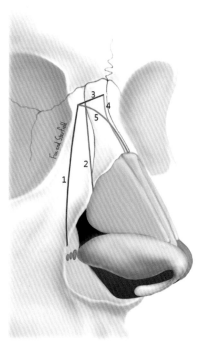 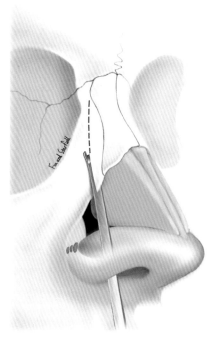

图8.35　鼻骨截骨术的类型。1：外侧截骨术；2：中间截骨术；3：横向截骨术；4：旁正中截骨术；5：内侧斜向截骨术

图8.36　鼻内连续外侧截骨

经皮入路

在鼻前庭和内眦之间的外侧截骨线的中点做一个单切口（Single-slit incision）创建进入鼻骨的经皮入路。通过此通道，放入一个2mm的锋利骨凿。沿计划的截骨线上下摆动骨凿，并且以1~2mm的间隔打孔，以在鼻骨上形成一条穿孔线。打孔完成后，利用手指压力使其骨折（图8.37）。

骨凿

具有精细锋利刀刃的骨凿对手术的完成很重要，并且术者必须将该刀刃保持在最佳状态。骨凿有多种外形，具体取决于宽度、弧度以及是否有保护套（图8.38）。

直骨凿

直骨凿用于驼峰截除术、内侧截骨术和经皮截骨术。它也可以用于外侧截骨术，但是这种情况很少见。

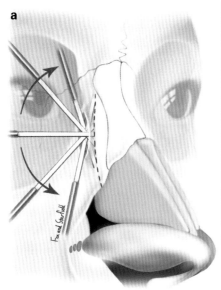
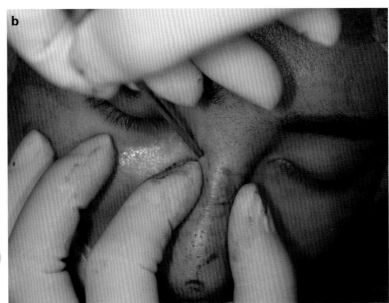

图8.37　（a、b）经皮穿孔外侧截骨术。使用2mm的直骨凿进行经皮穿孔截骨术，该骨凿通过单切口导入。在鼻骨上沿直线形成多个穿孔。形成所有穿孔后，通过手指施加压力使鼻骨骨折

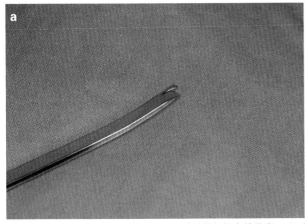
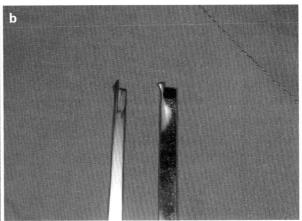

图8.38　各种形状的骨凿。（a）4mm弧形带保护套的骨凿。（b）3mm和4mm的带保护套的直骨凿

弧形骨凿

弧形骨凿主要用于外侧截骨术。

带保护套的骨凿

骨凿的保护套是为了保护皮肤或黏膜，但也可用于器械与骨接触时防止器械打滑。还有助于手术医生通过其非惯用手的手指触摸保护套来确认骨凿的位置和方向。保护套可用于保护黏膜，但是大多数外科医生都更倾向于将保护套指向皮肤。

不带保护套的骨凿

大多数不带保护套的骨凿很难操纵。

在不带保护套的直骨凿中，通常使用6~10mm的骨凿来切除驼峰。内侧截骨术通常使用3mm的骨凿进行。经皮截骨术则使用2mm骨凿进行。

在带保护套的骨凿中，3mm直骨凿用于内侧截骨术。3~4mm弧形骨凿用于外侧截骨术。

骨凿的宽度与对鼻黏膜的损伤程度成比例。但是，如果缺乏经验的医生不恰当地使用了该器械，即使是最窄的骨凿也会在外侧截骨术中造成严重的创伤。

外侧截骨术

外侧截骨术有4个相对普遍的应用：减小骨性鼻基底的宽度，关闭由鼻背骨性驼峰截除术产生的开放顶板，矫正鼻骨的偏斜并改善眉头到鼻尖的鼻背美学线的轮廓（图8.39）。

外侧截骨术的路径是从下鼻甲在梨状孔的附着部位到内眦内侧的弧线（图8.40）。

标出设计的截骨线，并注射与肾上腺素混合的局部麻醉剂。局部麻醉剂还应注射到截骨线下面的黏膜中。

可以通过两种技术进行外侧截骨术：线性连续技术和打孔技术。线性连续技术是通过鼻腔内入路进行的，而打孔技术是通过经皮入路进行的。关于每种技术的优越性存在争议，而选择通常取决于对给定技术的偏好或熟悉程度。

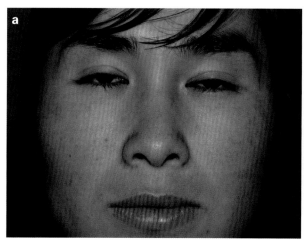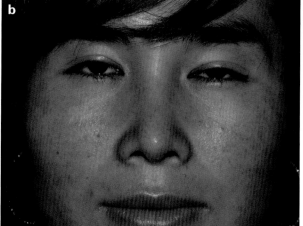

图8.39　改善鼻背美学线。（a）在鼻骨和上外侧软骨之间观察到鼻背美学线中断。（b）外侧截骨术后鼻背美学线得到改善

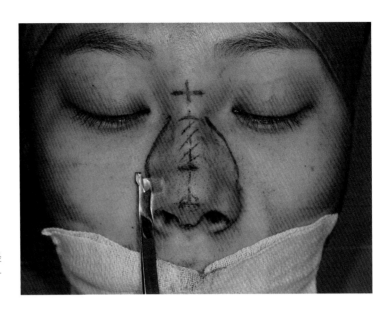

图8.40 外侧截骨术的路径。外侧截骨术的路径是从下鼻甲在梨状孔的附着部位到内眦内侧某一点的弧线

鼻内连续截骨术

鼻内入路的外侧截骨术始于梨状孔处的鼻前庭小切口（图8.41）。此鼻前庭切口使用11号刀片或单极电凝切开，根据下鼻甲位置在下鼻甲前附着点或稍上方的黏膜上进行。切口向外侧直接深达骨性梨状孔。截骨术在下鼻甲附着处下方开始，则下鼻甲向内侧移动，这可能导致鼻塞（例如，低到高或低到低截骨术）。外侧截骨术从下鼻甲的附着处上方开始，则可以保护在梨状孔处的骨性小三角（Webster三角）（图8.42）（例如，高到低到高截骨术或高到低到低截骨术）。这种方法可以防止下鼻甲的内侧移位，并且还可以保留悬韧带的外侧附着，从而防止鼻前庭形状的改变。沿设计的截骨线剥离骨膜。关于连续截骨术中骨膜的剥离存在一些争议。那些反对骨膜剥离的手术者认为，剥离会损伤覆在上面的血管，这些血管与出血和淤斑有关。笔者认为，骨膜下的截骨术对外侧截骨术很重要，因为它将骨出血限制在骨膜下腔隙内并防止出血扩散到眼睑软组织，从而最大限度地减少了眶周淤斑。但是，不应将骨膜剥离延伸至截骨线的头侧（内眦附近），以降低内眦肌腱或泪囊损伤的风险。

将3~4mm带保护套的弧形骨凿放在上颌骨额突处，并用木槌轻轻敲击使其经过设计的截骨线。截骨起始方向垂直于梨状孔，向前推进一段较短的距离，沿着鼻唇沟向眶下内侧缘轻轻转向头侧，并继续向头侧行进至内眦区域的水平，与内侧截骨线相交。在该操作过程中，应通过皮肤触摸骨凿的保护套来评估骨凿的进程。

一旦外侧截骨线与内侧斜向截骨线相连接，用骨凿或指压进行内侧旋转可向内推动外侧骨段，从而导致完全性骨折或青枝骨折。

截骨术完成后，使用可吸收缝线缝合鼻前庭切口。

鼻内连续截骨术是完全性截骨。因此，重新复位的骨段不太可能返回其原始位置。然而，更可能导致动脉或黏膜损伤，并且实际的截骨线偏离设计的截骨线的风险更高。潜在的骨膜撕裂会导致骨段的不稳定，由经验不足的术者操作时则可能引起长期可预测性差和鼻骨不对称。

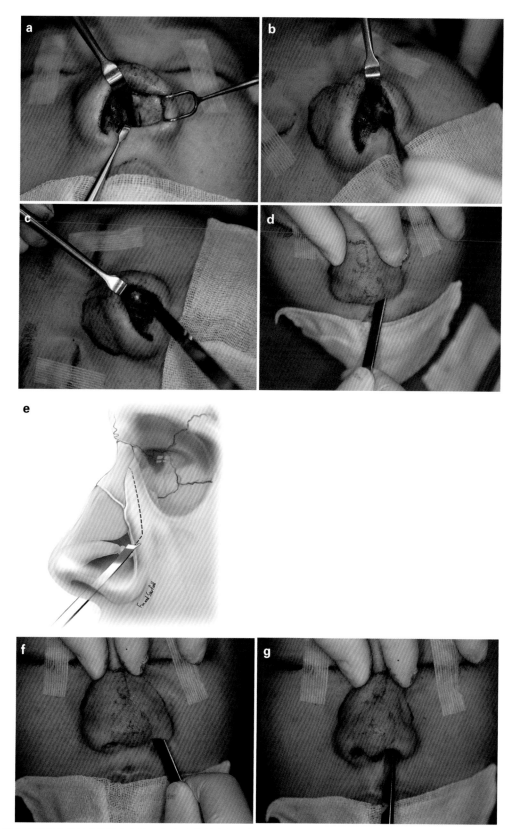

图8.41 鼻内连续外侧截骨术的手术步骤。（a）该鼻前庭切口在下鼻甲前端附着处或刚好在其上方。（b）使用骨膜剥离子沿着设计的截骨线进行骨膜剥离。（c）在梨状孔处使用带保护套的4mm弧形骨凿。（d、e）截骨术的起始部分指向与梨状孔垂直的角度，并经过较短的距离后将截骨位置由高鼻背转换到低鼻背。（f）骨凿的手柄向后降低；骨凿在低位指向内眦内侧的点。然后沿着鼻面沟轻轻弯曲，向头侧继续到内眦区域水平。（g）外侧截骨完成后，骨段向内骨折（In-fractured），以便向内侧移动

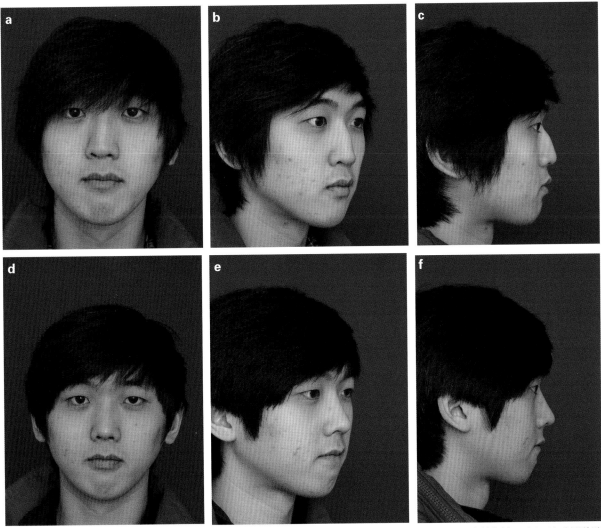

图8.65 驼峰鼻矫正的典型例子：驼峰截除术、截骨术和鼻尖成形术。（a~c）驼峰鼻伴鼻尖下垂和鼻轴偏斜。（d~f）典型的驼峰鼻矫正手术的术后图。手术包括驼峰截除术、矫正歪鼻并关闭开放的顶板的内侧截骨术和外侧截骨术，以及使用以鼻中隔软骨为L形鼻小柱支撑移植物进行的鼻尖成形术

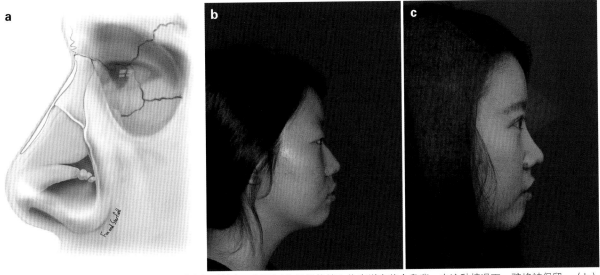

图8.66 小驼峰和低鼻背。（a）如果驼峰相对较小，则可以使用假体植入物来增高整个鼻背。在这种情况下，驼峰被保留。（b）该患者的驼峰小、鼻背低。（c）硅胶鼻背增高和鼻中隔软骨鼻尖成形术但未切除驼峰的术后图

亚洲人驼峰鼻的鼻尖成形术

在白色人种患者中，大多数驼峰鼻伴有长鼻和下垂的鼻尖。在亚洲患者中，驼峰鼻伴有正常长度的鼻尖甚至较短的鼻尖并不罕见。如果在亚洲患者的驼峰鼻中出现鼻尖下垂，则可以认为这是3种类型之一（图8.72）：

（1）鼻尖下垂，鼻长度正常。

（2）鼻尖下垂伴短鼻。

（3）鼻尖下垂伴长鼻。

有关适用于短鼻和长鼻的鼻尖整形方法，将在第9章、第11章和第12章中进行详细介绍。

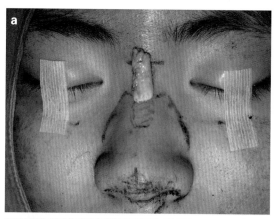

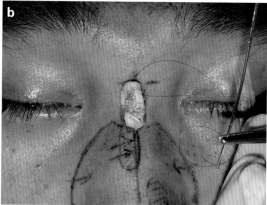

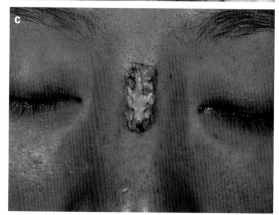

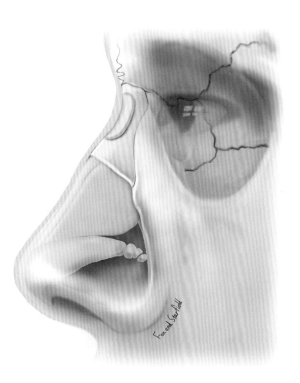

图8.67 自体移植物可用于将鼻根和鼻尖上区增高到驼峰的高度

图8.68 用自体组织增高鼻根。（a）颞筋膜移植物。（b）软骨移植物。（c）颞筋膜移植物中包裹的软骨

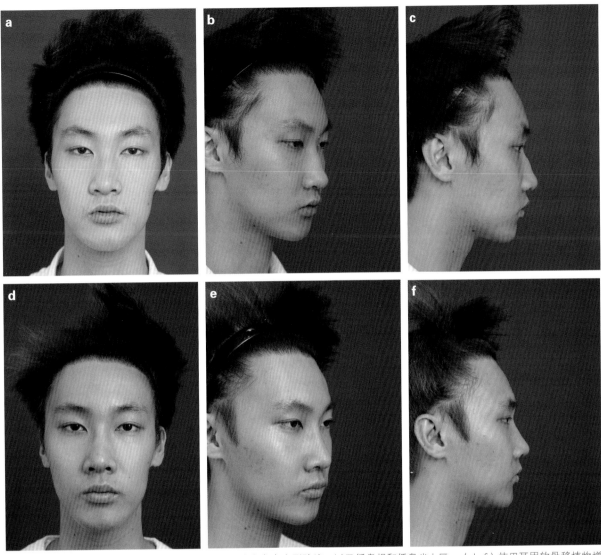

图8.69 中型驼峰伴低鼻根和鼻尖上区。（a~c）该患者有中型驼峰，以及低鼻根和低鼻尖上区。（d~f）使用耳甲软骨移植物增高鼻根和鼻尖上区，联合以耳甲软骨作为鼻小柱支撑移植物的鼻尖成形术，术后5个月

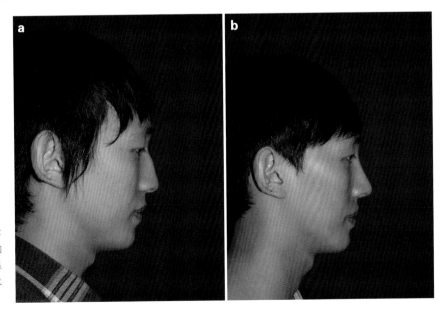

图8.70 大驼峰伴低鼻根。（a）该患者的驼峰大、鼻根低且鼻尖下垂。（b）驼峰部分截除术、鼻根和鼻尖上区耳郭软骨移植以及使用鼻小柱支撑移植物的鼻尖成形术的术后图

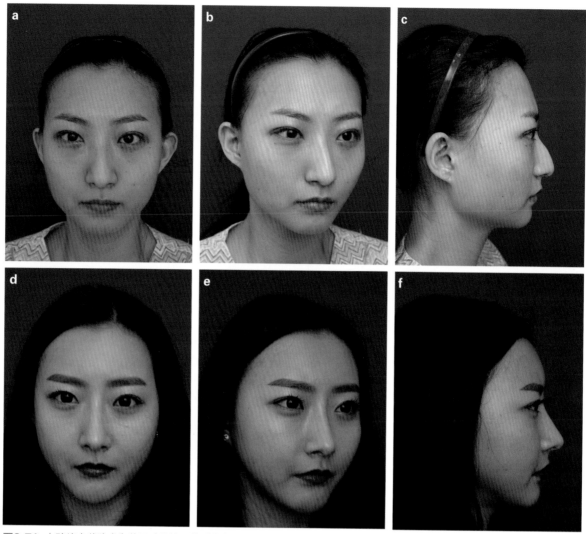

图8.71 大驼峰全截除术和使用硅胶植入物增高鼻背。（a~c）这位女性患者有歪鼻、鼻背驼峰、低鼻根和鼻尖下垂。（d~f）驼峰全截除术、截骨术、使用硅胶植入物进行鼻背增高（高度3mm），以及以鼻中隔软骨作为鼻小柱支撑移植物的鼻尖成形术，术后10个月

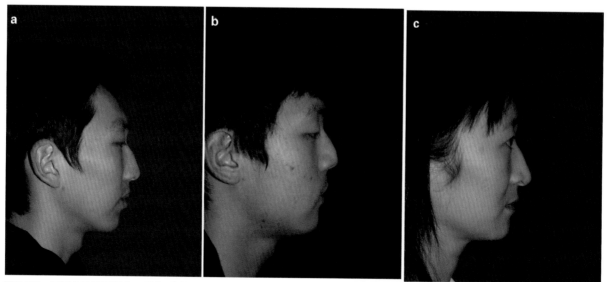

图8.72 亚洲人驼峰鼻鼻尖下垂的3种类型。（a）鼻尖下垂，鼻长度正常。（b）鼻尖下垂伴短鼻。（c）鼻尖下垂伴长鼻

鼻尖下垂，鼻长度正常

对于具有正常鼻背长度的下垂鼻尖，鼻尖盖板移植物是增加鼻尖突出度的一种简单方法。但是，仅在内侧脚坚固且笔直的情况下才适合使用盖板移植物（图8.73）。在许多患者中，内侧脚的强度不足以支撑盖板移植物，因此需要鼻小柱支撑移植物。来自支撑移植物的鼻尖的头侧旋转可以通过跨越缝合、抑制旋转缝合（Derotationsuture）和/或抑制旋转移植物（Derotation graft）来平衡。

为了避免明显的软骨阶梯状变形（Cartilage step-off），在植入软骨盖板移植物之前应使其边缘逐渐变薄并弄成小块。

鼻尖下垂伴长鼻

长且下垂的鼻尖需要对外侧脚进行头侧修剪，以减轻下外侧软骨和鼻小柱支撑移植物的头侧旋转（图8.74）。微笑鼻尖的患者需要复位降鼻中隔（DSN）肌。

鼻尖下垂伴短鼻

短鼻伴鼻背驼峰在亚洲患者中并不罕见。对于矫正短鼻，必须从以下区域释放下外侧软骨：卷轴区、铰链复合体和膜性鼻中隔。释放的下外侧软骨可以向尾侧和前方牵拉，以延长和突出鼻尖，并可以使用鼻中隔延伸移植物或抑制旋转移植物（Derotation graft）结合鼻小柱支撑移植物进行固定（图8.75）。

驼峰鼻的手术顺序

手术顺序因外科医生而异。有些医生倾向于首先处理鼻背驼峰，其次处理鼻尖，而另一些医生则以相反的顺序进行操作。笔者发现，将鼻尖成形术作为手术的最后部分是有利的。如果先进行鼻尖成形术，则在切除鼻背驼峰期间，缝针会断裂。将鼻尖整形作为最后一项手术的一个缺点是很容易形成鼻尖上凹陷。因此，鼻中隔角处的鼻背驼峰最初应先保守地切除。鼻中隔角的高度应在完成鼻尖成形术后通过修剪剩余的多余部分或通过增高来最终确定。

如果在切除驼峰的过程中需要增高鼻背和/或鼻根，笔者更倾向于先进行驼峰截除术，然后再进行鼻尖成形术，最后进行任何必要的增高。

宽鼻骨矫正

即使在亚洲患者中，宽鼻骨也并不罕见。矫正宽鼻的一般方法是在截骨后使鼻骨内移。主要的挑战是如何在各个患者之间存在的微小差异范围中实现这一目标。Gruber将宽鼻骨分为3种类型（图8.76）：

Ⅰ型：鼻基底宽。

Ⅱ型：鼻基底和鼻背均宽。

Ⅲ型：仅鼻背宽。

在这些类型中，Ⅲ型偶见于仅缩窄了鼻基底未有效缩窄鼻背的外侧截骨术后。

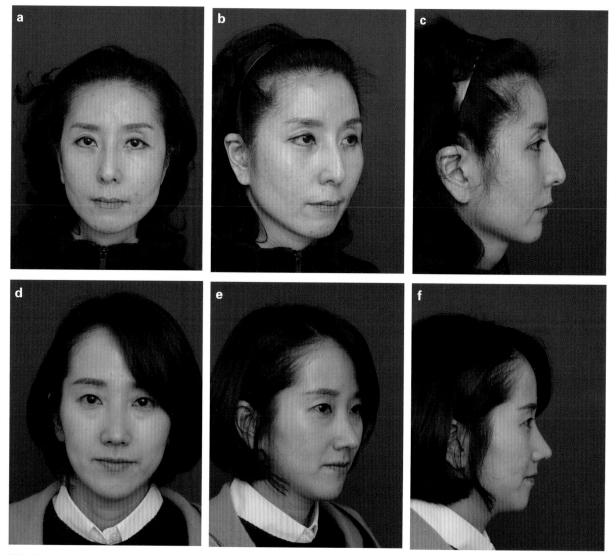

图8.73 鼻尖下垂，鼻长度正常的驼峰鼻。（a~c）术前图。（d~f）接受驼峰截除术、截骨术以及使用鼻中隔软骨盖板移植物和内侧脚-鼻中隔缝合增加鼻尖突出度，术后7个月

宽鼻骨缩窄

Gruber I 型鼻子的鼻背（前面宽度）相对正常，鼻骨基底宽（后面宽度），可以使用低到低外侧截骨术充分矫正（图8.77）。为了减少手术失败的可能性，可以增加内侧斜向截骨术以确保完全的背部骨折。

鼻骨基底宽且伴有驼峰的 II 型鼻患者，需要进行驼峰截除术和外侧截骨术。但是，如果鼻骨内侧头端很宽并且很难进行完全的青枝骨折，则应同时进行内侧斜向截骨术和外侧截骨术（图8.78）。内侧截骨术应从开放顶板的头外侧边缘开始，以便可以在外侧截骨术后向内移动鼻骨（图8.79）。产生的小骨块边缘应使用骨锉弄平。

在某些情况下，必须从开放顶板的上边缘截除一小块条形或楔形骨块（图8.80）。为了连接外侧截骨线，可能需要进行横向截骨术。

没有驼峰的 II 型宽鼻患者若进行外侧截骨术将导致持续的宽鼻背，这表示转化为 III 型宽鼻。对

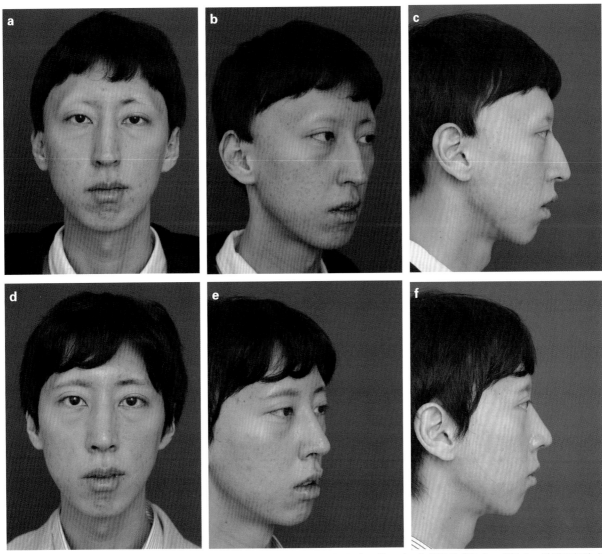

图8.74　驼峰鼻伴长且下垂的鼻尖。（a~c）术前照片。（d~f）矫正术后5个月的照片，包括驼峰截除术、截骨术、黏膜下切除术（SMR），以及鼻中隔尾侧缩短、鼻小柱支撑移植、内侧脚–鼻中隔缝合和降鼻中隔（DSN）肌复位联合的鼻尖成形术

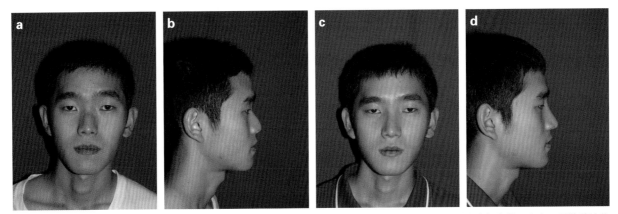

图8.75　驼峰鼻伴短且下垂的鼻尖。（a、b）术前照片。（c、d）驼峰截除术、使用假体植入物增高鼻根和使用鼻中隔延伸移植物的鼻尖成形术，术后3周

于这种Ⅱ型宽鼻患者，可能需要对鼻骨内侧部分进行条形截除，以充分减小鼻宽度。为了减少过宽的鼻骨，Cochran建议采用旁正中截骨术和相距2mm的平行截骨术，以去除中间的鼻骨条（图8.81）。为此，首先进行靠外侧的截骨，然后进行内侧的截骨。最后进行横向和外侧截骨术以关闭开放的顶板，这种方法可以有效地减小巨大骨性鼻背的宽度（图8.82）。使用3mm的直骨凿进行条形切除截骨术或楔形截骨术。鼻骨的头侧中央部分由致密的骨区组成（图8.83）。如果条形截除太靠内侧，由于较厚的鼻骨出血增加以及截骨不完全，切除将被证明是具有挑战性的。因此，笔者更倾向于对鼻背稍外侧部分进行条状切除。

如果鼻骨的侧壁具有过度的凸度，则单独的外侧截骨术可能会使侧壁的轮廓变得更糟糕。为了克服这个问题，可以将中间截骨术与外侧截骨术相结合以达到双水平截骨的效果（图8.54）。由于外侧截骨术后外侧鼻骨段会变得不稳定，而不稳定的鼻骨会使中间截骨不精确，因此中间截骨术应在外侧截骨术之前进行。

一些研究者在非常靠外侧的位置进行中间截骨术。这种方法可以更容易地将较厚的鼻骨基底向内推，避免通常在位于较内侧的截骨处所见的鼻骨阶梯状畸形，并尽可能降低在更靠背侧的位置因鼻骨节段的内移而引起鼻阻塞的风险（图8.84）。外侧截骨术是按照从高到低或从低到低的路径进行的。

Ⅲ型宽鼻骨（鼻背宽但伴有正常鼻骨基底）患者可以通过内侧斜向截骨术和中间截骨术来矫正（图8.85）。

宽上外侧软骨的缩窄

如果上外侧软骨较宽，鼻骨内推可能会困难或者在术后期间不能保持内推的位置。其原因是，上外侧软骨与鼻骨的尾部重叠，并且上外侧软骨重叠部的弹性容易使鼻骨偏向外侧。在这种情况下，应进行上外侧软骨的条形切除（图8.86）。

首先，将上外侧软骨与鼻中隔背侧分开，并切除鼻中隔背侧的横翼。如果此步骤不足以缩窄中

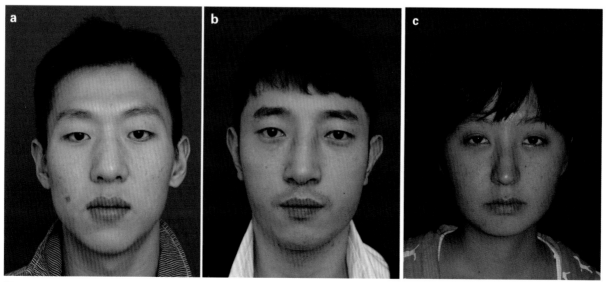

图8.76　Gruber对宽鼻骨的分类。（a）鼻基底宽（Ⅰ型）。（b）鼻基底和鼻背均宽（Ⅱ型）。（c）仅鼻背宽（Ⅲ型）

鼻拱，则可以使用15号刀片从上外侧软骨的旁正中部分进行等宽的条形切除。切开软骨时使刀片向内倾斜，以切除更多上外侧软骨的背侧部分。在此操作期间，应注意不要损伤鼻黏膜。条形切除完成后，将上外侧软骨的开放边缘重新修复到鼻中隔背侧（图8.87）。使用这种上外侧软骨切除方法时，内鼻阀变窄相对很少。如果担心鼻阀变窄，则可将条形切除局限在上外侧软骨的头侧至尾侧1/4。

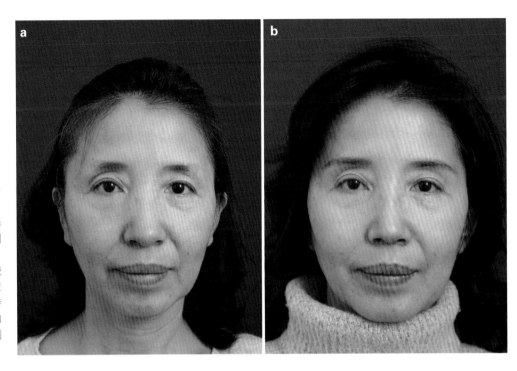

图8.77　宽鼻骨基底的矫正（Ⅰ型）。（a）鼻骨基底宽且鼻中隔背侧偏曲的患者。（b）使用外侧截骨术使鼻骨基底变窄。应用鼻中隔背侧旋转缝合和撑开移植物矫正了鼻中隔背侧偏曲

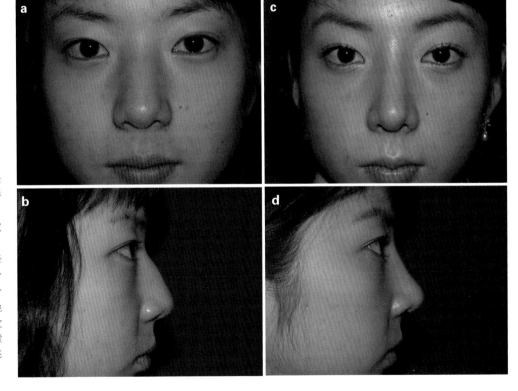

图8.78　鼻背驼峰和宽鼻骨基底的矫正（Ⅰ型）。（a、b）该患者的鼻骨宽并伴有鼻背驼峰。（c、d）应用驼峰截除术、外侧截骨术和内侧斜向截骨术后鼻骨变窄。她还接受以鼻中隔软骨作为鼻小柱支撑移植物的鼻尖成形术

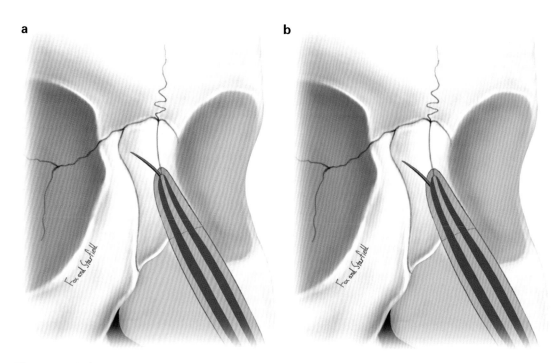

图8.79 对宽的开放顶板进行内侧斜向截骨术的起点。（a）对于鼻骨顶板宽的患者，如果内侧截骨线的起点位于开放的鼻骨顶板的内侧部分，则将外侧骨段内推是困难的。（b）内侧截骨术应从开放顶板的最外侧头侧缘开始，以有效封闭顶板并缩窄骨性鼻基底

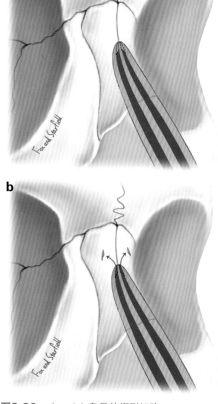

图8.80 （a、b）鼻骨的楔形切除

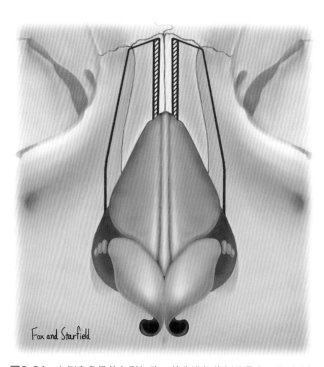

图8.81 内侧宽鼻骨的条形切除。首先进行外侧截骨术，然后进行内侧截骨术

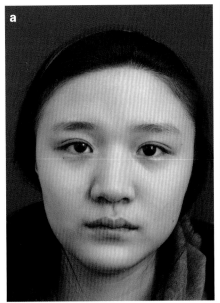
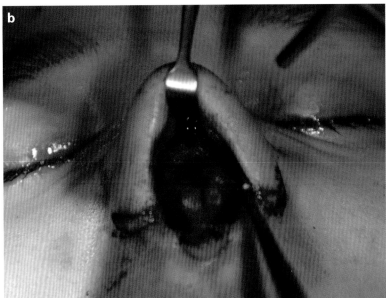
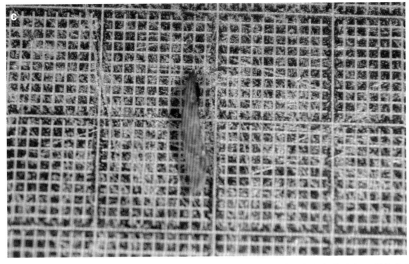
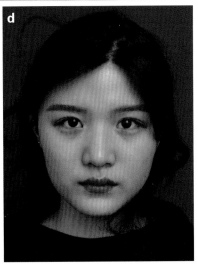

图8.82　宽基底和鼻背的患者（Ⅱ型）。（a）该患者鼻骨的基底和鼻背均宽，并伴有宽鼻翼基底。（b）条形切除后，在鼻骨的左侧可见骨间隙。（c）从旁正中区截除的条形鼻骨。（d）接受鼻骨旁正中切除术、外侧截骨术和鼻翼基底缩窄术，术后5个月。未进行鼻背增高

亚洲人内侧截骨术和植入物的应用

　　如果在与内侧截骨术同一手术过程中使用植入物，大多数外科医生都会担心。如果在内侧截骨术后发现黏膜损伤，则应放弃在间隙中使用植入物的想法，应采用自体组织。但是，会有一些情况，在进行内侧截骨术后必须使用植入物来增高鼻背。在这些情况下的秘诀和技巧包括：

　　（1）在进行内侧截骨术之前用局部麻醉剂进行黏膜肿胀麻醉。

　　（2）将黏膜自鼻骨上剥离，以避免内侧截骨术引起的黏膜损伤（图8.88）。

　　（3）使用带双重保护套的骨凿来保护皮肤及其下面的黏膜。

　　即使极其小心地进行内侧截骨术，也应在植入任何植入物之前彻底剥离皮肤下方的黏膜。

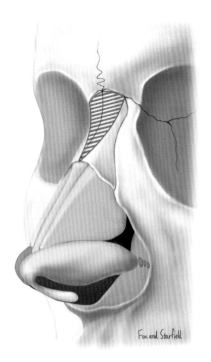

图8.83 致密骨区域。鼻骨的头侧中线部分厚且富含血管。完全截骨并不容易，出血是一个重要的问题。因此，应避免在该区域进行截骨

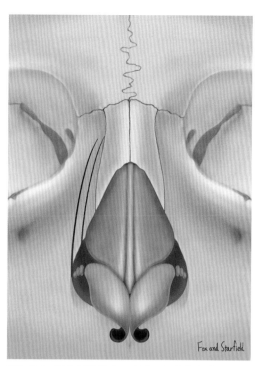

图8.84 双外侧截骨术。应采用经皮穿孔截骨术进行更低位的外侧截骨

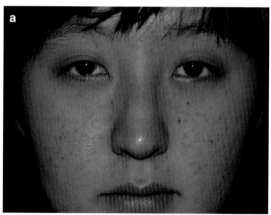

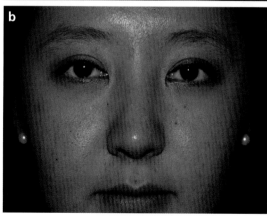

图8.85 内侧斜向截骨术和中间截骨术。（a）在Ⅲ型宽鼻患者中，鼻基底宽度相对正常，但鼻背宽。（b）内侧斜向截骨术和中间水平截骨术的术后照片

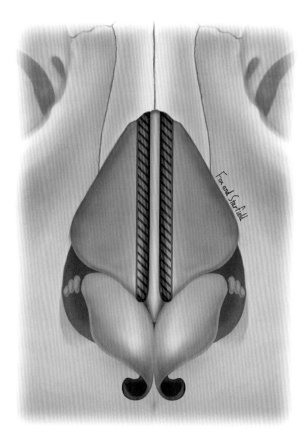

图8.86 宽上外侧软骨的缩窄：上外侧软骨旁正中部分的条形切除可减少软骨性鼻背的宽度

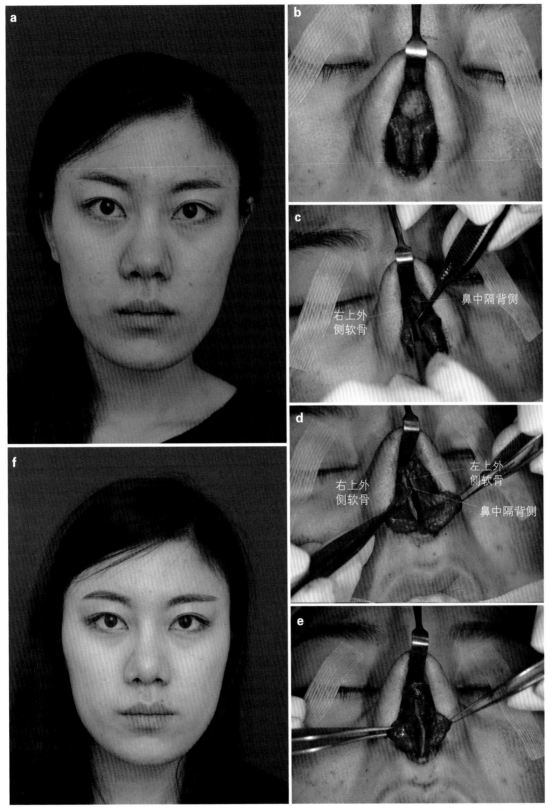

图8.87　宽中鼻拱的缩窄。（a）这位宽中鼻拱的患者，其鼻骨本身的宽度相对正常。（b）探查显示上外侧软骨宽。（c）将上外侧软骨与鼻中隔背侧分开，最内侧部分进行条形切除。（d）双侧上外侧软骨的条形切除导致软骨间隙。（e）将上外侧软骨修复至鼻中隔背侧。（f）术后4个月显示中鼻拱宽度保持较窄

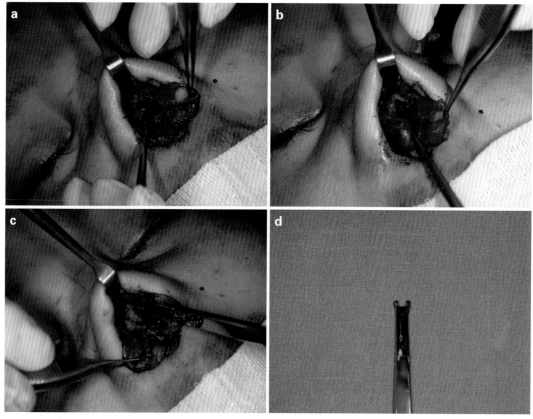

图8.88 黏膜剥离和带双重保护套的骨凿的使用。（a）使用骨膜剥离子，将上外侧软骨从鼻骨分离。（b）剥离子朝头侧方向前进，使鼻黏膜从鼻骨下方分离。分离前，应通过局部注射使黏膜充盈，以避免黏膜撕裂。（c、d）带双重保护套的骨凿在内侧截骨术中可用于保护黏膜和皮肤

参考文献

[1] Harshbarger RJ, Sullivan PK. The optimal medial osteotomy: a study of nasal bone thickness and fracture patterns. Plast Reconstr Surg. 2001;108:2114–2119.

[2] Tardy ME Jr. Rhinoplasty: the art and the science. Philadelphia, PA: W.B. Saunders Company; 1997.

[3] Tasman A-J. Rhinoplasty – indications and techniques. GMS Curr Top Otorhinolaryngol Head Neck Surg. 2007;6:Doc09.

[4] Guyuron B. Nasal osteotomy and airway changes. Plast Reconstr Surg. 1998;102(3):856–860.

[5] Spencer Cochran C, Ducic Y, DeFatta RJ. Rethinking nasal osteotomies: an anatomic approach. Laryngoscope. 2007;117:662–667.

[6] Gabra N, Rahal A, Ahmarani C. Nasal osteotomies. A cadaveric study of fracture lines. JAMA Facial Plast Surg. 2014;16(4):268–271.

[7] Sinha V, Gupta D, More Y, Prajapati B, et al. Eternal vs. internal osteotomy in rhinoplasty. Indian J Otolaryngol Head Neck Surg. 2006;59(1):9–12.

[8] Byrne PJ, Walsh WE, Hilger PA. The use of "inside-out" lateral osteotomies to improve outcome in rhinoplasty. Arch Fac Plast Surg. 2003;5:251–255.

[9] Bracaglia R, Fortunato R, Gentileschi S. Double lateral osteotomy in aesthetic rhinoplasty. Br J Plast Surg. 2004;57:156–159.

[10] Rohrich RJ, Muzaffar AR, Janis JE. Component dorsal hump reduction: the importance of maintaining dorsal aesthetic lines in rhinoplasty. Plast Reconstr Surg. 2004;114(5):1298–1308.

[11] Geissler PJ, Roostaeian J, Lee MR, Unger JJ, Rohrich RJ. Role of upper lateral cartilage tension spanning suture in restoring the dorsal aesthetic lines in rhinoplasty. Plast Reconstr Surg. 2014;133(1):7e–11e.

[12] Roostaeian J, Unger JG, Lee MR, Geissler P, Rohrich RJ. Reconstitution of the nasal dorsum following component dorsal reduction in primary rhinoplasty. Plast Reconstr Surg. 2014;133(3):509–518.

[13] Larrabee WF Jr, Murakami C. Osteotomy techniques to correct posttraumatic deviation of the nasal pyramid: a technical note. J Cranio-Maxillofacial Trauma. 2000;6(1):43–47.

[14] Regan Thomas J, Prendiville S. Overly wide cartilaginous middle vault. Facial Plast Surg Clin N Am. 2004;12:107–110.

[15] Kara CO, Kara IG, Tpuz B. Does creating a subperiosteal tunnel influence periorbital edema and ecchymosis in rhinoplasty? J Oral Maxillofacial Surg. 2005;63:1088–1090.

[16] Rohrich RJ, Janis JE, Adams WP, Krueger JK. An update on the lateral nasal osteotomy in rhinoplasty; an anatomic endoscopic comparison of the external versus the internal approach. Plast Reconstr Surg. 2003;111:2461–2462.

[17] Gruber RP, Garza RM, Cho GJ. Nasal bone osteotomies with nonpowered tools. Clin Plast Surg. 2016;43(1):73–83.

[18] Westreich RW, Lawson W. Perforating double lateral osteotomy. Arch Facial Plast Surg. 2005;7(4):257–260.

[19] Rohrich RJ, Janis JE. Osteotomies in rhinoplasty: an updated technique. Aesth Surg J. 2003;23:56–58.

鼻尖整形：缝合技术和软骨移植物植入 第9章

　　在整个范围广泛的鼻整形亚学科中，鼻尖整形术已成功开发出各种各样的技术，用于提高鼻整形术的整体效果。鼻尖整形技术要求很高，但对于任何鼻整形专家来说都是必须精通掌握的。外科医生的知识、技术能力和经验可以使医生避免不必要的并发症，同时对解剖学和临床情况的掌握可以使医生能够预测手术的长期结果。因此，鼻尖整形术的手术结果在各个外科医生之间差异很大。

　　在亚洲患者中，传统的低、短和球形鼻尖对技术要求很高，并且代表了鼻整形术中的重大挑战。由于解剖学差异，与白色人种患者相比，亚洲患者的鼻尖整形术需要采用不同的方法和技术，并且预后也有所不同。

　　决定鼻尖的形状、高度和长度的关键结构是下外侧软骨。下外侧软骨的大小、形状和强度因种族和个体不同而异（图9.1）。然而，下外侧软骨并不是决定鼻尖形状和位置的唯一因素，下外侧软骨与邻近结构（鼻中隔和上外侧软骨）之间的关系也影响鼻尖形状和位置。另外，鼻尖皮肤和软组织的厚度也影响鼻尖的显现。对于亚洲患者的鼻尖整形术，鼻尖的厚皮肤和软组织与下外侧软骨的结构一样重要，并且在许多情况下是获得成功结果的限制因素。

　　下外侧软骨与上外侧软骨的不同之处在于，下外侧软骨并不是由鼻中隔直接支撑的，而是由将下外侧软骨连接到周围结构上的纤维结缔组织支撑和维持（见第1章）的。在许多亚洲患者中，下外侧软骨小且薄弱。如果将硅胶假体放在鼻尖的顶部，则没有鼻中隔支撑的小的下外侧软骨可能会塌陷，这可能导致鹦鹉嘴畸形（图9.2）。而进一步加剧该问题的是，位于鼻尖的植入物会向其上方覆盖的皮肤施加压力，这会增加皮肤变薄和破裂伴植入物暴露的风险（图9.3）。在某些亚洲人中，在薄弱的下外侧软骨上植入多层软骨盖板移植物可以增加鼻尖突出度，可是由于内侧脚支撑力较弱而无法很好地维持。

　　由于这些原因，亚洲人的鼻尖整形术需要的不仅仅是假体植入物或简单的软骨盖板移植物。而且，在亚洲患者中，缝合技术通常不足以使小的下外侧软骨发生明显变化。尽管所有患者的鼻尖整形术的基本原理均相同，但亚洲人和白色人种之间在鼻尖整形术的技术细节和手术结果方面存在显著差异。

© Springer Nature Singapore Pte Ltd. 2018
M. K. SUH, Atlas of Asian Rhinoplasty, https://doi.org/10.1007/978-981-10-8645-8_9

与白色人种患者相比，亚洲患者通常具有较厚的鼻尖皮肤和软组织伴不清晰的鼻尖，更加退缩的鼻小柱和较宽的鼻翼（图9.4）。

从正面看，理想的鼻尖连接来自眉间的两条鼻背美学线。自然的圆形鼻尖比尖尖的鼻尖更可取。鼻翼缘应类似"海鸥翼"形状，没有过多的鼻孔外露（图9.5）。从侧面看，鼻翼-鼻小柱关系应协调且无鼻翼缘悬垂或退缩。在亚洲，患者表示明显不喜欢悬垂的鼻小柱或鼻孔外露。合适的鼻唇角在90°～95°之间。从基底看，鼻翼基底不应太宽，而鼻翼-鼻尖形状应呈三角形。鼻尖下小叶不应过长，鼻孔应呈泪珠状（图9.6）。除了测量标准，鼻尖整形应能使鼻尖与鼻子的其余部分和面部保持协调。鼻尖上转折不应太明显，而且所形成的鼻尖表现点应保持患者种族身份。

在亚洲国家，漂亮的鼻尖具有以下特征：

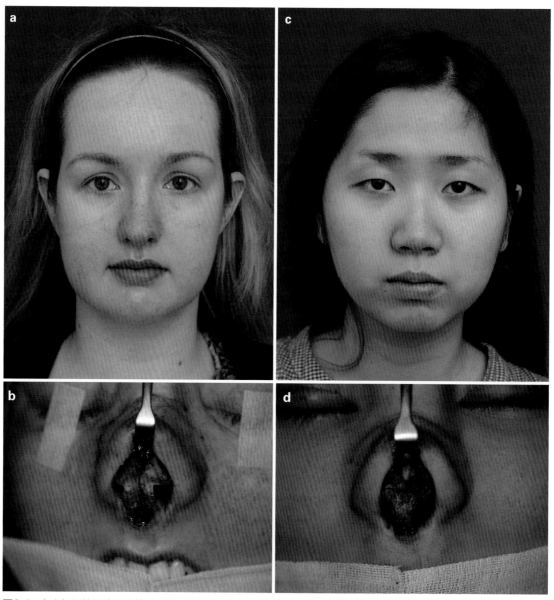

图9.1　鼻尖解剖结构的种族差异。（a、b）在白色人种中，下外侧软骨通常较大且发育良好。（c、d）在亚洲患者中，观察到较小的下外侧软骨伴相对厚的鼻尖皮肤并不罕见

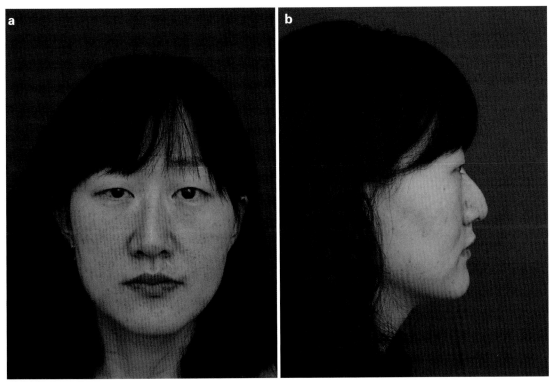

图9.2　（a、b）鹦鹉嘴畸形。该患者先前接受了使用长硅胶植入物的鼻背和鼻尖增高术，但没有做鼻尖整形，出现了鹦鹉嘴畸形

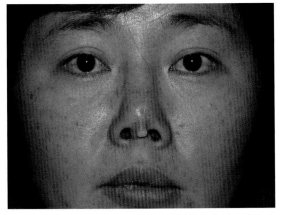

图9.3　硅胶植入物通过皮肤挤出。将植入物放置在鼻尖会有鼻尖皮肤变薄和植入物暴露的风险

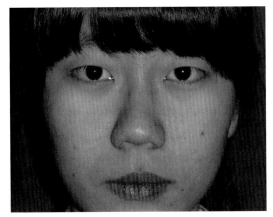

图9.4　东亚人鼻子常见的鼻尖小叶和鼻翼形态。鼻尖皮肤厚，鼻尖小叶不清晰，鼻翼外扩（Flared alar）和鼻小柱退缩

（1）鼻尖不是球形的，但轮廓分明，没有锐利或尖尖的形状。

（2）鼻尖下小叶不过长。

（3）鼻翼和鼻尖之间必须有界线，但没有夹捏。

（4）鼻孔具有理想的长度和比例。

过多的鼻孔外露和夹捏的外观会表现出"手术后的外观"，应尽量避免。

鼻尖整形的目标如下：

（1）增加和减少鼻尖突出度。

（2）延长和缩短鼻尖。

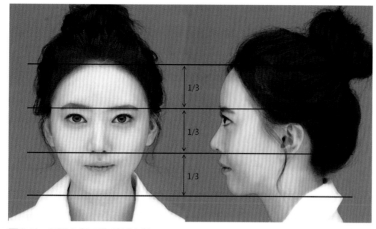

图9.5　亚洲人鼻子的理想比例

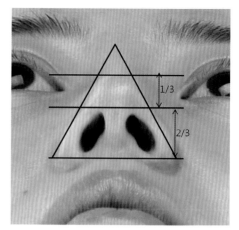

图9.6　鼻基底观的理想比例

（3）减少和增加鼻尖体积。

（4）矫正鼻尖不对称。

为了实现这些目标，可以用安德森（Anderson）在1966年提出的三脚架概念来解释鼻尖成形术的基本概念。根据这个概念，下外侧软骨被认为是一个三脚架，其中平行的内侧-中间脚构成了单个下臂，而每个外侧脚则组成其他两个臂（图9.7）。该三脚架位于前鼻棘上，并由与周围结构相连的纤维结缔组织支撑。可以通过延长或缩短这些单臂来改变鼻尖的突出和旋转。

臂的缩短将导致鼻尖沿该缩短方向旋转。因此，下臂的缩短将减少鼻尖的突出度并使其向尾侧旋转。两个外侧臂的缩短将使鼻尖向头侧旋转。两臂均缩短会导致鼻尖突出度减少。使用丰满移植物延长下臂将使鼻尖突出并向头侧旋转。与此同时，两个外侧臂缩短则会增加鼻尖突出和向头侧旋转的程度。可以通过选择性地操作三脚架的3个臂来实现所需的鼻尖突出和旋转。

下外侧软骨是决定鼻尖形状和高度的重要因素，并且大多数鼻尖整形技术都与下外侧软骨的操作有关。随着时间的流逝，对鼻尖解剖学和力学的理解加深以及鼻尖整形技术的进步，三脚架的概念被改进和修订。除了下外侧软骨的三脚架之外，鼻中隔的尾部也是鼻尖的重要组成部分。根据Lawson的说法，整个鼻中隔尾侧和鼻中隔前角与成对的穹隆之间的相互作用为鼻尖提供了很大程度的支撑。在亚洲，最近的趋势是用鼻中隔延伸移植物矫正短鼻和低鼻尖，这为鼻尖的整体结构提供了强有力的鼻中隔支撑。由于鼻中隔尾侧的重要性，Choi等提出了四脚架的概念，其中鼻中隔尾侧前端与梨状孔上的成对的外侧脚和鼻小柱基底上相连的内侧脚一同充当支撑腿（图9.8）。

本章介绍的鼻尖整形技术主要分为两种：缝合技术和软骨移植物植入。

鼻尖缝合技术

与白色人种相比，亚洲人的鼻尖皮肤较厚，下外侧软骨较小。因此，单纯缝合技术通常不足以影响鼻尖形状的明显变化。因此，在亚洲人鼻整形术中，软骨移植占据了大部分的鼻尖整形技术。

尽管有这种区别，但在亚洲患者中，使用良好的缝合技术也可以有效获得所需的鼻尖形状。虽然仅使用缝合技术可能只会产生鼻尖的微小变化，但它可以显著增强鼻尖下方的基础结构，从而实现更有效的软骨移植。缝合技术和软骨移植物植入联合使用是非常有效的鼻尖整形方法。

缝合技术可以通过鼻内入路进行。但是，开放式入路可以更精确地放置缝线，从而获得更可靠的结果，尤其是在鼻孔小的亚洲患者中。

过去，缝合技术采用不可吸收材料。但是，当今大多数缝合技术都是使用可吸收缝线进行的。由于组织结构的永久改变，即使缝合材料被吸收，改良的鼻尖形状仍能保持。最常用的缝线是5-0 PDS。对于悬吊缝合（Suspension suture）或鼻小柱-鼻中隔缝合，仍应使用不可吸收的缝线材料（例如，5-0尼龙缝线），以抵抗重力或降鼻中隔肌的作用。缝针的横截面应为斜椭圆形（Round tapered），以避免切穿软骨。

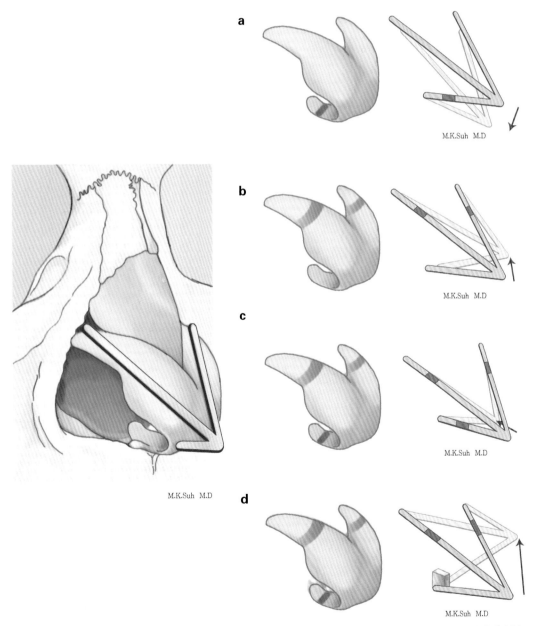

图9.7　Anderson的三脚架。（a）缩短内侧脚；尾侧旋转。（b）缩短外侧脚；头侧旋转。（c）同时缩短内侧脚和外侧脚；鼻尖降低。（d）使用丰满移植物并缩短外侧脚；突出度更大和头侧旋转

图9.8 含鼻中隔支撑的四脚架。在四脚架概念中，鼻中隔尾侧前端是鼻尖的第4支撑臂

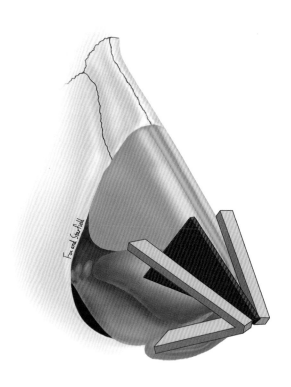

穹隆间缝合

定义

穹隆间缝合指缝合双侧鼻翼穹隆，以减小穹隆间的距离（图9.9）。

手术技巧

带圆针的5-0 PDS缝线穿过双侧穹隆，并将线结打在穹隆之间。缝合的理想位置是穹隆的头侧缘（图9.10），该位置既避免了鼻尖的夹捏，还在美学解剖学上保持了两个鼻尖表现点（TDP）。

效果

（1）穹隆间缝合缩短了穹隆间的距离。

（2）穹隆发散角的减小转化为鼻尖体积的减小（图9.10、图9.11）。

（3）穿过鼻翼穹隆的缝线更靠外侧时，外侧脚的近端变为中央穹隆部（外侧脚向内侧移位），从而使鼻尖突出。

（4）根据缝合位置的不同，该技术可引起外侧脚向头侧或尾侧旋转。

缝合的合适解剖位置在穹隆的头侧缘，它将使外侧脚向头侧旋转（图9.11）。但是，在尾侧缘处进行穹隆间缝合可以使外侧脚向尾侧旋转，这种方法通常可以改善在亚洲患者中经常观察到的鼻翼退缩（图9.12）。在穹隆中间进行缝合则不会旋转鼻尖。

适应证

（1）穹隆彼此之间距离太远（穹隆间距过大）的情况：球形鼻尖和鼻尖裂（Tip clefting）。

（2）穹隆不对称，例如穹隆高度或穹隆前后位置的不对称。

（3）牵制鼻小柱支撑移植物或鼻中隔延伸移植物的前端，从而防止移植物末端暴露于穹隆之间。

（4）容易被鼻尖盖板移植物向两边分开的薄弱的穹隆：穹隆间缝合使鼻尖盖板移植物掉入穹隆之间空间的可能性较小（图9.13）。

脚间缝合（内侧脚缝合）

定义

脚间缝合指缝合双侧中间脚小叶部或双侧内侧脚鼻小柱部，以减小脚间距离。这种缝合方法还可以调整脚的位置和形状。

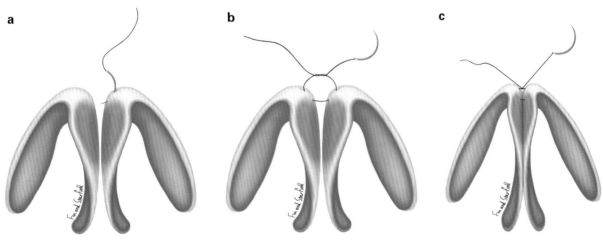

图9.9 （a~c）穹隆间缝合

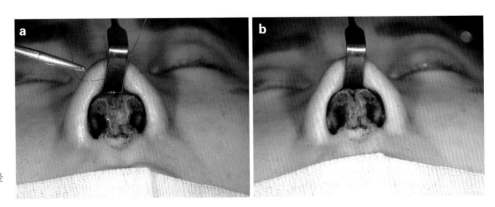

图9.10 （a、b）穹隆头侧缘的穹隆间缝合

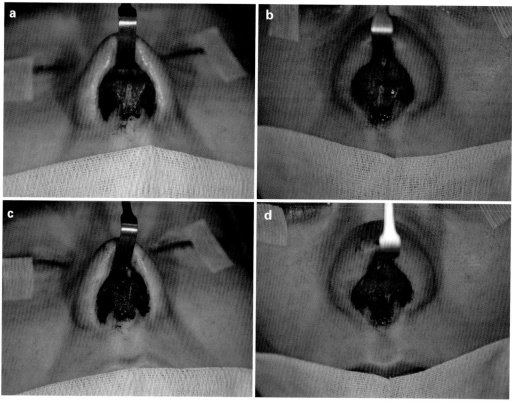

图9.11　穹隆头侧缘的穹隆间缝合可以使外侧脚向头侧旋转。（a、b）在行穹隆间缝合之前。（c、d）穹隆头侧缘的穹隆间缝合减小了穹隆间距离和穹隆发散角。外侧脚向头侧旋转

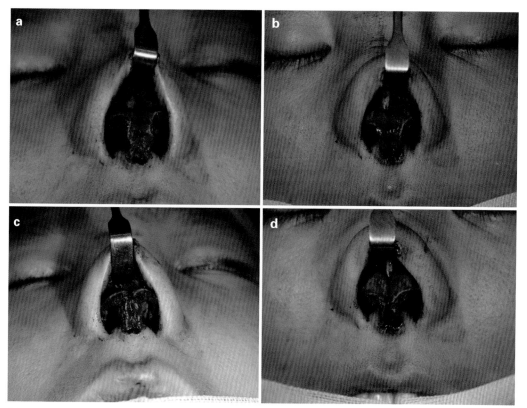

图9.12　穹隆尾侧缘的穹隆间缝合可以使外侧脚向尾侧旋转。（a、b）在进行穹隆间缝合之前。（c、d）在穹隆尾侧缘进行穹隆间缝合。外侧脚向尾侧旋转

手术技巧

可以缝合双侧中间脚的小叶部或双侧内侧脚的鼻小柱部（图9.14）。通常，使用的缝合材料为带圆针的5-0 PDS，圆针可以最大限度减少软骨撕裂。缝合位置主要在中间脚的小叶部，但在各种不同情况下也可以缝合内侧脚的上部或中部。

缝线应穿过脚宽度的中部，但也可以穿过双侧脚的尾侧缘或头侧缘。

缝线扎紧后线结应埋在脚之间，以避免通过鼻小柱皮肤或修复的切口暴露或触及线结。

效果

（1）脚间距离减小使鼻小柱宽度减小。缝合双侧脚的尾侧缘时，这种效果会更明显。

（2）当在中间脚之间进行缝合时，可以减小鼻翼穹隆之间的距离，这类似于穹隆间缝合。

（3）缝合双侧中间脚的尾侧缘可以使外侧脚向尾侧旋转。

（4）缝合双侧脚的头侧缘可以同时减少穹隆间距离和脚间距离。同样，外侧脚可能会向头侧小角度旋转。

（5）脚间缝合可矫正中间或内侧脚的不对称（图9.15）。

（6）缝合可稳定并加强鼻三脚架的中央部分，从而增加了对鼻尖的机械支撑。

局限性和适应证

该缝合对鼻尖提供的支撑很小。因此，该技术应用于矫正中间脚或内侧脚的不对称，或作为鼻小柱支撑移植、鼻中隔延伸移植或软骨盖板移植的辅助手段。

贯穿穹隆缝合

定义

贯穿穹隆缝合是穿过穹隆以减小穹隆弓的宽度的缝合（图9.16）。

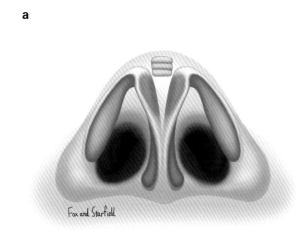
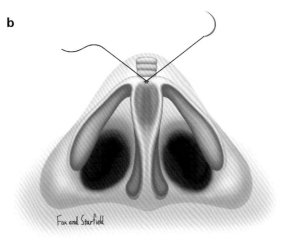

a

b

图9.13 （a、b）防止软骨盖板移植物侵入两个穹隆之间的穹隆间缝合。在下外侧软骨较弱的亚洲患者中，软骨盖板移植物可能会侵入两个穹隆之间，将导致鼻尖高度消失。穹隆间缝合可以防止出现这种情况

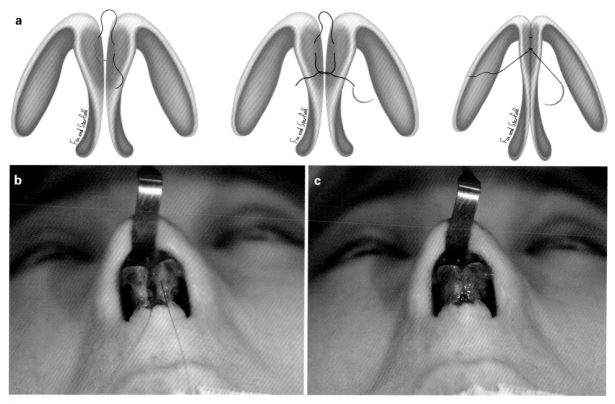

图9.14 （a~c）脚间缝合（内侧脚缝合）

手术技巧

这种缝合技术将水平褥式缝合应用于下外侧软骨的穹隆部。穿有5-0 PDS缝线的缝针从一侧穹隆的内侧进针，穿过该穹隆之后从其外侧出针。然后缝针再次穿过穹隆返回内侧出针并打结（图9.17）。缝线不应该侵犯下面的鼻前庭衬里（Vestibular lining）。如有必要，可以通过局部麻醉药的浸润使下方黏膜增厚，或者可以在进行缝合之前将下方黏膜从软骨机械剥离（图9.18）。

如果穹隆是对称的，则可以将单根缝线穿过两侧穹隆，并且将线结置于穹隆间（图9.19）。在这种情况下，保持穹隆的对称性很重要。

在穹隆不对称的情况下，需要进行贯穿穹隆缝合以弥补这种不对称。通过改变缝线在两个穹隆的进针位置和针距，可以矫正不对称（图9.20）。

效果

（1）鼻尖体积减小对矫正球形鼻尖很有用。这种效果是由穹隆定义角和外侧脚凸度的减小所产生的（图9.21）。

（2）这种缝合有稍微突出鼻尖的作用。

（3）根据缝合位置的不同，外侧脚可以向头侧或尾侧方向旋转。

缝合穹隆的头侧部分将使外侧脚沿头侧方向旋转，缝合穹隆的尾侧部分将使外侧脚沿尾侧方向旋转（图9.22）。缝合穹隆的中央部分不会导致外侧脚旋转。在有鼻翼退缩的患者中，在尾侧缘进行

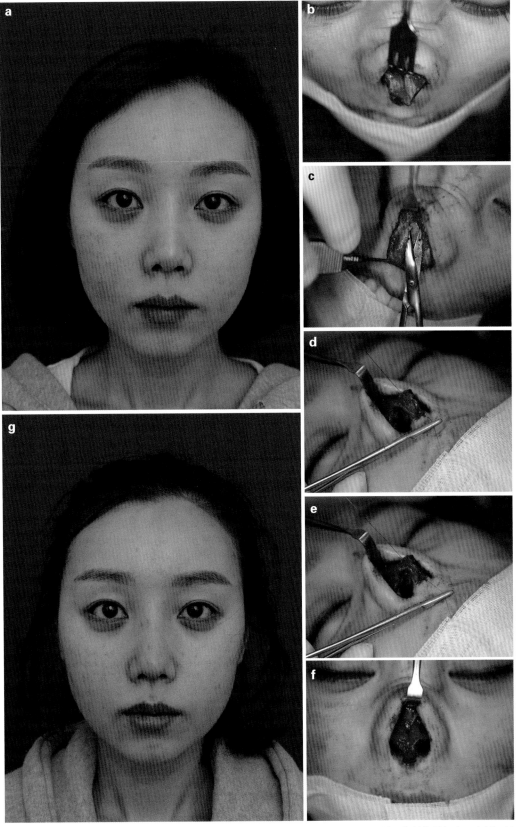

图9.15　脚间缝合矫正下外侧软骨的不对称。（a）右侧鼻翼缘退缩。（b）与左侧下外侧软骨相比，右侧下外侧软骨的位置更靠头侧。（c）从卷轴区释放右侧外侧脚并向尾侧推进。（d、e）脚间缝合用于固定推进的软骨。（f）脚间缝合固定后，下外侧软骨更加对称。（g）术后照片显示鼻翼不对称得到矫正

贯穿穹隆缝合可以减少鼻翼退缩（图9.23）。

　　贯穿穹隆缝合的位置越靠外侧，鼻尖突出和体积减小的程度越大。但是，应避免缝合位置过于靠外侧，这可能会引起外侧脚弯曲变形并导致鼻尖夹捏和/或鼻翼塌陷（图9.24）。

　　贯穿穹隆缝合的效果可以通过将下外侧软骨下方的鼻前庭皮肤与上覆软骨分离来增强（图

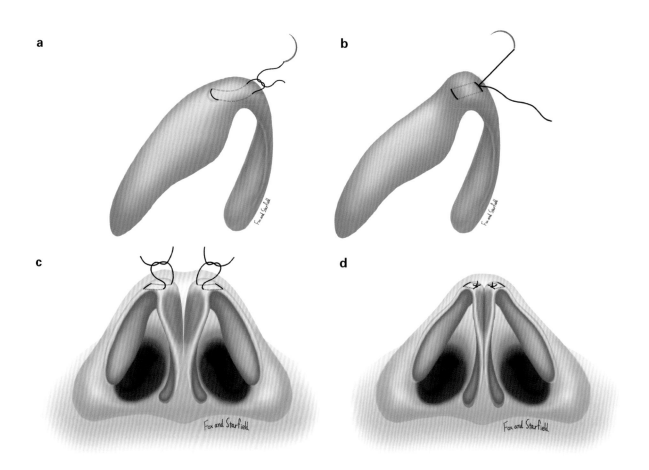

图9.16　（a~d）贯穿穹隆缝合

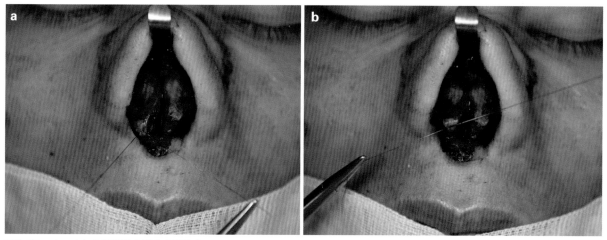

图9.17　（a、b）右侧穹隆的贯穿穹隆缝合

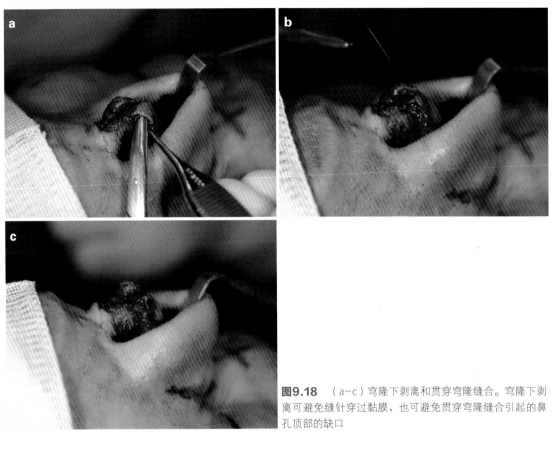

图9.18　（a～c）穹隆下剥离和贯穿穹隆缝合。穹隆下剥离可避免缝针穿过黏膜，也可避免贯穿穹隆缝合引起的鼻孔顶部的缺口

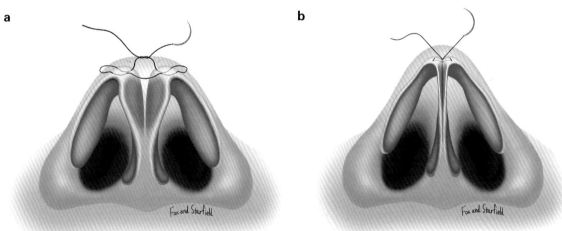

图9.19　（a、b）在双侧穹隆都进行贯穿穹隆缝合，并且将线结打在穹隆间的空隙中

9.18）。但是，术者应认识到贯穿穹隆缝合在下外侧软骨小的亚洲患者中的作用有限的事实。

适应证

贯穿穹隆缝合通常适用于穹隆弓宽的患者，例如球形鼻尖和盒形鼻尖。

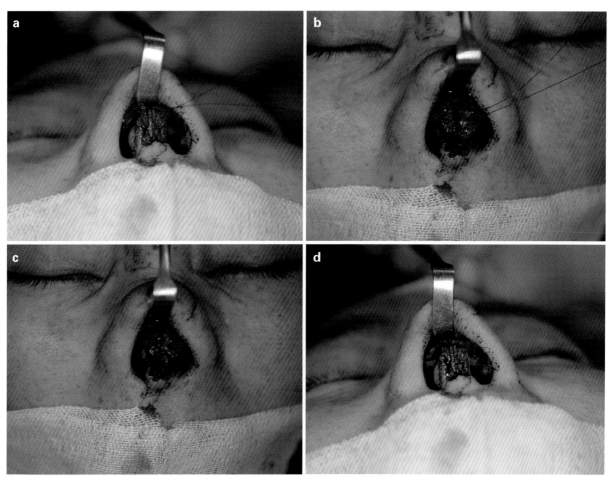

图9.20 用于矫正鼻尖不对称的贯穿穹隆缝合。(a、b)在两个穹隆之间不对称地进行贯穿穹隆缝合,以矫正不对称。(c、d)结扎贯穿穹隆缝合的缝线使穹隆具有合理的对称性

注意事项

对于下外侧软骨小的亚洲患者,缝线穿过穹隆时缝针的针距大或缝合过紧可导致鼻尖夹捏或鼻翼塌陷(图9.24)。

轻度的鼻翼退缩在亚洲患者中很常见,选择缝合位置时需要格外小心。贯穿穹隆缝合不应在穹隆上太靠头侧的位置,该位置可能会使先前存在的鼻翼退缩变得更糟(图9.25)。为了解决任何的鼻翼退缩,如果可能的话,应在穹隆的尾部进行缝合。

内侧脚-鼻中隔缝合(鼻小柱-鼻中隔缝合)

定义

内侧脚-鼻中隔缝合是缝合内侧脚和鼻中隔软骨尾侧缘,以悬吊内侧脚或将内侧脚向头侧推进(图9.26)。

手术技巧

内侧脚-鼻中隔缝合技术采用带圆针的5-0尼龙缝线。缝线首先穿过一侧内侧脚的头侧缘,然

（1）鼻尖降低。

（2）鼻尖的尾侧旋转。

（3）穹隆间距离减小：鼻尖变窄。

　　缝合位置与鼻中隔尾侧和内侧脚处于同一水平不会影响鼻尖的高度和穹隆间的距离。这种缝合技术只能减少鼻小柱外露（矫正鼻小柱悬垂）。

适应证

（1）低鼻尖或鼻头过度突出。

（2）鼻小柱悬垂。

（3）需要鼻尖向头侧旋转的长鼻。

注意事项

（1）通过该缝合技术使鼻尖突出会增加穹隆间的距离，这将需要穹隆间缝合。

（2）使用该缝合技术的重要前提是鼻中隔尾侧笔直。进行该缝合之前，应矫正任何鼻中隔尾侧偏曲。

（3）对于鼻翼软骨非常小而薄弱的患者，由于其下外侧软骨内侧脚会弯曲变形并导致鼻小柱退

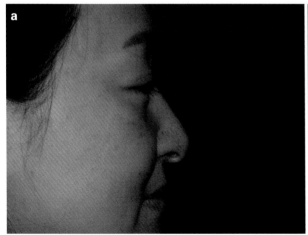

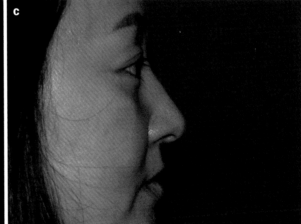

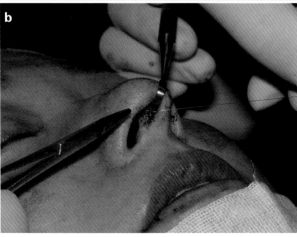

图9.29 通过闭合式入路进行内侧脚–鼻中隔缝合以矫正悬垂的鼻小柱。（a）鼻小柱悬垂术前照片。（b）缝针首先穿过右侧内侧脚，沿着膜性鼻中隔走行，最后到达鼻中隔尾侧。缝针的末端是从鼻中隔黏膜上的预制穿刺切口（Stab incision）引出的。将缝针再穿回穿刺切口，穿过鼻中隔尾侧，并从对侧黏膜上的穿刺切口穿出。然后将缝针重新引入穿刺切口，沿膜性鼻中隔朝尾侧方向导入，并穿过左侧内侧脚。最后将缝针通过内侧脚和鼻小柱皮肤之间的小囊袋转移到右侧内侧脚。从右侧穿刺切口出针后打结。（c）术后照片

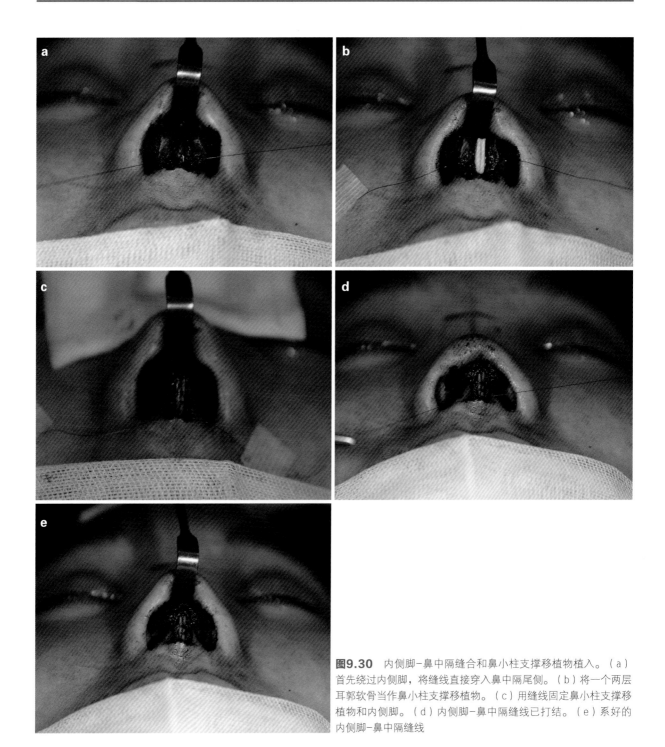

图9.30 内侧脚-鼻中隔缝合和鼻小柱支撑移植物植入。（a）首先绕过内侧脚，将缝线直接穿入鼻中隔尾侧。（b）将一个两层耳郭软骨当作鼻小柱支撑移植物。（c）用缝线固定鼻小柱支撑移植物和内侧脚。（d）内侧脚-鼻中隔缝线已打结。（e）系好的内侧脚-鼻中隔缝线

缩，因此不能使用这种缝合技术（图9.32）。

（4）该缝合技术用于鼻尖突出，将导致鼻尖向头侧旋转，对鼻子短而上翘的患者将带来不良的结果。不必要的鼻尖头侧旋转应通过跨越缝合、防旋转缝合或防旋转移植物植入来补偿，以使鼻尖向尾侧旋转。

（5）每种情况下的缝合张力应有所不同。为了使内侧脚和鼻中隔尾侧连接在一起，缝合的确需

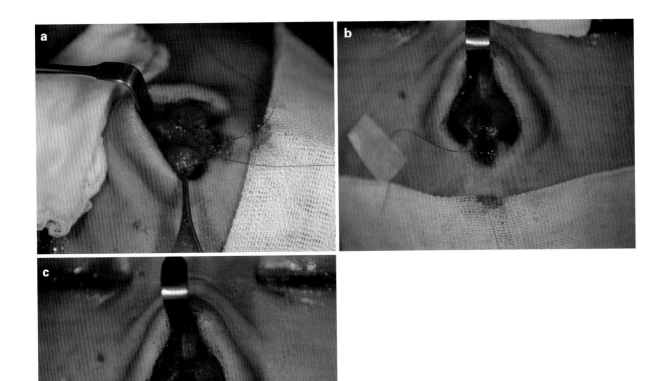

图9.31　内侧脚-鼻中隔缝合增加鼻尖突出度。（a）缝合内侧脚-鼻中隔的缝线穿过内侧脚中部，并穿过鼻中隔角上更靠前的位置。（b）缝线打结之前。（c）缝线打结之后

要非常紧密。但缝合张力过大会导致医源性鼻小柱退缩。

鼻尖旋转缝合

定义

　　鼻尖旋转缝合是中间脚（或内侧脚）与鼻中隔前角之间的缝合，用于鼻尖的头侧旋转。

手术技巧

　　这种缝合是内侧脚-鼻中隔缝合的一种变形。该技术本身与内侧脚-鼻中隔缝合相同，区别仅在于缝合位置不同。缝合材料是5-0尼龙线。在中间脚小叶部和鼻中隔前角处进行缝合（图9.33）。

　　鼻尖旋转缝合最常与鼻小柱支撑移植物植入结合使用。

效果

　　（1）该缝合使鼻尖向头侧旋转（缩短鼻长度）。

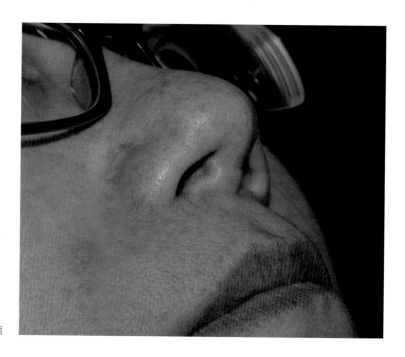

图9.32 内侧脚–鼻中隔缝合后鼻小柱中部退缩

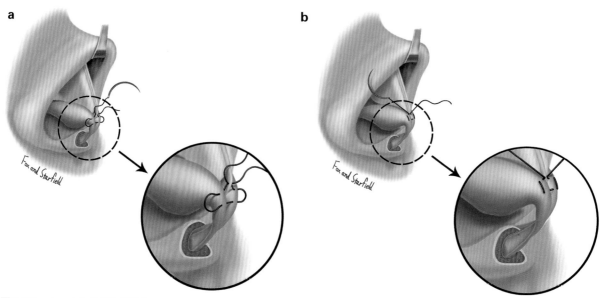

图9.33 （a、b）鼻尖旋转缝合

（2）该缝合加宽鼻唇角。

（3）如果缝合位置在中间脚（或内侧脚）上相当于鼻中隔前角更靠后的部位，那么缝合可以增加鼻尖的高度。

（4）此技术可使鼻小柱退缩。

适应证

长鼻伴鼻唇角窄的患者。

外侧脚跨越缝合

定义
这种缝合技术是在下外侧软骨的两侧外侧脚之间进行水平褥式缝合，可缩短外侧脚间距离、减小外侧脚的凸度。

手术技巧
使用水平褥式缝合能将每个外侧脚的中央部分相互缝合（图9.34）。这缩短了外侧脚之间的距离，还减小每个外侧脚的凸度。缝合材料使用5-0 PDS。通常，单个褥式缝合即充分，但是在某些情况下可以使用2~3针褥式缝合。重要的是，不要施加太大的张力以致外侧脚屈曲变形（图9.35）。

效果
（1）该缝合技术可缩短双侧外侧脚之间的距离。
（2）该缝合技术可减小外侧脚的凸度（图9.36）。但过度降低凸度会导致屈曲变形。
（3）使用该缝合技术时穹隆间距离也缩短。
（4）（1）~（3）列出的效果均会降低鼻尖体积（图9.37）。
（5）使用该缝合技术时，鼻翼穹隆向尾侧旋转，而鼻翼缘向头侧旋转（图9.34b、c）。当缝合位置更靠后方时，这些效果更加明显。
为了使鼻尖充分地向尾侧旋转，必须从卷轴区或铰链复合体充分释放外侧脚。

注意事项
使用这种缝合时，由于鼻翼边缘向头侧旋转，鼻翼退缩可能会变得更加严重。为了矫正伴有鼻翼退缩的球形鼻尖，应使用改良的跨越缝合（以控制外侧脚的凸度，而不是缩小两个外侧脚之间的距离）（图9.38）。该方法可使突出的外侧脚扁平化而减少鼻尖的钝圆程度，且不会引起外侧脚的头侧旋转。

其他技术是固定到鼻中隔背侧的外侧脚跨越缝合（防旋转缝合）。进行跨越缝合时，将外侧脚拉向尾侧，然后将缝线重新定向，通过固定到鼻中隔背侧施行防旋转缝合。这样可以减小外侧脚的凸度，同时矫正鼻翼缘的退缩（图9.39）。该技术对鼻尖具有延长作用，对处理鼻翼退缩的短球形鼻尖很有用。

跨越缝合在伴有头侧缘卷曲的外侧脚中的应用
在某些患者中，外侧脚的头侧缘卷曲，并且接触上外侧软骨的侧壁。因此，两个外侧脚显得相距很远。如果对这种状态的外侧脚进行跨越缝合，则外侧脚的头侧缘将保持在原始位置，而外侧脚的中央部分将被拉向内侧。外侧脚的尾侧缘将被抬高，导致尾侧缘向头侧旋转或夹捏鼻尖畸形。此外，

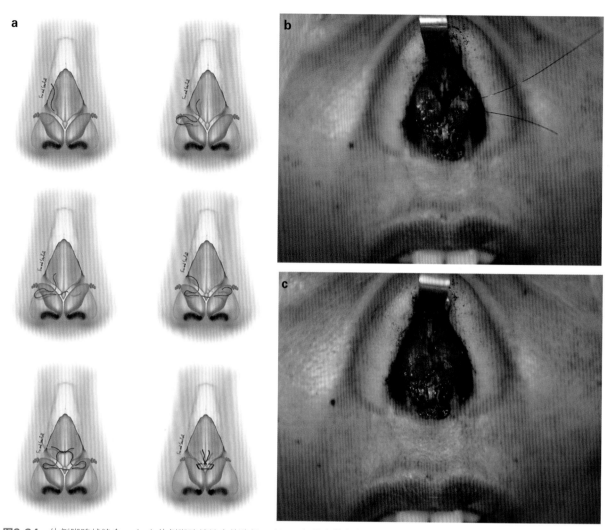

图9.34 外侧脚跨越缝合。（a）外侧脚跨越缝合的路径。（b、c）缝合的术中照片

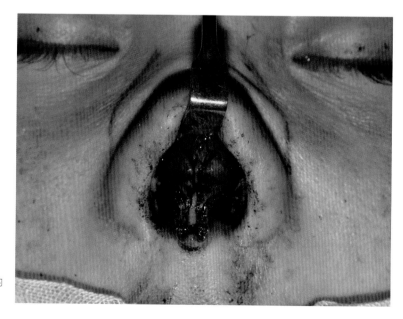

图9.35 外侧脚跨越缝合的位置不当引起的
外侧脚屈曲变形

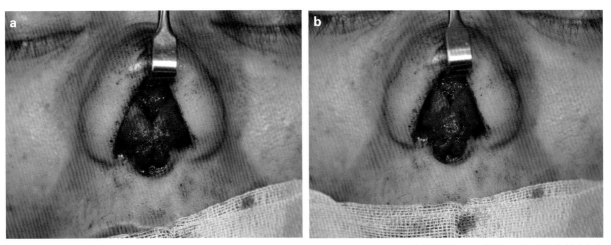

图9.36　通过跨越缝合可减小外侧脚凸度。（a）在行跨越缝合之前。（b）跨越缝合可减少外侧脚之间的空间，并减小外侧脚的凸度。跨越缝合的位置远离头侧缘但更靠近外侧脚的长轴时，可进一步减小外侧脚凸度

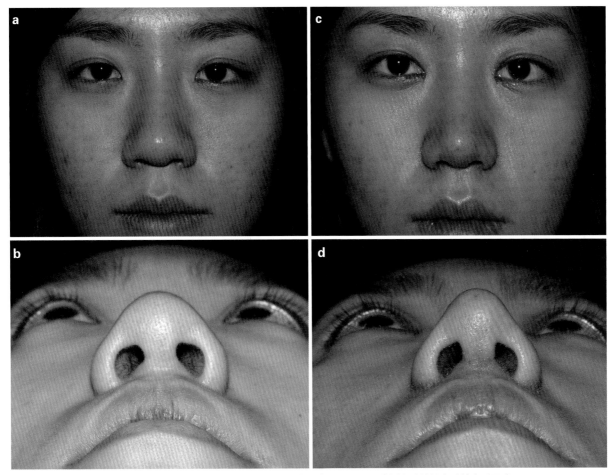

图9.37　外侧脚跨越缝合后鼻尖体积减小。（a、b）球形鼻尖的患者。（c、d）外侧脚跨越缝合后的术后照片

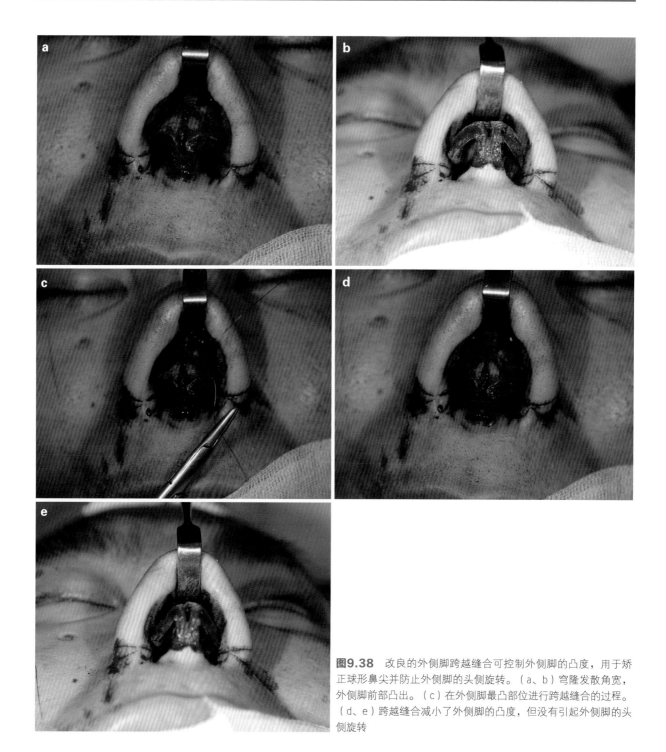

图9.38 改良的外侧脚跨越缝合可控制外侧脚的凸度，用于矫正球形鼻尖并防止外侧脚的头侧旋转。（a、b）穹隆发散角宽，外侧脚前部凸出。（c）在外侧脚最凸部位进行跨越缝合的过程。（d、e）跨越缝合减小了外侧脚的凸度，但没有引起外侧脚的头侧旋转

球形鼻尖可能无法得到完全矫正，鼻尖上小叶和加深的鼻翼沟仍显现膨大。受到卷曲臂的反冲力的影响，鼻尖的体积也会增加。因此，在球形鼻尖矫正中，释放卷轴区和使卷曲的头侧缘变平很重要（图9.40）。卷曲的头侧缘不仅应在卷轴区释放，而且还应释放至中间脚。此外，外侧脚的两个边缘应相互固定，以防止再次卷曲。通过这些操作，卷曲的边缘被弄平。该步骤也足以减小外侧脚的凸度。使

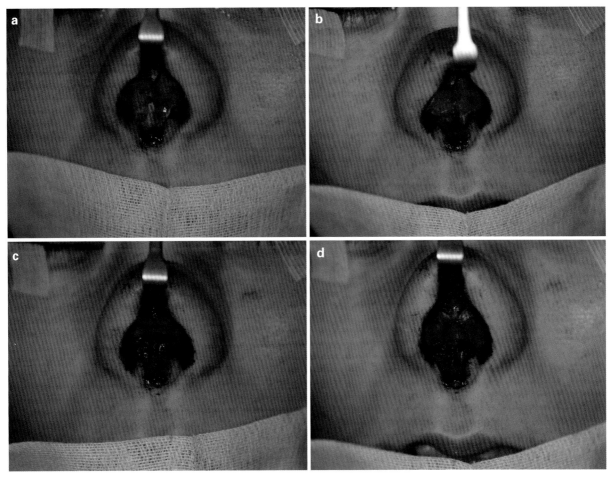

图9.39　固定到背侧鼻中隔的外侧脚跨越缝合（防旋转缝合）。该技术是外侧脚跨越缝合和防旋转缝合的组合。随着将外侧脚向尾侧拉动，进行跨越缝合以减少外侧脚的凸度。将该缝合固定到鼻中隔背侧上可矫正球形鼻尖、鼻翼退缩和短鼻。（a）外侧脚凸出伴穹隆间距离宽。（b）进行穹隆间缝合以减小穹隆间距离和穹隆发散角。（c）在穹隆尾侧部分采用贯穿穹隆缝合，以减小穹隆定义角，并使外侧脚向尾侧旋转。（d）外侧脚被拉向尾侧，并进行两次外侧脚跨越缝合，以减小外侧脚的凸度。将更靠头侧的缝合固定在鼻中隔背侧

用凸度控制跨越缝合可以进一步减小凸度，也可以减少鼻尖体积。体积的减少对于鼻尖上小叶尤其明显。

外侧脚跨越缝合的适应证

（1）下外侧软骨的外侧脚突出或分离形成的球形鼻尖。

（2）防止其他鼻尖整形技术（例如，鼻小柱支撑移植物和外侧脚内侧化）引起的鼻翼穹隆向头侧旋转（图9.41）。

凸度控制缝合

水平褥式缝合可以控制软骨的凸度。这种缝合技术对减少和消除外侧脚的任何突出或凹陷以及矫正偏斜的内侧脚或弯曲的鼻中隔软骨以使其变直非常有用。经矫正的软骨其硬度/强度比未采用该

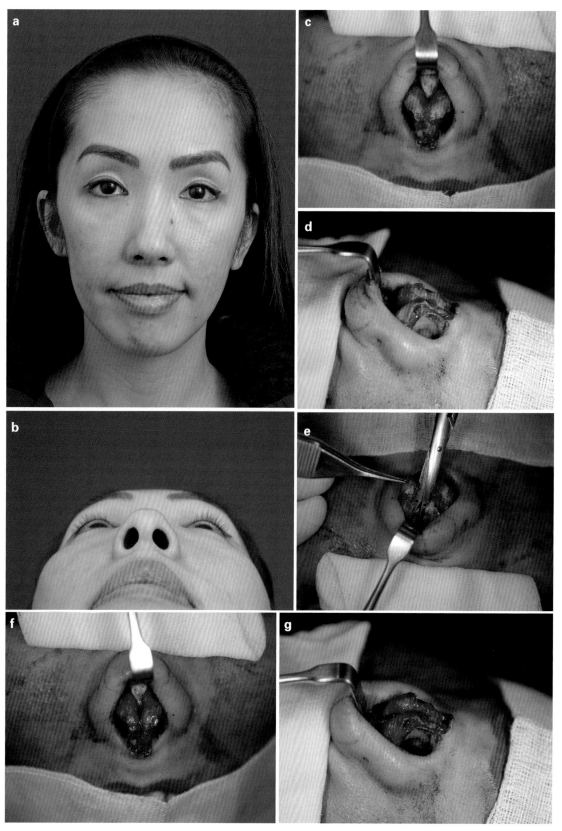

图9.40 跨越缝合在伴有头侧缘卷曲的外侧脚中的应用。（a、b）球形鼻尖的患者。（c、d）请注意，外侧脚的头侧缘是卷曲的。（e）卷轴区被释放。（f、g）卷曲的头侧缘被完全释放。（h）两侧外侧脚的头侧缘通过缝合连接在一起。外侧脚的凸度降低。（i、j）正在进行跨越缝合

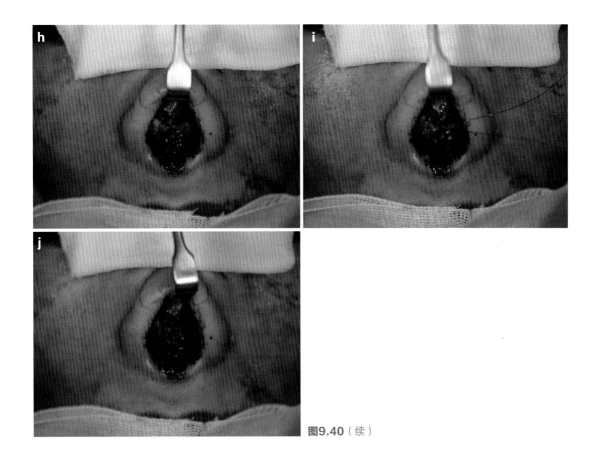

图9.40（续）

缝合时约高30%。

手术技巧

缝线首先从软骨的凹面进入，然后以褥式穿过同一软骨的凸面（图9.42）。缝线材料为5-0 PDS或6-0 PDS，具体取决于软骨的厚度和强度。缝线环（Suture loop）约3mm宽和6mm长。随着缝线打结，凸度将减小，偏斜的软骨将变直。缝线间距太大会导致不稳定或弯曲。如果间距太窄，弯曲可能无法被矫正到足够的程度。

根据软骨的长度，术者可以在一个软骨中应用多个双褥式缝合。

缝线不应侵犯其下面的鼻前庭皮肤衬里（Vestibular lining）。如有必要，可用局部麻醉剂浸润下面的黏膜，以最大限度地降低这种风险。

外侧脚凸度控制缝合

在外侧脚的最大凸度处，垂直于外侧脚的长轴进第1针（图9.43）。进针和出针一次性完成。距第1针5~6mm处，同样垂直于长轴进行第2次穿针。术者应谨慎操作，以免穿透下面的黏膜。随着线结的收紧，凸度应变平。根据软骨的长度和硬度，可能需要在同一外侧脚的其他部分进行1~2个额外的褥式缝合。

外侧脚凹度控制缝合

该技术背后的原理与凸度控制缝合的原理相同，只是在缝合路径上有所不同。第1针进针方向切

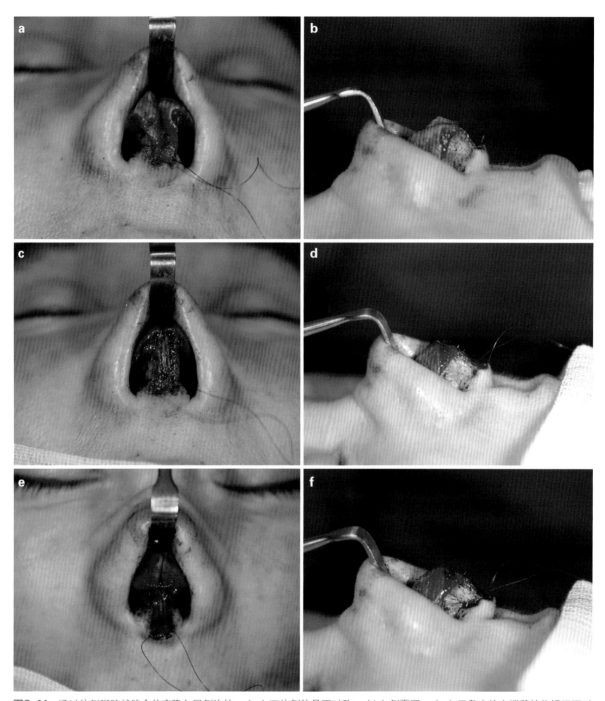

图9.41 通过外侧脚跨越缝合使穹隆向尾侧旋转。（a）下外侧软骨不对称。（b）侧面图。（c）用鼻小柱支撑移植物矫正不对称。（d）鼻小柱支撑移植物导致穹隆向头侧旋转。（e）对外侧脚的头侧部分进行跨越缝合，以便将穹隆向尾侧推。（f）通过跨越缝合穹隆现已向尾侧旋转

向外侧脚（图9.44）。出针部位距离进针部位5~6mm。然后将针头置于离出针部位2mm处，并沿着与第一次穿针方向平行但相反的方向通过。收紧线结，减小凹度。

效果

（1）控制缝合可以减小下外侧软骨的凸度。

效果

（1）鼻尖突出。

（2）鼻尖头侧旋转（图9.51）。

（3）球形鼻尖变得更薄（图9.52）。

（4）鼻孔形状更加垂直（图9.52）。

注意事项

对于下外侧软骨强壮的白色人种患者，这种缝合技术能有效地增加鼻尖突出度。对于软骨较小

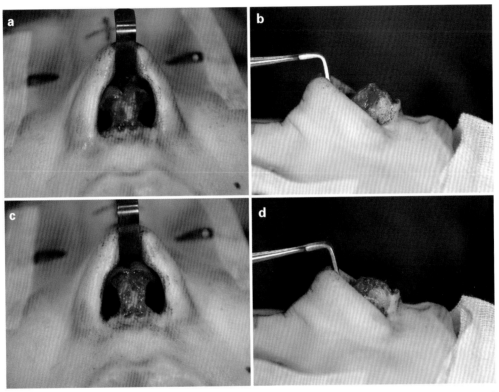

图9.51　经外侧脚内侧脚化后鼻尖头侧旋转。（a、b）在外侧脚内侧脚化之前。（c）外侧脚的内侧脚化增加了鼻尖高度。（d）它还导致穹隆向头侧旋转

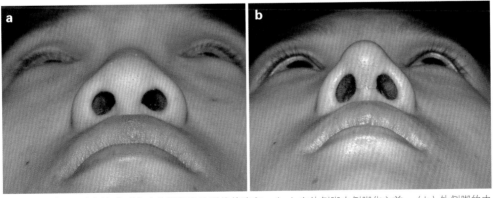

图9.52　外侧脚内侧脚化后鼻尖体积和鼻孔形状的改变。（a）在外侧脚内侧脚化之前。（b）外侧脚的内侧脚化减少了整个鼻尖的体积，并且鼻孔从圆形变成了更加垂直且三角形的形状

的亚洲患者，它不足以实现所需的鼻尖突出度。在后一组人群中，可能需要通过鼻尖盖板移植物或盾牌移植物来增强鼻尖突出度。

如果内侧脚薄弱，则外侧脚的窃用本身会扭曲或向下压缩内侧脚，从而导致鼻尖高度降低。对于内侧脚薄弱的患者，该技术应补充使用鼻小柱支撑移植物（图9.53）。

在短鼻中，该方法会使穹隆向头侧旋转，因而会进一步缩短鼻子并成为患者抱怨的原因。可以使用跨越缝合、防旋转缝合或防旋转移植物来防止这种头侧旋转（图9.54）。

脚板部间缝合

该缝合用于将分开的脚板部缝合在一起。

手术技巧

可以沿着每个脚板部的头侧缘经5~6mm的切口进行缝合。仔细暴露每个脚板部后，使用5-0 PDS

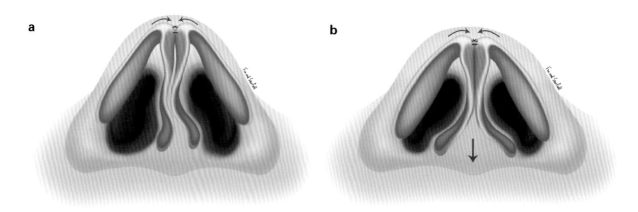

图9.53 外侧脚的内侧脚化可引起薄弱的内侧（a）脚扭曲或（b）压缩

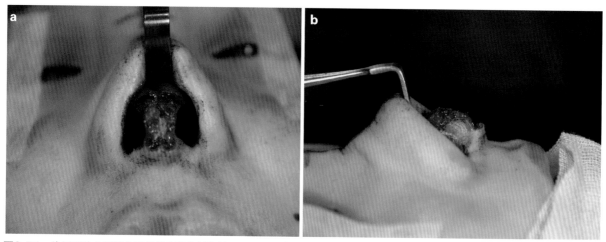

图9.54 外侧脚的内侧脚化引起的穹隆头侧旋转。（a、b）外侧脚的内侧脚化导致穹隆向头侧旋转。（c）为了促使穹隆向尾侧旋转，对外侧脚进行跨越缝合。（d，e）跨越缝合已将穹隆向尾侧旋转。（f）进行防旋转缝合，以促使穹隆更大幅度地向尾侧旋转。（g、h）进行防旋转缝合后穹隆向尾侧旋转

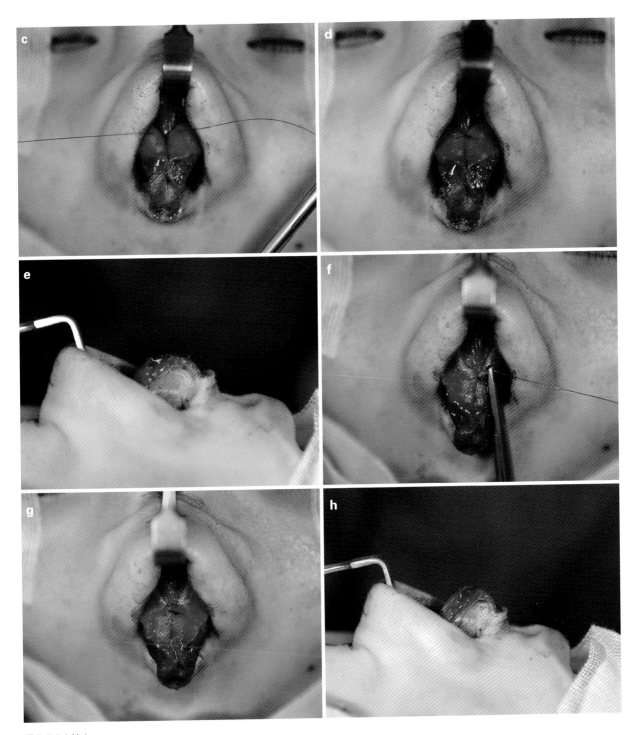

图9.54（续）

缝线将脚板部缝合到一起（图9.55）。

对于鼻翼退缩的患者，该缝合技术可将下鼻点（Subnasale）向尾侧方向突出。如果不希望下鼻点突出，则应修剪脚板部的多余部分或在去除脚板部之间软组织后缝合脚板部。

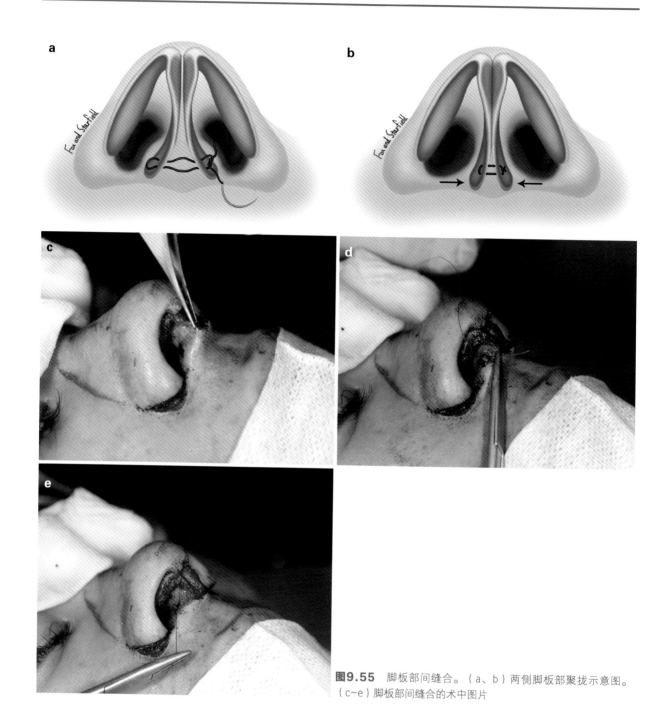

图9.55 脚板部间缝合。（a、b）两侧脚板部聚拢示意图。（c～e）脚板部间缝合的术中图片

效果

（1）该缝合技术可以缩窄鼻小柱基底。

（2）该缝合技术可以使下点鼻向尾侧突出。

（3）这种缝合技术可以增加内侧脚的稳定性。

适应证

（1）宽的鼻小柱基底。

（2）退缩的下鼻点。

鼻尖软骨移植物

与白色人种相比，亚洲人的下外侧软骨相对较小且薄弱。这种解剖上的差异使缝合技术在许多情况下无效。因此，在亚洲患者中，大多数鼻尖整形术都需要使用软骨移植物。

多种移植物可用于突出、旋转、重塑鼻尖和重新调整鼻尖位置，以及以多种方式增高和增宽鼻背。

鼻尖可以使用两种软骨移植物：可见移植物和不可见移植物。

不可见移植物：不可见移植物位于另一结构的表面之下或两个结构之间。鼻小柱支撑移植物、撑开移植物、鼻中隔延伸移植物和穹隆下移植物都是不可见移植物。

可见移植物：可见移植物位于鼻部基础结构的顶部和/或非常靠近皮肤罩（Skin envelope）。盾牌移植物、鼻翼板条移植物、防旋转移植物和外侧脚盖板移植物均是可见移植物。

从耳郭软骨、鼻中隔软骨和肋软骨获取鼻尖软骨移植物。

鼻尖盖板移植物

鼻尖盖板移植物放置在鼻部已存在的结构性软骨上。该移植物的目的是对体积不足或高度不足的区域增加体积或高度，并矫正下方软骨的任何凹陷畸形。此类移植物包括鼻尖盖板移植物和外侧脚盖板移植物。

鼻尖盖板移植物用于增加鼻尖高度，在下外侧软骨穹隆上植入多层软骨移植物（图9.56）。

手术技巧

为了显示鼻尖表现点（TDP），在下外侧软骨穹隆上放置一层或多层耳郭软骨或鼻中隔软骨。由于内在的曲率，耳郭软骨移植物可以更容易地形成光滑的鼻尖，因此，在亚洲患者中，用于鼻尖突出术时，耳郭软骨移植物优于鼻中隔软骨移植物。

已完成植入的鼻尖盖板移植物应不容易通过鼻尖皮肤观察到。为了实现这一点，移植物边缘不

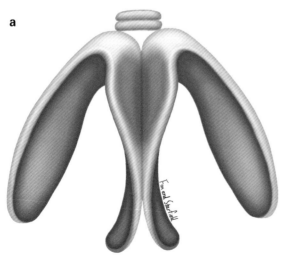
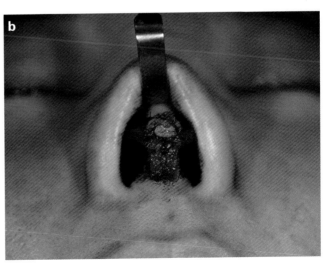

图9.56 （a、b）使用两层耳甲软骨的鼻尖盖板移植物

应具有凹凸不平的边缘，而应具有薄的斜切边缘（Beveled edge），被称为斜面（Chamfering）（图9.57）。稍微压碎软骨移植物的边缘也可以防止在外部看到移植物（图9.58）。有时，将移植物整体轻轻压碎或弄成细小块以消除硬度（图9.59）。

软骨压碎器

软骨压碎器是一种通过形成更均匀、更柔软的软骨移植物来隐藏移植物不平整性和边缘的装置。将软骨插入设备后，用锤敲击压碎器的顶部。软骨压碎器有锯齿型和光滑型（图9.60）。

软骨咬碎器

软骨咬碎器源于鼻中隔咬碎器。它可以中和软骨移植物的张力，因而可以重新塑造软骨移植物的轮廓，而不会损害软骨结构（图9.61）。根据应用的不同，软骨咬碎器可用于软化软骨移植物的边缘或把整体软骨弄成细小块。

颞筋膜、乳突筋膜（Mastoid fascia）或同种异体真皮移植物可用于覆盖软骨移植物并加固薄皮

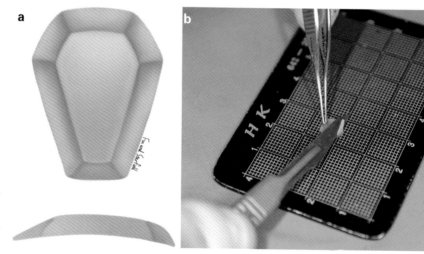

图9.57 （a）带有斜切边缘的软骨移植物。（b）用刀片将移植物边缘逐渐削薄

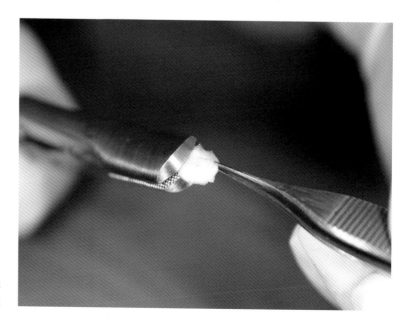

图9.58 用软骨咬碎器（Morselizer）压碎移植物边缘，以防止植入物通过鼻尖皮肤可见

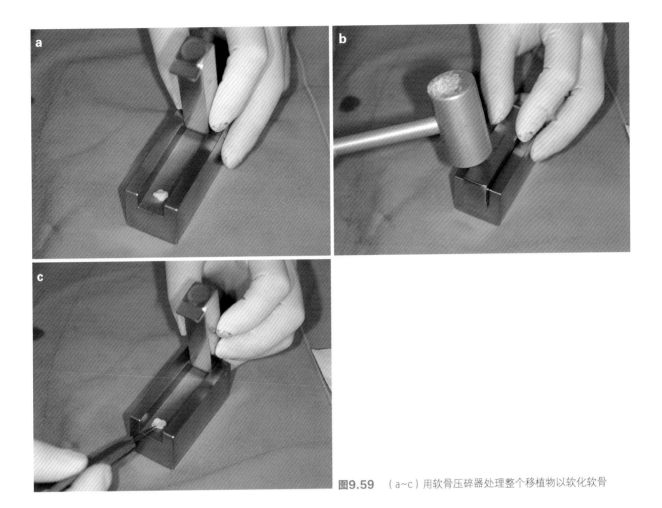

图9.59　（a~c）用软骨压碎器处理整个移植物以软化软骨

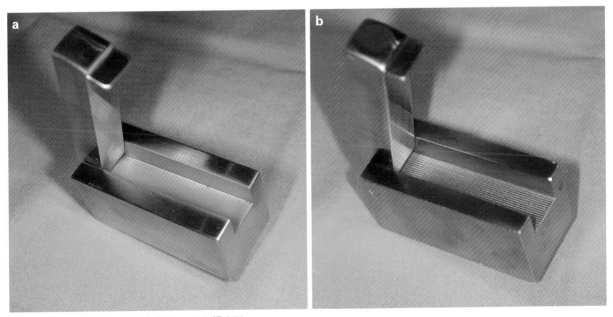

图9.60　软骨压碎器。（a）光滑型。（b）锯齿型

肤，这有助于避免移植物透过薄皮肤显形。

可见类型移植物，例如盖板/盾牌移植物，应使用6-0 PDS缝线细致地缝合4~6针固定在其下面的软骨结构上。这是避免通过薄薄的鼻尖皮肤明显显露移植物边缘的重要操作（图9.62）。

在皮肤厚的亚洲人中普遍观察到的患者中，并非总是需要将移植物固定在下方的下外侧软骨上。作为替代，可以通过闭合式入路使用导引缝合（Pullout suture）技术将移植物固定在上覆的鼻尖软组织上（图9.63）。

导引缝合的位置标记在需要最大限度突出的鼻尖皮肤的中线上。将一根6-0尼龙缝线从外部穿过鼻尖皮肤，经鼻腔内切口引出。然后将其穿过准备好的软骨移植物，返回鼻尖植入腔，随后穿出鼻尖皮肤。通过导引缝合将移植物拉入鼻尖植入腔。放置纸垫（Paper pillow）后，将缝线轻轻打结，以免对鼻尖皮肤施加太大压力。

根据各个移植物的厚度和移植物层的数量，该移植物可以将鼻尖突出到可变高度。对于成功的盖板移植物技术而言，重要的是下方下外侧软骨的内侧脚要足够坚固，以支撑盖板移植物（图9.64）。

因此，单独使用这种移植物的方法不适用于内侧脚非常薄弱的患者，可以通过手指按压试验轻松地对患者的内侧脚进行评估（图9.65）。此外，这种方法也不适用于鼻小柱短的患者。

盾牌移植物

盾牌移植物与鼻尖盖板移植物非常相似。主要区别在于盾牌移植物的形状像盾牌，并且移植物放置在穹隆的尾部。该移植物用于同时突出鼻尖的高度和增大鼻尖下小叶（图9.66）。

手术技巧

对于盾牌移植物，最常使用耳甲软骨和鼻中隔软骨。将切取的移植物雕刻成盾牌形。移植物的

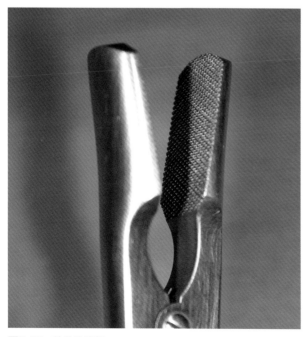

图9.61　软骨咬碎器

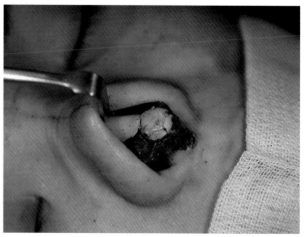

图9.62　用6-0 PDS缝线细致地将盖板移植物固定到下面的下外侧软骨上，以最大限度地减少移植物通过鼻尖皮肤的可见度。需要缝合4~6针

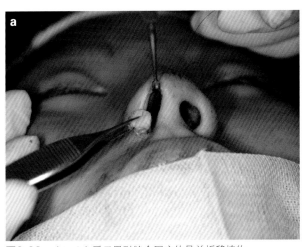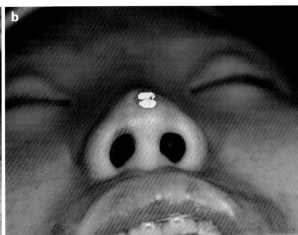

图9.63　（a、b）采用导引缝合固定软骨盖板移植物

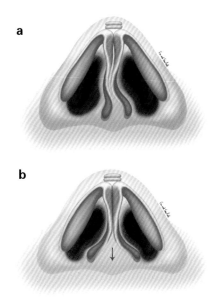

图9.64　（a、b）软骨盖板移植物会扭曲或压缩薄弱的内侧脚，这会导致鼻尖高度降低

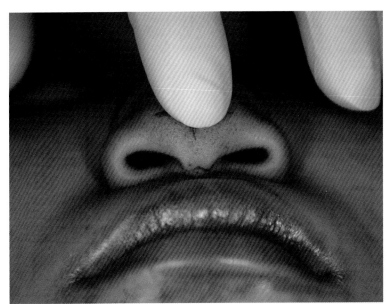

图9.65　手指按压试验。内侧脚薄弱的鼻尖用手指按压时容易塌陷

上部宽度应为6~8mm，以显现鼻尖表现点，而移植物的下部宽度较小。与盖板移植物一样，盾牌移植物的边缘应逐渐变薄，以使其具有斜面边缘，这将使其不太可能通过薄的鼻尖皮肤显现。将移植物在4~6个点处缝合到下面的软骨上，以最大限度地减少移植物的边缘通过皮肤显露。根据情况，移植物将需要1~3层。在亚洲患者中，为了获得最佳的鼻尖突出度，通常将移植物的上边缘放置在比穹隆高3~4mm的位置。皮肤厚、软骨薄的情况下，使用额外的软骨移植物（阻挡移植物）来增强盾牌移植物的头部，以防止盾牌移植物向头侧方向弯曲并填充鼻尖上区的无效腔（图9.67）。

　　当在弱而小的下外侧软骨上进行手术时，盾牌移植物在手术中可能看起来稳定。然而，闭合皮肤后，薄弱的外侧脚可能会在盾牌移植物的重压下顺应于鼻尖的头侧旋转。为了避免此问题，需要进行其他步骤，例如防旋转移植物或鼻中隔延伸移植物。

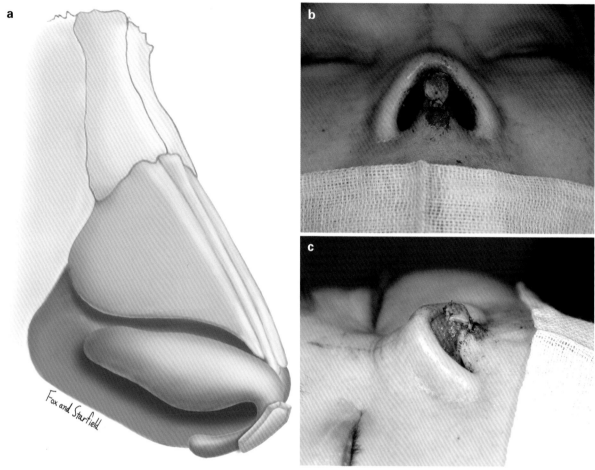

图9.66　盾牌移植物。（a）盾牌移植物既可用于突出鼻尖，又可用于增大鼻尖下小叶。（b、c）由两层耳甲软骨形成的盾牌移植物

盾牌移植物的作用

（1）突出鼻尖。

（2）形成鼻尖下小叶。

（3）形成鼻尖表现点。

延长的盾牌移植物

使用延长的盾牌移植物可同时达到形成鼻尖表现点和突出鼻小柱的效果（图9.68）。

该移植物是放置在穹隆和内侧脚前方的长盾牌形移植物。鼻中隔软骨是该移植物的最理想来源，但是在必要时也可以使用耳郭软骨。

移植物边缘应逐渐变薄，呈斜面。边缘应缝合到下面的软骨上，以最大限度地减少移植物轮廓通过皮肤的显露。当鼻小柱突出不足时，可将单层软骨添加到鼻小柱区域。

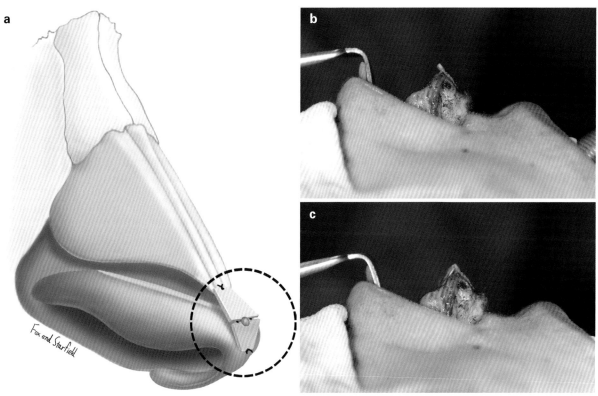

图9.67 （a~c）防止盾牌移植物向头侧弯曲的阻挡移植物

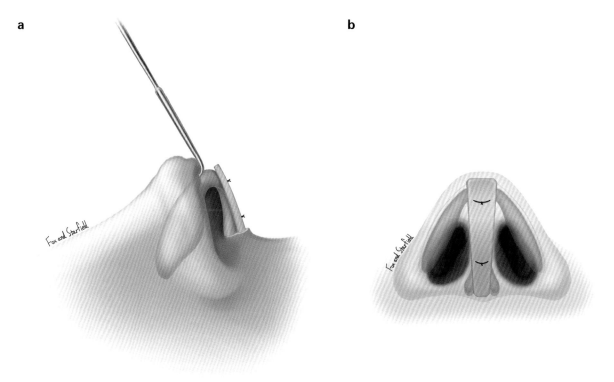

图9.68 （a、b）延长的盾牌移植物

鼻小柱支撑移植物

鼻小柱支撑移植物是常用于增加鼻尖突出度的结构性移植物之一。将切取的软骨雕刻成直柱状并固定在内侧脚之间（图9.69）。

手术技巧

软骨的切取

在供体软骨中，鼻中隔软骨最常用于制作所需的直形软骨。如果无法切取鼻中隔软骨，则可以用耳郭软骨或肋软骨制作移植物。

对于单纯切取鼻中隔软骨，建议采用背侧入路。与内侧脚间入路相比，背侧入路可最大限度地减少对鼻尖支撑性结缔组织的损伤，例如脚间软组织、膜性鼻中隔和脚板部-鼻中隔尾侧连接。因此，使用背侧入路可将鼻尖下垂的风险降到最低（请参阅第1章）。

对于弱且/或薄的鼻中隔软骨，重要的是要使用已切取的鼻中隔软骨的最厚部分。鼻中隔软骨较厚的下部通常是切取该移植物的好位置（图9.70）。该移植物的宽度应为3~4mm，长度应为12~25mm。移植物后端应弄圆，以减少移植物与前鼻棘（ANS）之间的咔嗒声（图9.71）。对于固定型的支撑移植物，可以将移植物的后端缝合到ANS上，以避免这种咔嗒声。

当使用耳郭软骨作为供体移植物时，可以相对放置两层，以消除弯曲（图9.72）。

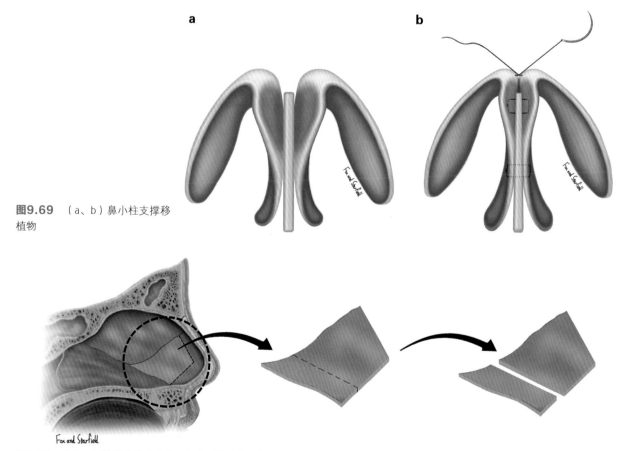

a   **b**

图9.69 （a、b）鼻小柱支撑移植物

图9.70 在鼻中隔软骨薄的患者中，鼻中隔软骨的下部最厚，故应切取该部分用作鼻小柱支撑移植物

固定型鼻小柱支撑移植物

（1）在长的固定型中，支撑移植物应比鼻翼穹隆的高度长。将移植物插入内侧脚间的缝隙后，可以向上拉内侧脚和鼻翼穹隆并将其固定到移植物的前端。然后，整个下外侧软骨可以悬浮在移植物尖端，从而产生坚固的鼻尖突出（图9.81）。这是下外侧软骨的直接悬吊，用于鼻尖突出（有关鼻尖突出技术的更多详细说明，请参见第10章）。

（2）鼻尖皮肤厚在亚洲人中并不罕见。由于厚皮肤无法很好地拉伸，并且内侧脚和脚板部很容易向下压缩，软骨盖板移植物或外侧脚的内侧脚化可能无法充分突出鼻尖（图9.53b）。较短的固定型鼻小柱支撑移植物可抵抗上方鼻尖皮肤的压力从而防止这种突出度减少（图9.82）。如果内侧脚不薄弱，则支撑移植物不需要达到鼻翼穹隆部，可以做得短一些，跨越内侧脚中部与脚板部之间的距离即可。

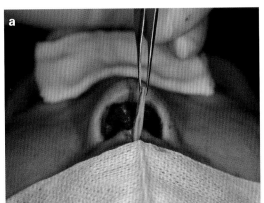

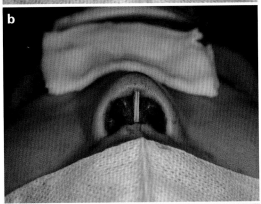

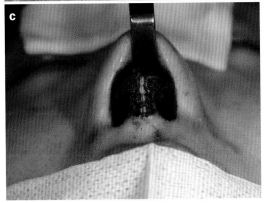

9.81　（a~c）长固定型鼻小柱支撑移植物

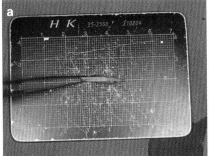

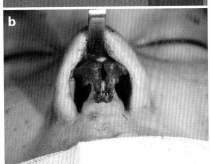

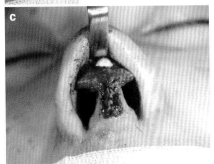

图9.82　使用短的固定型鼻小柱支撑移植物来防止内侧脚/脚板部被软骨盖板移植物压低。（a）用两层耳郭软骨制作的短的鼻小柱支撑移植物。（b）移植物固定到前鼻棘（ANS）上，移植物的前端达到内侧脚中部。该移植物可防止内侧脚受压。内侧脚前半部结实牢固，没有任何扭曲；无须支撑移植物的支撑。（c）移植物被固定到内侧脚

综上所述，悬浮型支撑移植物适用于矫正扭曲的内侧脚，而固定型支撑移植物则可用于防止内侧脚受压。固定型支撑移植物对伴有厚皮肤和短鼻小柱的低鼻尖患者尤其重要。

鼻小柱支撑移植物可以单独使用，也可以与其他软骨移植技术结合使用。在亚洲患者中，由于下外侧软骨小，因此经常使用其他软骨移植技术（例如，软骨盾牌移植物或盖板移植物）（图9.83）。

鼻小柱支撑移植物引起的鼻尖头侧旋转

使用鼻小柱支撑移植物突出鼻尖与鼻尖的头侧旋转有关。鼻小柱支撑移植物引起的这种鼻尖头侧旋转可用于纠正下垂的长鼻尖。但对于轻度短鼻或轻度鼻翼退缩的患者，由于头侧旋转会进一步缩短鼻背长度，并使鼻孔更加可见，因此是不可取的。

预防或纠正头侧旋转的方法按有效性增加的顺序依次为外侧脚跨越缝合、防旋转缝合和防旋转移植物植入（图9.84）。本章前面已经介绍了使用缝合技术进行的尾侧移动。要使用缝合技术使穹隆向尾侧旋转，外侧脚应具有足够的强度。否则，缝线的拉力可能会导致外侧脚的屈曲变形。如果外侧脚确实弯曲，则应使用外侧脚盖板移植物来支撑外侧脚，或者应使用防旋转移植物。

可以改良鼻小柱支撑移植物，以防止穹隆向头侧旋转。改良的移植物包括L形鼻小柱支撑移植物和手柄形鼻小柱支撑移植物。这两种改良的移植物都是固定型的支撑移植物，通过将穹隆自由放置到移植物前端来防止头侧旋转。

鼻小柱支撑移植物的适应证和目的

（1）这种移植物的最佳适应证是增加伴有短鼻小柱、下鼻点退缩且鼻唇角为锐角的鼻的鼻尖突出度。

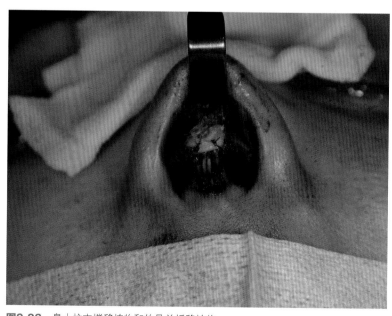

图9.83　鼻小柱支撑移植物和软骨盖板移植物

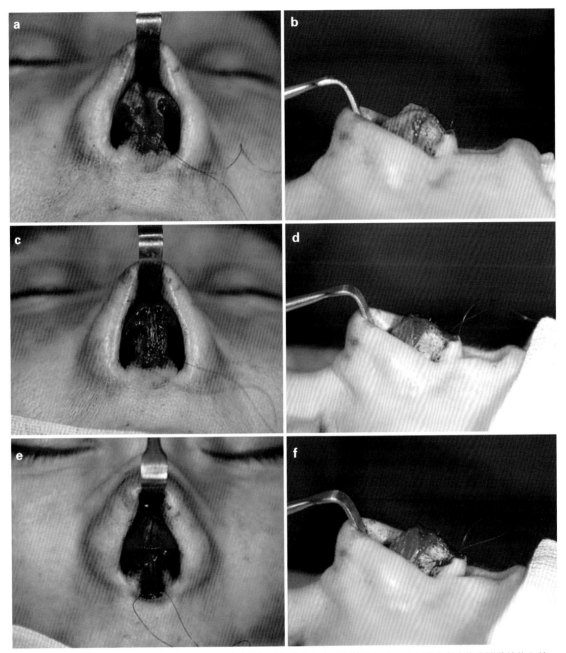

图9.84　使用外侧脚跨越缝合来抵消鼻小柱支撑移植物引起的鼻尖向头侧旋转。（a、b）植入鼻小柱支撑移植物之前。（c、d）支撑移植物使鼻尖向头侧旋转。（e、f）外侧脚的跨越缝合使鼻尖向尾侧旋转

（2）矫正内侧脚和中间脚的不对称。

（3）延长短的鼻小柱。

（4）加强并稳定薄弱的内侧脚，为缝合技术和软骨盖板/盾牌移植物提供坚实的基础。

（5）抵抗降鼻中隔肌引起的鼻尖下垂（微笑鼻尖）。

L 形鼻小柱支撑移植物

　　该移植物是固定型支撑移植物的改良形式（图9.85）。

将切取的鼻中隔软骨制备成L形。支撑杆的水平部分用5-0 PDS缝线固定到鼻中隔尾端（图9.86）。然后将支撑杆的垂直部分放置在两个下外侧软骨之间。下外侧软骨根据所需幅度（向尾侧、头侧或前方）推进。沿支撑杆的垂直部分在多个点与穹隆部和内侧脚缝合。

该技术的优点在于，放置移植物的前端时具有很大的自由度，从而可以防止穹隆的头侧旋转。这种很大的自由度使该支撑移植物可用于突出鼻尖以及矫正短鼻和长鼻（图9.87、图9.88）。此外，L形的鼻小柱支撑移植物固定到鼻小柱基底上，可用于矫正退缩的鼻小柱基底。

由于这是单侧移植物，因而在鼻中隔尾端薄弱的患者中可能会导致鼻中隔尾端偏曲和/或移植物移位。继而可能导致鼻小柱歪斜和鼻孔不对称（图9.89）。为了避免这种情况，需要使用小的板条移植物来支撑鼻中隔尾端的对侧（图9.90）。

手柄形鼻小柱支撑移植物

手柄形鼻小柱支撑移植物也是固定型支撑移植物的改良形式（图9.91）。

首先，将标准的固定型鼻小柱支撑移植物放置在两个内侧脚之间的间隙内。微型撑开移植物以直角连接到支撑移植物前端的两侧（图9.92）。将微型撑开移植物固定到鼻中隔背侧，以便将鼻小柱支撑移植物的前端定位在术者想要的确切位置，并通过鼻小柱支撑移植物防止穹隆向头侧旋转。有时，旗形支撑移植物可以使用单侧的微型撑开移植物来植入（图9.93）。

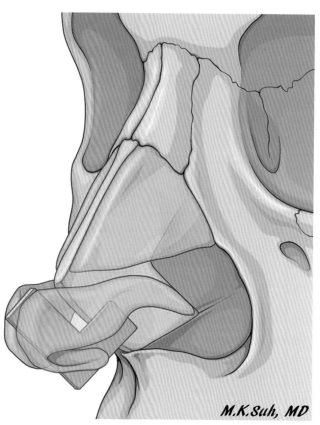

M.K.Suh, MD

图9.85 L形鼻小柱支撑移植物

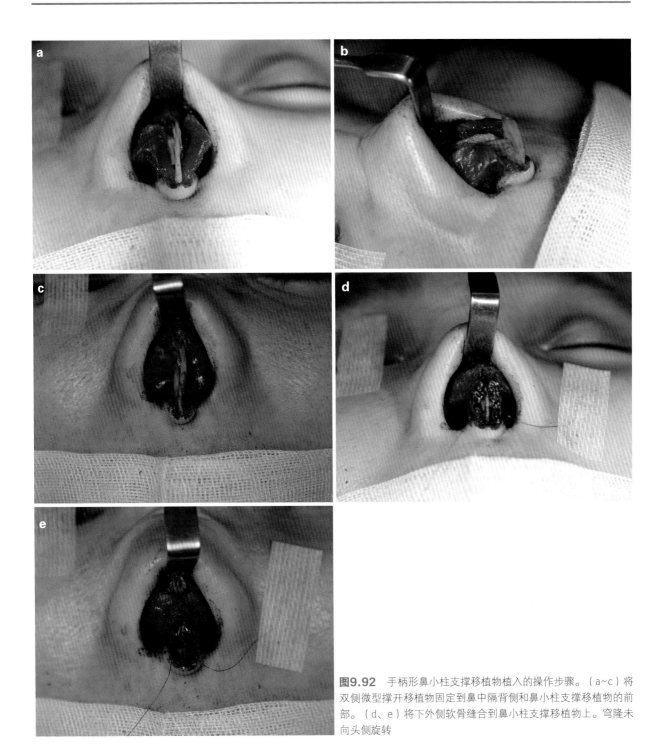

图9.92 手柄形鼻小柱支撑移植物植入的操作步骤。（a~c）将双侧微型撑开移植物固定到鼻中隔背侧和鼻小柱支撑移植物的前部。（d、e）将下外侧软骨缝合到鼻小柱支撑移植物上。穹隆未向头侧旋转

撑开移植物的适应证

（1）形成更明确的鼻背美学线。

（2）矫正鼻中隔背侧或上外侧软骨的偏斜。

（3）防止驼峰截除术和截骨术后上外侧软骨的内侧移位或中鼻拱塌陷（倒V形畸形）。

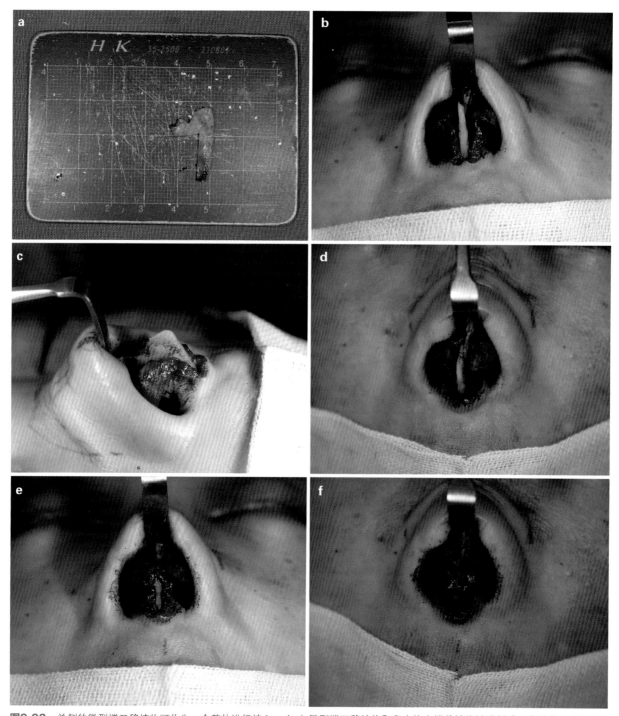

图9.93 单侧的微型撑开移植物可作为一个整体进行植入。（a）微型撑开移植物和鼻小柱支撑移植物被雕刻成一个整体。（b~d）将移植物放置在两个内侧脚之间。将微型撑开移植物部分固定到鼻中隔背侧的右边。（e、f）将内侧脚和穹隆固定到支撑移植物上

（4）矫正已存在的内鼻阀功能不全。

（5）使鼻尖反向旋转（鼻中隔延伸移植物的延伸撑开型）。

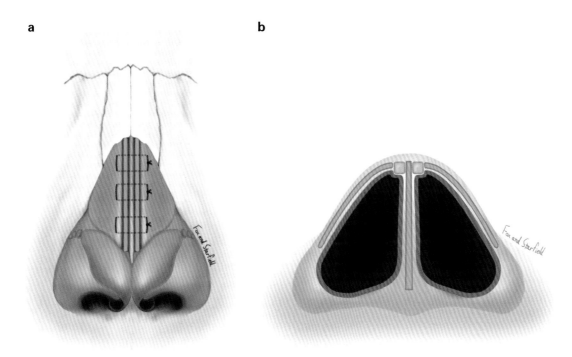

图9.94 （a、b）撑开移植物

鼻中隔延伸移植物

由Byrd等首先提出的鼻中隔延伸移植物是一种可用于鼻延长、鼻尖突出和旋转的非常有用的技术。延伸移植物被固定到鼻中隔尾端或背侧，可以形成非常牢固的结构性移植物。由于这种结构上的稳固性，它被认为是一种在下外侧软骨薄弱而小的亚洲患者中维持鼻尖突出和延长的非常有效且可靠的技术。

在亚洲国家，鼻中隔延伸移植物的主要用途是短鼻矫正，其次为鼻尖突出和鼻小柱突出。

鼻中隔延伸移植物的类型

Byrd提出了3种类型的鼻中隔延伸移植物（图9.96）：

（1）延伸撑开型。

（2）板条型。

（3）直接延伸型。

延伸撑开型移植物放置在鼻中隔背侧和上外侧软骨之间（图9.97）。这可以是单侧移植或双侧移植。将单侧移植物放置在鼻中隔背侧的凹面，对矫正背侧偏斜和短鼻很有用（图9.98）。为了使移植物的尾端与下外侧软骨穹隆相接，移植物应制备成曲棍球棒形（图9.99）。

板条型移植物相对容易雕刻和固定。由于板条型移植物结构稳定，因此是最常见的鼻中隔延伸移植物类型。该移植物被固定到鼻中隔尾端或鼻中隔尾端–鼻中隔角–鼻中隔背侧（图9.100），可用于鼻尖延长和鼻小柱突出。

根据移植物尾端的放置位置，该移植物可以延长鼻子或延长并突出鼻子。也可以不延长而只突

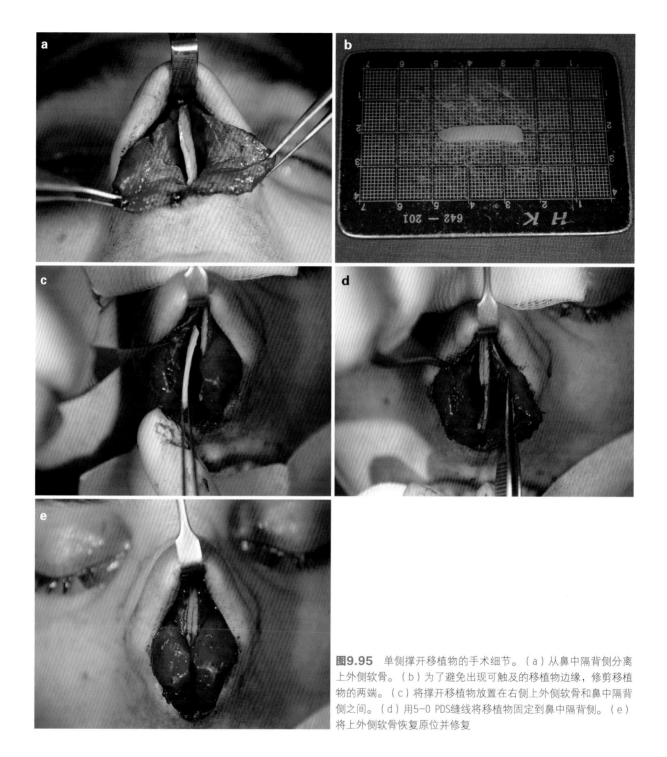

图9.95 单侧撑开移植物的手术细节。（a）从鼻中隔背侧分离上外侧软骨。（b）为了避免出现可触及的移植物边缘，修剪移植物的两端。（c）将撑开移植物放置在右侧上外侧软骨和鼻中隔背侧之间。（d）用5-0 PDS缝线将移植物固定到鼻中隔背侧。（e）将上外侧软骨恢复原位并修复

出鼻尖，还可以改善鼻小柱突出度（图9.101）。这种自由确定尾端位置的能力使得板条型鼻中隔延伸移植物非常有用。

对于直接延伸型移植物，通过水平"8"字形缝合直接将移植物固定到鼻中隔尾端边界上。据研究认为，这种类型的移植物不能维持鼻尖突出，仅用于移植软骨量有限的情况。

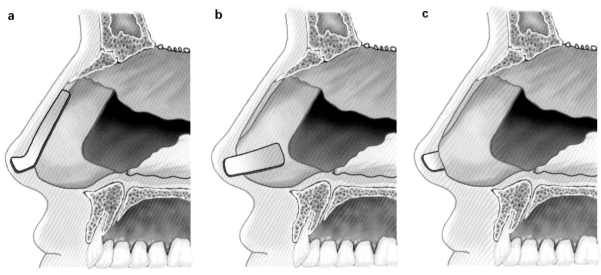

图9.96　鼻中隔延伸移植物的3种类型。（a）延伸撑开型。（b）板条型。（c）直接延伸型

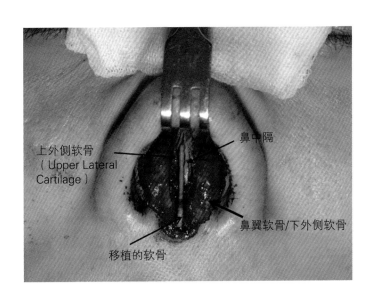

图9.97　延伸撑开型鼻中隔延伸移植物（单侧移植）

手术技巧

获取软骨

　　鼻中隔延伸移植物最常见的供区是鼻中隔。剥离双侧黏软骨膜瓣后，切取足够量的鼻中隔软骨，至少保留10~12mm的背侧和尾侧L形支架以支撑中鼻拱。鼻中隔软骨的切取已经在第4章中详细讨论。

　　如果无法获取鼻中隔软骨，则可以使用自体肋软骨或同种异体肋软骨进行延伸移植（参见第12章）。

移植物雕刻

　　当获取的鼻中隔软骨足够大时，可以将其分割为两个独立的移植物：鼻中隔延伸移植物和鼻尖盖板/盾牌移植物。如果获取的软骨不够大，则应保留该软骨以用作鼻中隔延伸移植物。

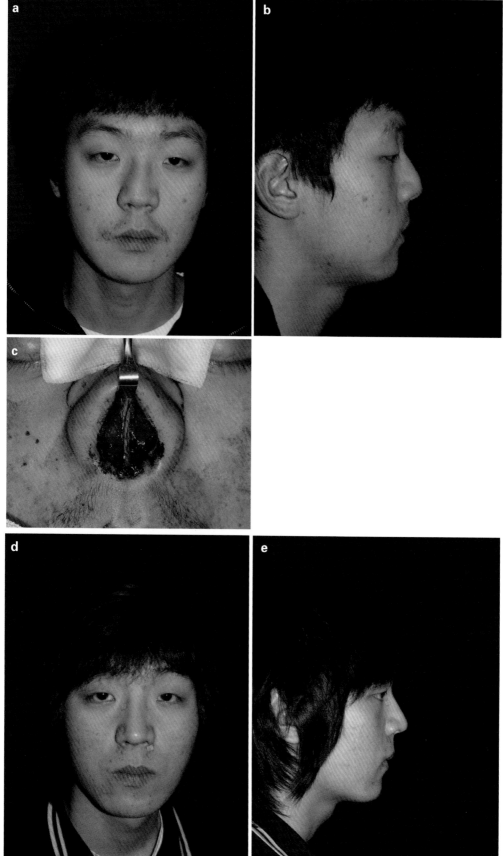

图9.98 延伸撑开型鼻中隔延伸移植物（单侧移植）。（a、b）该患者上外侧软骨偏斜，伴鼻尖下垂。（c）单侧延伸撑开型鼻中隔延伸移植物放置在鼻中隔背侧的左边。（d、e）该移植物在突出和延长鼻尖的同时矫正了上外侧软骨的偏斜

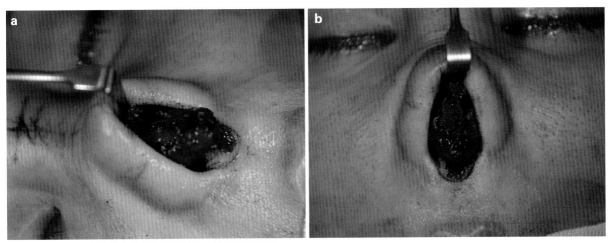

图9.127　（a、b）防旋转移植物可延长鼻尖并分开外侧脚

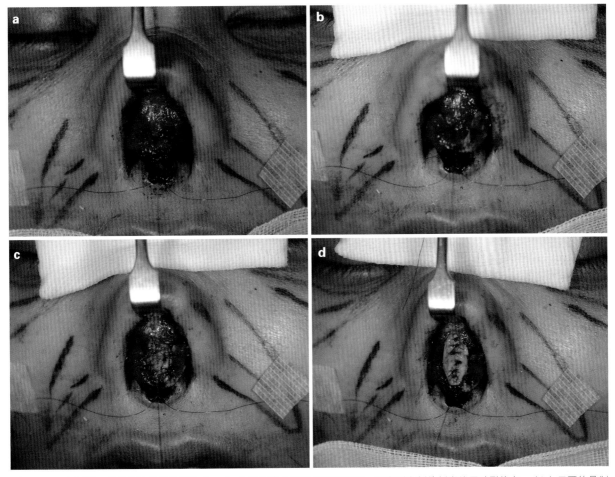

图9.128　鼻翼撑开移植物和防旋转移植物。（a）放置鼻小柱支撑移植物后，观察到左侧外侧脚处于破裂状态。（b）用耳软骨制作的外侧脚盖板移植物重建左侧外侧脚。（c）使用耳软骨进行鼻翼撑开移植。（d）在鼻翼撑开移植物的顶部进行防旋转移植物植入

防旋转移植物的难题

防旋转移植物移植中遇到的问题包括移植物弯曲、外侧脚薄弱、鼻中隔尾侧低、鼻中隔尾侧高和鼻中隔尾侧短。

移植物弯曲

薄弱的移植物可能会在纵向压迫下弯曲，导致无法实现可预测的鼻尖尾侧重新定位。弯曲的移植物应加上额外的一层软骨来支撑，该软骨的长度必须比弯曲的长度稍长（图9.129）。

外侧脚薄弱

对于先天薄弱的外侧脚，或如果外侧脚因先前的手术而被破坏，防旋转移植物可能无法使鼻尖充分地向尾侧旋转。在这种情况下，必须使用外侧脚盖板移植物或外侧脚支撑移植物来加强外侧脚，以支撑随后放置的防旋转移植物（图9.128）。

鼻中隔尾侧高度低

对于较低的鼻中隔尾侧，防旋转移植物可能无法充分地向尾侧旋转鼻尖。此外，移植物更容易因鼻中隔低而弯曲。因此，在放置防旋转移植物之前，应通过将耳甲软骨移植物放置在上外侧软骨和鼻中隔背侧的方法来增加鼻中隔尾侧的高度（图9.130）。

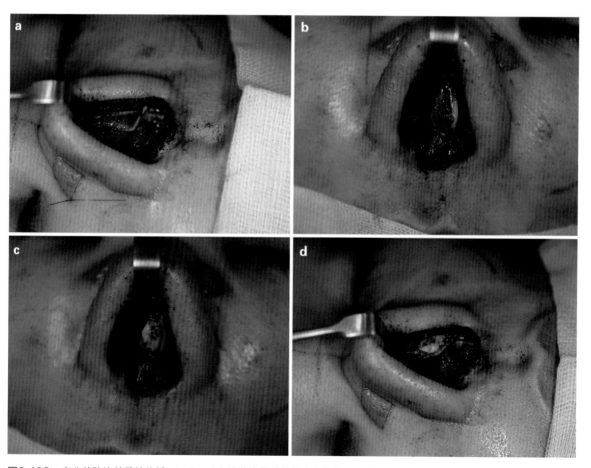

图9.129 弯曲的防旋转移植物矫正。（a、b）该防旋转移植物在中部发生了弯曲。（c、d）使用了额外的一层耳甲软骨来加固该区域并矫正弯曲

鼻中隔尾侧短

　　短而退缩的鼻中隔尾端可能无法提供足够的下方平台来固定防旋转移植物。在这种情况下，鼻中隔软骨或肋软骨可用作短的延伸撑开型单侧或双侧鼻中隔延伸移植物。防旋转移植物可以放置在该平台的上方（图9.131）。

如何管理此移植物引起的鼻尖上区凸起

　　防旋转移植物位于鼻中隔背侧的尾端和鼻尖上区域的上外侧软骨上。由此增加的厚度会导致鼻尖上区域凸起。下外侧软骨的穹隆高于鼻尖上区域，因而可能隐藏此凸起。如果确实出现凸起，则可以遵循以下步骤。

　　（1）降低鼻尖上区鼻中隔背侧：降低鼻中隔背侧软骨以弥补防旋转移植物增加的厚度（图9.132）。将上外侧软骨与鼻中隔背侧分离，并降低鼻中隔背侧，降低幅度与移植物厚度一样。然后将上外侧软骨重新连接到降低的鼻中隔背侧软骨上，在其上固定防旋转移植物。

　　（2）当使用假体植入物来增高鼻背时，不需要降低鼻中隔背侧，而可以将植入物的远端部分削薄，放在防旋转移植物上。另一种选择是使植入物的远端终止于防旋转移植物头侧缘（图9.133）。

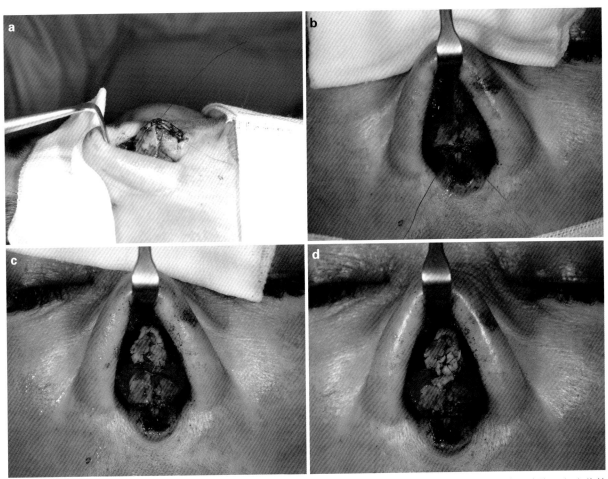

图9.130　防旋转移植物植入时鼻中隔尾侧高度低的问题。（a、b）在完成鼻小柱支撑移植后观察到鼻中隔远低于穹隆。（c）将单层耳甲软骨盖板移植物放置在鼻中隔背侧的尾端上。将防旋转移植物放置在盖板移植物上。（d）另外一层耳甲软骨移植物用于矫正防旋转移植物尾端部分的弯曲区域

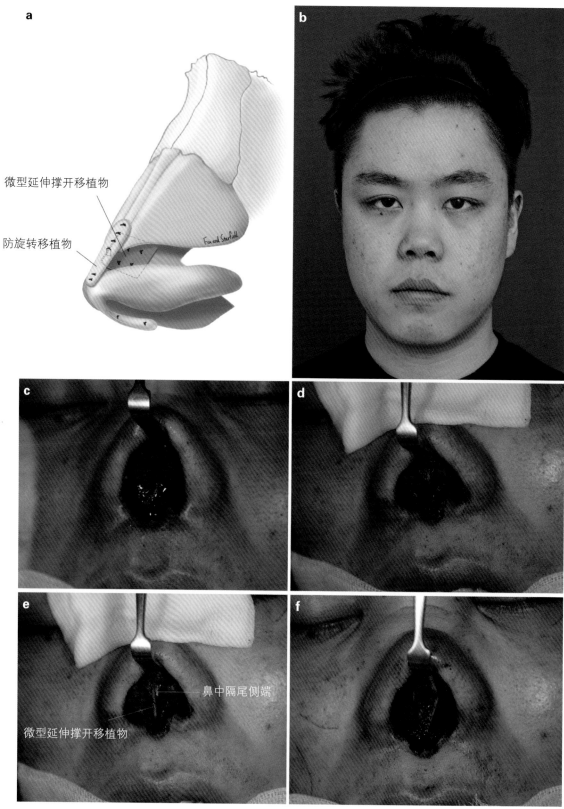

图9.131 防旋转移植物植入时鼻中隔尾端长度短的问题。（a）微型撑开移植物加防旋转移植物用于短的鼻中隔尾端的图示。（b~d）短鼻、鼻小柱退缩、鼻孔外露和鼻中隔尾侧短的患者。（e）将单侧微型延伸撑开移植物放置在鼻中隔尾端的右侧，以增加鼻中隔长度。（f）向尾侧牵拉下外侧软骨，将防旋转移植物固定到由鼻中隔背侧和微型撑开移植物形成的较小的下方区域

1.防旋转移植物的优点

防旋转移植物植入是矫正亚洲人短鼻的一种极好的技术，防旋转移植物具有以下优点：

（1）与鼻中隔延伸移植物相比，防旋转移植物具有柔软且可移动的优点。这是该技术的最大优势。

（2）在鼻中隔软骨小的患者中，与鼻中隔延伸移植物相比，鼻尖和鼻小柱偏斜的可能性较小。

（3）不论鼻中隔状态如何，都可以实施该技术。

（4）该移植物可同时矫正短鼻和鼻翼退缩。防旋转移植物的远端部分可以横向撑开下外侧软骨的外侧脚，其本质上起着鼻翼撑开移植物的作用。

（5）该技术可避免鼻中隔延伸移植物引起的鼻小叶和鼻翼中央化。因此，"女巫鼻"外观不是这种移植的并发症。

（6）翻修手术时可以轻松调整鼻尖长度。

如果防旋转移植物植入后患者抱怨鼻长度，则可以在翻修手术中轻松调整其长度，而鼻中隔延伸移植物植入时情况并非如此。

缩短鼻尖时，将防旋转移植物的尾侧部分从下面的下外侧软骨抬高。分离下外侧软骨并向头侧旋转以重新固定到防旋转移植物上（图9.134）。

延长鼻尖时，分离下外侧软骨，使其更向尾侧旋转，并固定到防旋转移植物上。如果需要额外的稳定性，则应切取耳甲软骨并将其作为延伸物放置在先前的防旋转移植物的尾侧缘处（图9.135）。

2.防旋转移植物的缺点

（1）对于初学外科医生来说，该技术具有更陡峭的学习曲线。

（2）尽管该移植物与鼻小柱支撑移植物结合使用可以使退缩的鼻小柱向尾侧突出，但鼻小柱突出的量小于鼻中隔延伸移植物所能达到的程度。因此，严重的鼻小柱退缩应使用鼻中隔延伸移植物进行矫正。

鼻翼缘移植物（鼻翼轮廓移植物）

沿着薄弱的鼻翼缘放置鼻翼缘移植物，以提供结构性支撑。该技术在下外侧软骨小且薄弱的亚洲患者中特别有用（图9.136）。移植物放置在没有软骨的鼻翼缘上，代表非解剖型结构支撑移植物。

手术技巧

鼻翼缘移植物的宽度无须太宽即可充分加强薄弱的鼻翼。宽度1.8~2mm伴长度10~15mm的移植物即充分。但要解决鼻翼退缩的问题，移植物应宽2~3mm。

鼻中隔软骨是最常推荐的移植物来源。应使用鼻中隔最薄的部分以防止表面不规则。鼻中隔软骨的替代选择包括外侧脚的头侧部分、耳软骨和肋软骨。由于亚洲患者的皮肤厚，较厚的耳软骨不是重要问题。但是，对于皮肤较薄的患者，必须确保移植物不会通过皮肤显形。将移植物的外侧端雕刻成圆形且较窄可有助于将移植物插入植入腔中。

为了防止移植物透过皮肤可见，并避免在植入腔形成过程中刺伤皮肤，应使移植物的植入腔更

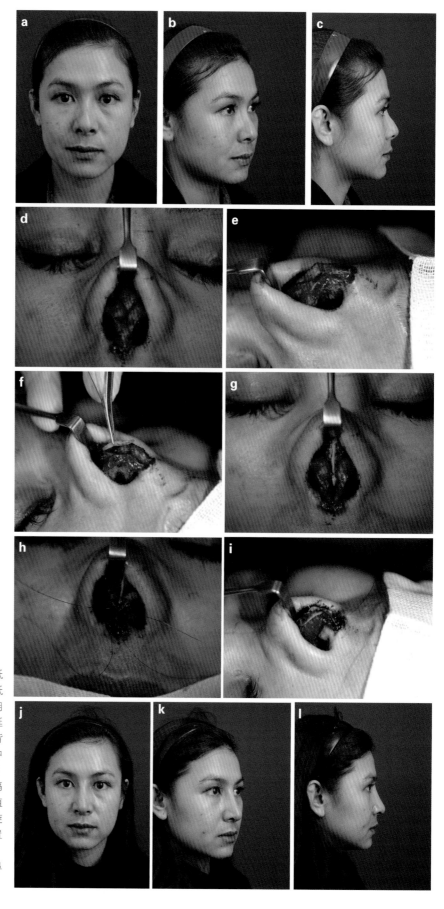

图9.132 防旋转移植物植入时降低鼻尖上区。（a~c）该患者表现为低鼻根和短的朝天鼻。手术计划包括用植入物增高鼻根和用防旋转移植物延长鼻尖。（d、e）鼻尖上区鼻中隔背侧凸起。（f）将上外侧软骨从鼻中隔背侧分离，并降低鼻中隔。（g）将上外侧软骨修复至降低的鼻中隔背侧。（h）伞状的鼻小柱支撑移植物既可以支撑鼻尖也可以支撑防旋转移植物。（i）防旋转移植物放置在降低的鼻尖上区鼻中隔背侧上方。（j~l）术后照片显示鼻根清晰，鼻尖延长，鼻尖上区无任何凸起

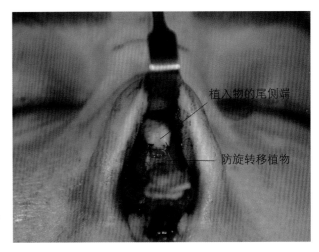

图9.133 防旋转移植物和硅胶植入物。植入物的远端终止于防旋转移植物的头侧缘

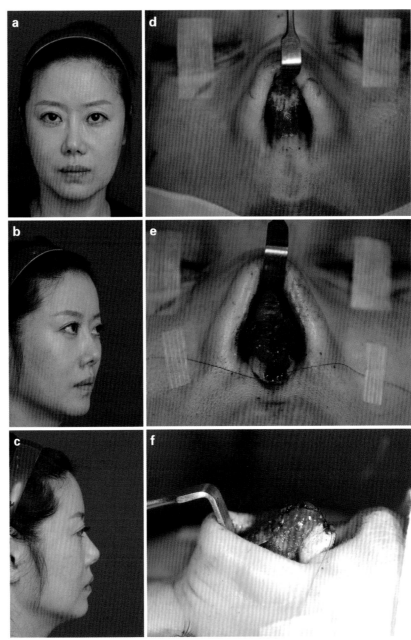

图9.134 防旋转移植物植入术后缩短鼻尖的翻修术。（a~c）该患者因瘢痕挛缩和几次不适当的鼻尖整形手术而出现鼻尖上翘和夹捏畸形。（d~f）使用鼻小柱支撑移植物和防旋转移植物改善鼻尖畸形。（g~i）在（术后）6个月时，鼻尖保持延长状态，夹捏畸形持续改善。但是，患者感到鼻子太长，希望短一些。（j~l）将防旋转移植物的尾侧部分从下面的下外侧软骨抬高。分离下外侧软骨以使其轻微向头侧旋转。然后，将下外侧软骨再次固定到防旋转移植物上。（m~o）翻修术后6个月，鼻尖仍然保持缩短状态

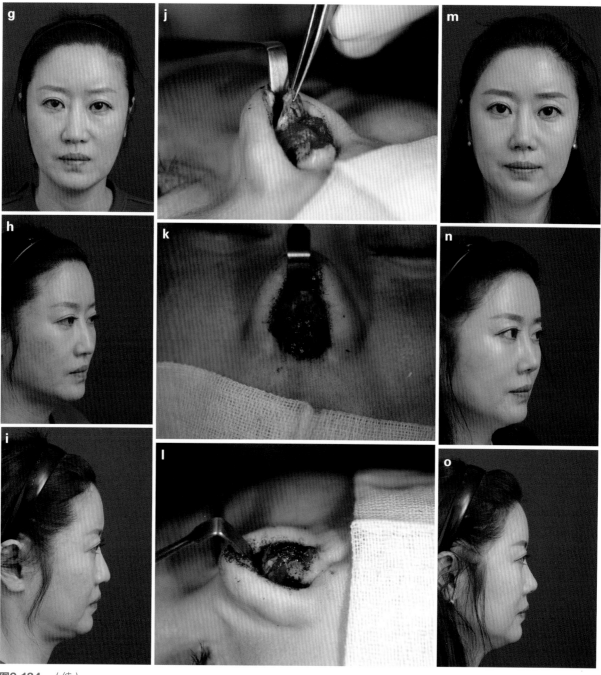

图9.134 （续）

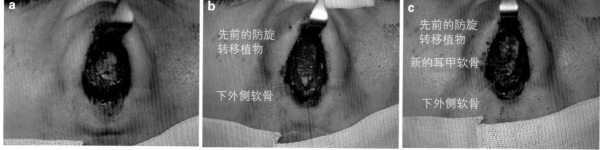

图9.135 防旋转移植物植入术后延长鼻尖的翻修术。（a、b）分离下外侧软骨，使其更向尾侧旋转。（c）将耳甲软骨作为延伸物放置在先前防旋转移植物的尾侧缘

骨是最后的选择。由于耳甲软骨具有弯曲度，并且比其他软骨更薄弱和更短，因此它不是最佳选择。相对较长的耳甲艇软骨可以用作移植物的替代来源，因为它的弯曲度小于耳甲腔软骨，并且可以从单一供区部位取出较长的对称软骨条。移植物的宽度为3~4mm。

　　首先分离和修剪（必要时）外侧脚的头侧部分，并从鼻籽状软骨（鼻副软骨）中分离出外侧脚（图9.145）。这样就可以进入外侧脚的下面。进一步解剖将外侧脚的后部提起，使其远离下面的鼻前庭黏软骨膜衬里。在不需要移动外侧脚的情况下，这种移植物的目的是弄平并加强外侧脚，在沿着外侧脚和穹隆区的尾侧缘附上鼻衬里之后，进一步在外侧脚的下方创建一个用于放置移植物的植入腔。对于尾侧端移动，从下面的鼻衬里完全分离外侧脚并将其提起。然后将雕刻的软骨移植物插入该植入腔中，即在外侧脚下方（衬垫方式）。移植物前端的位置根据外侧脚的强度而变化，从外侧脚的前部到后2/3。然后用5-0 PDS缝线将移植物缝合到外侧脚上。移植物的内侧部分支撑外侧脚，而外侧部分支撑铰链区。

　　外侧脚支撑移植物可以矫正外侧脚的头侧端错位和鼻翼退缩。在需要将外侧脚从其原始位置向尾侧端移动的情况下，术者可以将固定到外侧脚的移植物向尾侧移动，并且应将移植物的外侧部分放在梨状孔边缘水平形成的植入腔中。在这种情况下，需要更长的移植物，以便为重新定位的外侧脚提供结构性支撑。

外侧脚支撑移植物的效果

　　（1）外侧脚扁平化至移植物的弯曲度，这与外侧脚盖板移植物的效果不同。

　　（2）该移植物可以消除鼻尖的球形轮廓。

　　（3）该移植物可加强薄弱的外侧脚。

　　（4）该移植物可以向尾侧重新定位外侧脚。

　　（5）该移植物可以使鼻尖突出。

外侧脚支撑移植物植入的适应证

　　（1）矫正外侧脚突出，这是盒形鼻尖的矫正。

　　（2）矫正外侧脚凹陷和鼻翼塌陷（外鼻阀塌陷）。

　　（3）矫正夹捏鼻尖/鼻翼。

　　（4）矫正外侧脚错位和/或鼻翼退缩。

　　这种移植物的缺点之一是会使鼻孔感觉较厚，特别是从鼻孔内部评估时。

鼻翼板条移植物

　　鼻翼板条移植物是一种薄的椭圆形软骨移植物，沿着鼻翼侧壁放置，通常刚好在下外侧软骨的外侧脚上方或在外侧壁薄弱的区域（图9.146）。鼻翼板条移植物植入的目的是防止鼻翼塌陷并在没有软骨的地方支撑鼻孔边缘。由此而论，该移植物可以归类为非解剖型结构支撑移植物。因此，移植物的确切位置可以根据鼻翼侧壁的薄弱或夹捏区域进行调整。

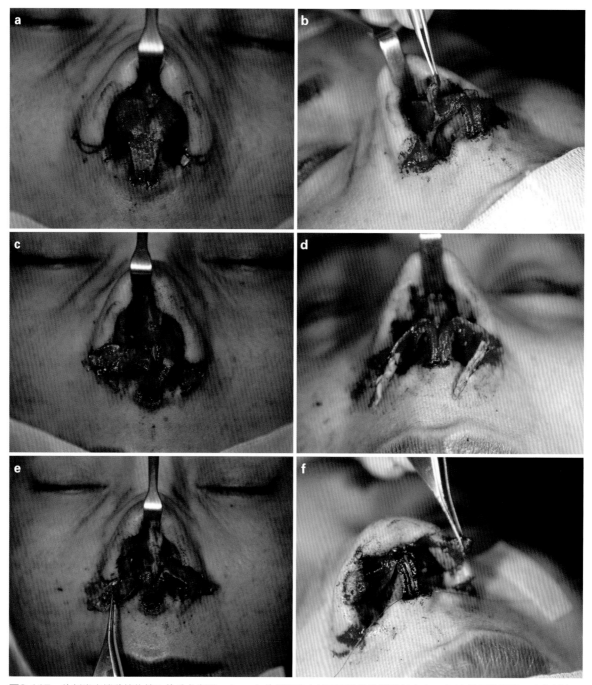

图9.145 外侧脚支撑移植物植入的手术步骤。（a~c）外侧脚完全从下面的鼻黏膜解剖出来。（d）将耳软骨放置在外侧脚下方并缝合到外侧脚。（e、f）固定在外侧脚上的移植物被拉向尾侧端。将移植物的侧翼插入梨状孔水平处形成的囊袋中

手术技巧

闭合式入路或开放式入路均可植入鼻翼板条移植物。移植物应放置在尽可能多的皮肤和软组织覆盖下的较深位置，以防止移植物通过皮肤显形。

移植物供区是软骨的常见来源（耳、鼻中隔和肋骨）。鼻中隔软骨是最优选的，但是耳甲软骨也是相当好的供体来源。保留肋软骨用于制备坚固的移植物。

软骨被雕刻成椭圆形。移植物的宽度和长度取决于鼻翼薄弱的程度（图9.147）。将移植物边缘修整成斜面，以最大限度地减少移植物透过鼻翼皮肤显形的风险。

鼻翼板条移植物的长度通常短于外侧脚移植物。移植物必须大于夹捏区域或薄弱区域。但是，植入腔不应比移植物本身更宽，以最大限度地减少移植物移动。移植物不需要固定，特别是通过闭合式入路进行操作时。对于开放式入路或如果有移动的可能性，可以将移植物固定到外侧脚上或使用导引缝合（Pullout suture）进行固定。

鼻翼板条移植物的效果

鼻翼板条移植物为薄弱的鼻翼侧壁和塌陷的外鼻阀增加了支撑。该移植物还可以改善鼻尖夹捏畸形的轮廓。

鼻翼板条移植物的适应证

（1）原发性或医源性鼻尖夹捏畸形。

（2）外鼻阀功能不全。

鼻翼撑开移植物

鼻翼撑开移植物是放置在两侧下外侧软骨穹隆之间的跨越移植物。它用于撑开塌陷或向头侧错位的外侧脚（图9.148）。

手术技巧

最好的移植物材料是鼻中隔软骨。如果无法使用鼻中隔软骨，则耳甲软骨也是一种不错的选择。

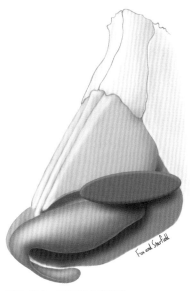

图9.146 鼻翼板条移植物

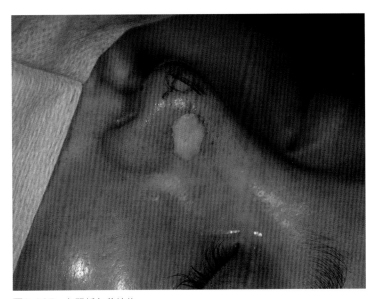

图9.147 鼻翼板条移植物

　　将移植物制作成条形或三角形，并放置在两侧下外侧软骨之间，以使外侧脚向外侧移动（图9.149）。移植物固定到下面的鼻中隔软骨背侧中部，移植物的远端用5-0 PDS缝线固定到外侧脚头侧缘的前庭侧。太长的移植物会导致鼻翼外张（Alar flaring）。可以将切碎的软骨放置在移植物的头侧边缘附近，以覆盖任何背侧不规则。

效果

　　（1）该移植物可以向两侧撑开错位的外侧脚。

　　（2）该移植物可以支撑并抬高蜷缩或塌陷的外侧脚头侧缘。

　　（3）该移植物可以改善外鼻阀的功能。

　　（4）撑开作用：将切取的耳甲软骨雕刻成三角形的移植物。将该移植物放置在鼻中隔前角和上外侧软骨尾侧缘的表面。该移植物可以通过弹簧作用抬高上外侧软骨的尾侧缘，因而可以改善内鼻阀的功能（图9.150）。

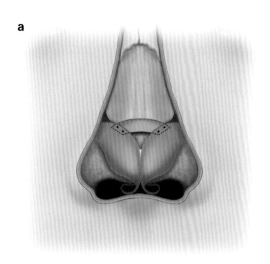

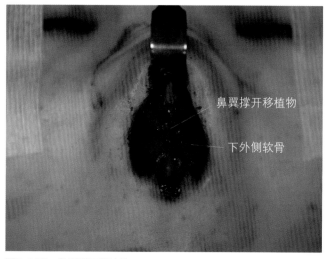

图9.149　鼻翼撑开移植物

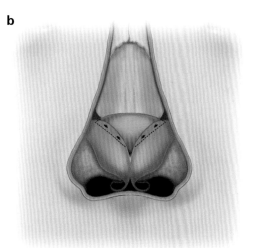

Fox and Starfield

图9.148　（a、b）鼻翼撑开移植物

适应证

（1）鼻翼塌陷和鼻尖夹捏畸形。

（2）外侧脚向头侧错位伴鼻翼退缩。

（3）鼻阀功能不全。

穹隆间移植物

穹隆间移植物放置在两侧下外侧软骨的两个穹隆之间，加宽了穹隆间距离，从而矫正狭窄的鼻尖（图9.151）。

穹隆下移植物

穹隆下移植物是一个矩形的软骨楔形物，放置在穹隆的下表面和下方的黏膜之间（图9.152）。该移植物支撑穹隆并可以矫正狭窄的鼻尖。

手术技巧

从穹隆下表面分离鼻前庭黏膜以形成植入腔。将一小片软骨［（1.5~3.0）mm×（5~8）mm］插入该植入腔中，并用6-0 PDS缝线缝合至穹隆部。

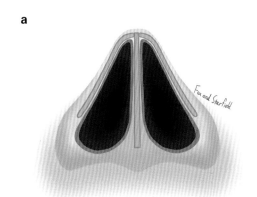
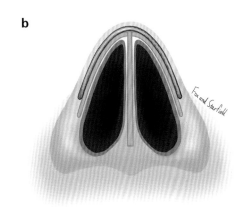

图9.150　（a、b）上外侧软骨的撑开移植物

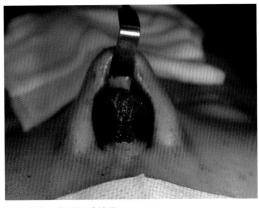
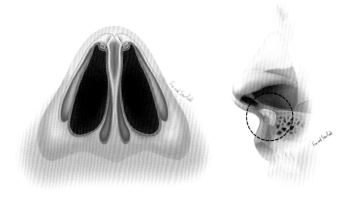

图9.151　穹隆间移植物

图9.152　穹隆下移植物。矩形软骨放置在穹隆和下方鼻前庭皮肤之间的植入腔中

图9.153　丰满移植物

丰满移植物

丰满移植物放置在前鼻棘的前面，以矫正锐性鼻小柱-上唇角（Columellolabial angle）（图9.153）。移植物可以用耳甲软骨、鼻中隔软骨和肋软骨制成，并且可以以块状软骨、压碎的软骨或颗粒软骨形式使用。

可以将移植物固定到前鼻棘上，但是最好创建一个精确而合适的植入腔，以便无须固定移植物。与移植物厚度相比，对于鼻唇角而言，相对突出量较小。仰卧位和术中组织肿胀会导致术者低估所需的突出量。因此，丰满移植物应进行过度矫正。

鼻尖旋转技术

鼻尖的头侧旋转

鼻尖的头侧旋转是矫正长鼻的一项基本技术。

鼻中隔尾侧端的楔形切除

长的鼻中隔尾侧端需要楔形切除。为了使鼻尖向头侧旋转，应更广泛地切除鼻中隔尾侧端的前部（图9.154）。

如果切除范围小，则无须干扰膜性鼻中隔。如果广泛地切除，则需要移除多余的膜性鼻中隔或使用可吸收缝线行连续褥式缝合，将外面的部分向后方重新铺放。多余的膜性鼻中隔若处理不当会导致术后膜性鼻中隔隆起和饱满。它还可使鼻尖向尾侧旋转。

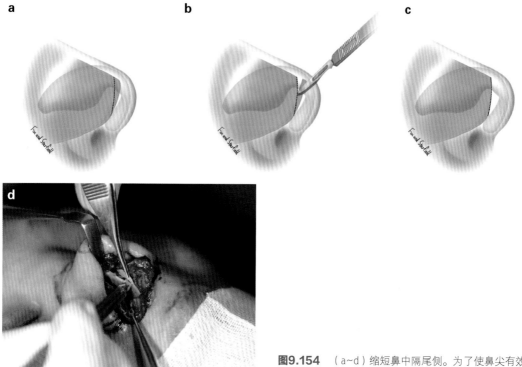

图9.154　（a~d）缩短鼻中隔尾侧。为了使鼻尖有效地向头侧旋转，从鼻中隔尾侧端更广泛地切除前段

外侧脚头侧的部分切除（头侧修剪）

外侧脚的头侧修剪会使鼻尖向头侧旋转（图9.155）。此外，此步骤会减少鼻尖体积和鼻尖上区的饱满。去除外侧脚的头侧部分可减少鼻尖体积的机制如下。

第一，头侧修剪减小了外侧脚的水平宽度。第二，两侧外侧脚之间的距离减小。第三，剩余的外侧脚尾侧部分的应力增加，这减小了外侧脚的凸度，从而进一步减小鼻尖体积。

切除范围可根据鼻子和患者的期望而有所不同。对于头侧旋转，要切除的范围由外侧脚的头侧缘与上外侧软骨之间的重叠量确定（图9.156）。

松解卷轴区后，标记要切除的外侧脚部分。首先对软骨进行刻画，然后使用Metzenbaum解剖剪将其切除（图9.157）。应保留至少6~7mm的外侧脚，以防止鼻翼塌陷。外侧脚的剩余部分承受的应力增加，这减小了凸度。因此，过度切除会导致鼻翼夹捏、鼻翼退缩、外鼻阀塌陷和鼻尖不对称。

即使外侧脚足够宽，术后瘢痕挛缩也可能使外侧脚弯曲变形和塌陷。因此，要保留的外侧脚宽度应根据软骨的厚度和强度而变化。如果预计会出现严重的瘢痕挛缩，应稍微修剪或根本不修剪头侧缘。由于瘢痕挛缩很难准确预测，外侧脚的头侧修剪应保守进行。在皮肤厚、下外侧软骨小而薄弱的亚洲患者中尤其如此。在白色人种患者中，头侧修剪是通常进行的鼻尖整形手术，但在亚洲患者中，它应该是高度选择性的手术。在亚洲患者中，该技术并不明显减少鼻尖体积，而是成为导致鼻尖夹捏、外鼻阀塌陷、鼻翼退缩和鼻尖不对称的常见原因。

缩短外侧脚

切除最外侧部分可能侧外侧脚向梨状孔移动（图9.158）。鼻前庭皮肤从外侧脚的最外侧部分的下方分离。切开暴露的外侧脚。然后将外侧脚的前肢置于后肢上方，并使用5-0 PDS缝线在叠加的位置行水平褥式缝合。外侧脚叠加的量取决于鼻尖的旋转或缩短程度。

a　　　　　　　　　　**b**

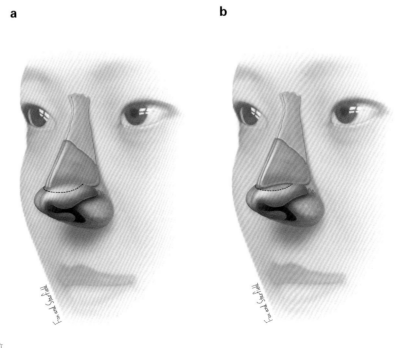

图9.155　（a、b）外侧脚的头侧修剪

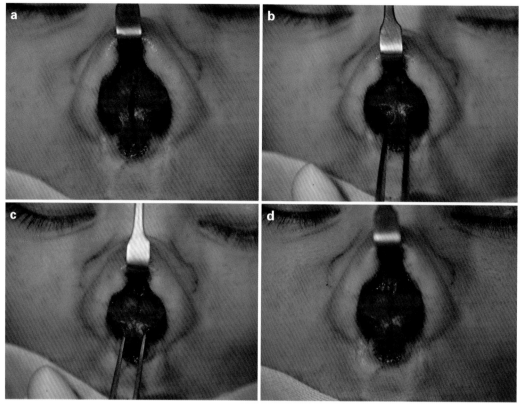

图9.156　头侧修剪，以使穹隆向头侧旋转。（a）长鼻子的外侧脚。（b、c）穹隆的头侧旋转将使外侧脚与上外侧软骨接触。标记干扰这一头侧旋转的外侧脚部分。（d）标记的头侧部分被切除

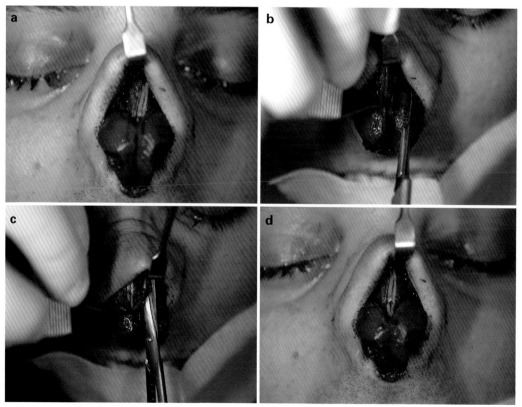

图9.157　外侧脚的头侧修剪。（a）标记需要修剪的外侧脚的头侧部分。（b）用刀片沿标记线雕刻外侧脚。（c）用Metzenbaum解剖剪切除头侧部分。（d）头侧修剪后的下外侧软骨

内侧脚偏斜或扭曲

在低鼻尖的亚洲患者中，内侧脚薄弱和扭曲很常见。但是，即使内侧脚是扭曲的，鼻小柱通常是直而短的。扭曲的内侧脚是鼻尖低的一个原因，而软骨盖板移植物可进一步扭曲和压缩这种内侧脚，使鼻尖的后缩进一步加重。

水平双褥式缝合可以拉直扭曲的内侧脚，但采用鼻小柱支撑移植物更为稳妥（图9.161）。第15章将进一步描述内侧脚偏斜的矫正。

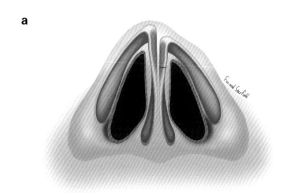
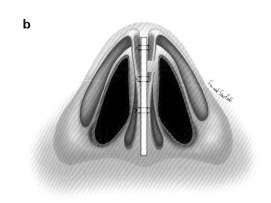

图9.160　（a、b）延长较短的内侧脚

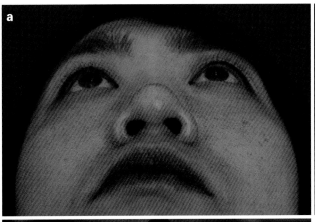
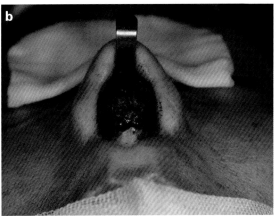
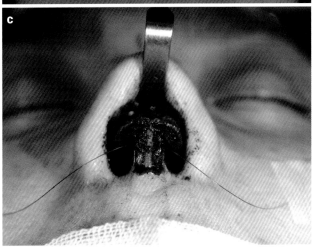

图9.161　（a~c）在该鼻尖低的患者中，鼻小柱短由内侧脚扭曲引起。将内侧脚变直，以增加鼻小柱的长度

不对称的外侧脚

外侧脚弯曲变形

外侧脚的轻微弯曲可以使用凹面控制缝合矫正（图9.44），而更严重的情况则需要应用外侧脚盖板移植物（图9.143）。如果外侧脚的凸面和凹面同时存在不对称，则可以采用不同的缝合技术来解决每个外侧脚的独有问题（图9.162）。

外侧脚长度不对称

对于长度不对称的外侧脚，将较短的外侧脚从铰链复合体上分离并向尾侧移位（图9.163），或者可以缩短较长的外侧脚。外侧脚缩短是在外侧脚最外侧进行的，需要重叠缝合（图9.158）。

外侧脚错位

外侧脚错位可导致鼻翼缘位置不对称（图9.15）。这种不对称可以通过释放卷轴区并向尾侧端重新定位错位的下外侧软骨来矫正。然后使用穹隆间缝合固定重新定位的软骨。

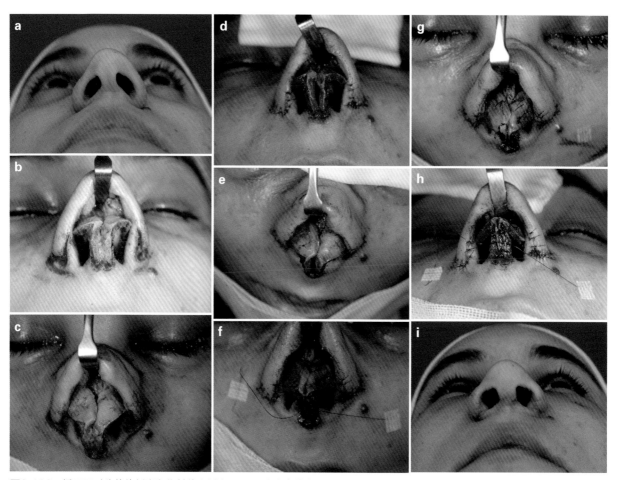

图9.162　矫正不对称的外侧脚和偏斜的内侧脚。（a）该患者的鼻翼壁和鼻孔不对称。（b、c）内侧脚偏斜。右侧外侧脚在中部弯曲，而左侧外侧脚呈凸形。（d）通过双褥式缝合拉直内侧脚。（e）右侧外侧脚行凹面控制缝合。（f）左侧外侧脚行凸面控制缝合。（g）将外侧脚盖板移植物（鼻中隔软骨）放置在左侧外侧脚上，以提供更多支撑。（h）外侧脚和内侧脚更加对称。（i）术后1周，鼻子显得更加对称

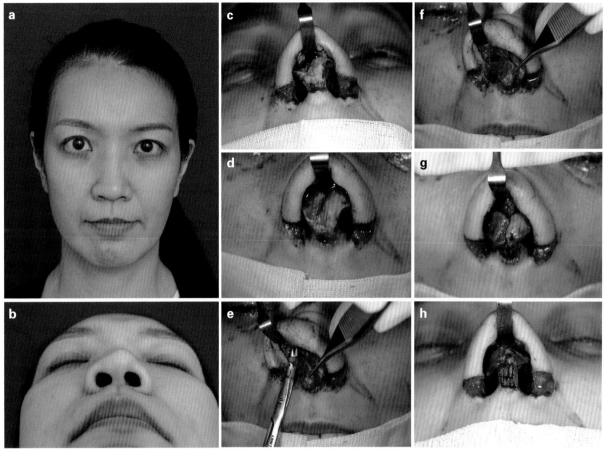

图9.163 矫正外侧脚的长度不对称。（a、b）该患者的鼻尖和鼻孔不对称。（c、d）右侧内侧脚短于左侧内侧脚。右侧外侧脚也短于左侧外侧脚。（e、f）将右侧外侧脚从铰链区分离，并拉向尾侧端。（g）行穹隆间和跨穹隆缝合以使两侧的脚保持在对称位置。（h）放置鼻小柱支撑移植物以矫正内侧脚的高度差异

皮肤和软组织厚的亚洲人的鼻尖整形

对于鼻尖整形，大部分的重点和精力都放在建立鼻部支架上。但是，皮肤和软组织被覆（Skin and soft-tissue envelope，SSTE）影响最终的手术结果，并可能限制骨骼框架的预期改善，因此对于它的厚度和质量的重要性，笔者一再强调也不为过。

与白色人种患者不同，鼻部皮肤厚在亚洲人中极为常见。鼻部皮肤厚降低了植入物显形的风险，而且明显减少了与植入物相关的问题。但是，皮肤厚很难形成鼻尖表现点。因此，在亚洲人鼻整形术中，鼻部皮肤厚既是优点，也是缺点。

概述

厚的皮肤和软组织被覆可以掩盖轻微的不规则、不对称和软骨移植物的轮廓，以及轻度的技术缺陷，并具有更大的误差范围。但是，厚的鼻尖皮肤遮掩由软骨和移植物产生的鼻尖表现点，因为它掩盖并模糊了下方的鼻部支架，导致缺乏细化的无固定形状的钝圆鼻尖。因此，皮肤厚是获得清晰鼻尖的明显障碍，并且可能成为术后失望的主要原因。

在大多数亚洲患者中，鼻部皮肤天生就很厚（即真皮成分明显多）。但是，皮肤厚也可归因于皮脂腺的过度活跃。鼻尖皮肤厚经常伴有小和突出度不足的下外侧软骨（图9.164）。这种鼻尖即使采用广泛的缝合技术和软骨移植物也不会发生明显的外部变化，并且对手术雕琢具有高度的抵抗性。

通过缝合技术和软骨移植物缩小球形鼻尖后，鼻尖皮肤会重新覆盖在软骨支架上，并随着时间的流逝继续缓慢收缩和变紧。这种收缩包裹的效果（Shrink-wrap effect）在厚皮肤和薄皮肤之间是完全不同的，较厚皮肤在骨骼支架上的适应性不如较薄皮肤。

另外，较厚的皮肤与术后水肿量更多且持续较长的时间有关。在某些情况下，水肿需要16个月才会完全消退，而在此之前可能看不到术后鼻子的最终外观。

厚皮肤的另一个潜在问题是，它更容易发生鼻整形术后纤维化综合征，特别是在皮肤皮脂腺厚的患者中。该综合征表现为软组织持续肿胀伴长期淋巴水肿，这些问题触发了软组织中的纤维化反应，从而增加了皮肤的厚度。鼻整形术后纤维化实际上破坏了外科手术中构建精致鼻尖的所有努力，并引起鼻尖变成球形的患者的严重抱怨。鼻整形术后纤维化综合征在第17章中讨论。

最后，与皮肤薄患者的鼻子相比，皮肤厚患者的鼻子更容易发生挛缩。

鼻部皮肤厚病理

鼻部皮肤和软组织被覆（SSTE）由皮肤、浅表脂肪层、纤维肌肉层、深部脂肪层和骨膜（软骨膜）层组成。厚的鼻部皮肤通常具有较粗大的毛孔，并伴有较厚的真皮层和脂肪层。但是，更重要的区别在于纤维肌肉层，它也厚得多。处理厚的球形鼻尖时，这一纤维肌肉层的切除是重要的手术步骤。

术前和术后皮肤处理

皮脂腺过度活跃伴毛孔粗大者应在鼻尖整形之前进行治疗（图9.165）。否则，鼻尖整形术可能导致不良后果，引起严重的水肿和纤维化。

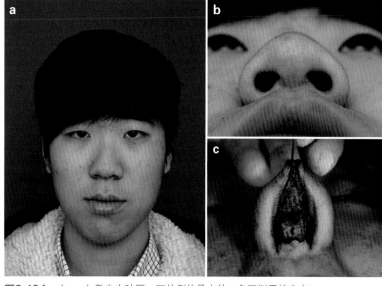

图9.164 （a~c）鼻尖皮肤厚、下外侧软骨小的一名亚洲男性患者

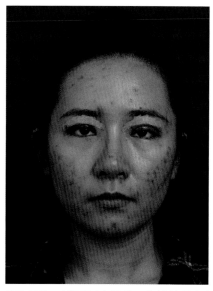

图9.165 皮脂腺过度活跃、毛孔粗大的患者

酒渣鼻和痤疮是可能会对手术结果产生负面影响的两种最常见的皮脂腺疾病。酒渣鼻的早期症状很容易被忽视。这是一种导致面部发红和血管可见的常见皮肤病，还会引起皮肤增厚、水肿和痤疮。该情况可能还会产生小的、红色的、充满脓液的肿块，这种现象在后期更为常见。酒渣鼻是一种难以治愈的慢性病，但皮肤炎症可以控制。外科医生必须能够识别出酒渣鼻患者，并了解这种情况会干扰鼻尖整形术后获得好的效果。

和酒渣鼻一样，痤疮也是一种炎症和皮脂腺疾病，应在手术前用维A酸（Retin A）或异维A酸（Accutane）治疗。异维A酸会延迟上皮形成和伤口愈合，并可能导致瘢痕增生。因此，建议不要在异维A酸治疗后的6个月内对患者进行手术，但这是有争议的。过去，笔者曾对手术前后异维A酸停药窗口期为共4周的患者们进行过手术，没有发生任何有害的结果。对于皮脂腺过度活跃的患者，皮肤磨削术或激光磨削术是不错的选择。在皮肤磨削术后，异维A酸可引起伤口愈合问题。因此，任何磨削手术都应在开始使用异维A酸之前进行，或者应该在停用异维A酸至少1年后进行。

Kosins和Obagi曾报道过用水杨酸、机械磨砂膏、α–羟基酸和维A酸类联合对油性皮肤进行预处理的情况。他们认为，预处理方案可缩小皮脂腺，减少皮肤炎症和肿胀，并改善愈合情况。该预处理在术前至少6周开始，以优化软组织被覆用于鼻整形术。该方案在术前5天停止，并在术后10天重新开始。皮肤的这种"一般性修复"总共要持续5个月。对于有质地问题的较厚的油性皮肤患者，相同的研究者们建议在术后3~6周联合使用三氯乙酸剥脱和二氧化碳激光收缩毛孔并使皮肤质地平滑，以达到换肤目的。皮肤剥脱有效地减小毛孔孔径，而激光减小真皮的厚度并使上覆表皮的轮廓平滑。

手术原则

处理厚的鼻部皮肤的主要手术技巧是最大限度地减少水肿、软组织减容、制备牢固坚硬的结构性软骨移植物，以及防止无效腔和血肿。

最大限度减少水肿

最大限度减少水肿并不仅仅是缩短恢复时间的问题。确切地说，减少水肿的最主要原因是减少随后的纤维化。因此，重要的是要通过在正确的平面内进行分离、彻底止血和轻柔地处理组织来最大限度地减少组织损伤。

术前注射类固醇和术中使用冷湿纱布也是必要的。对于术后严重水肿，在首次随访时给予地塞米松（静脉或肌肉注射）。应指导患者使用胶带包扎，需要在家继续保持包扎状态2个月（图3.8）。为了减轻水肿，可以在鼻尖周围注射曲安奈德。可以在术后1~2周将其注射到鼻尖上区隆起中。

软组织减容

对于皮肤相对薄、皮下软组织丰富的鼻尖，软组织减容对鼻尖有很大的好处。但是，这种方法对皮肤厚者无效。

减容过程按以下方式进行。通过鼻小柱上的开放鼻整形切口，分离提起鼻尖皮瓣。许多术者在一次操作中即分离软组织和下外侧软骨，并从软骨上去除纤维肌肉层。但是，笔者更倾向于分离皮瓣侧的软组织，然后从皮瓣上去除纤维肌肉层。前一种方法比后一种更安全、更容易。但是，后一种方法允许对下外侧软骨单独进行操作，并且可以在下面的骨骼框架提供基本的鼻尖体积和形状之后再进行减容。后一种方法的操作顺序可以最大限度地减少鼻尖皮肤的水肿。优先进行软组织减容与手术过程中较长时间形成水肿有关，皮肤厚时这种情况更为严重。为了最大限度地减轻这种鼻尖水肿，最好将减容作为最后一步来进行，即在关闭切口之前。

对鼻小叶的所有区域都进行减容，但是在鼻尖上区的中线区域进行细致的解剖尤为重要，以便在中线处折叠皮肤罩（图9.166）。在减容过程中，皮下血管网应保留而不应被破坏。

制备牢固坚硬的结构性软骨移植物

为了在皮肤厚的鼻子上形成更清晰的鼻尖，应将牢固的结构性软骨移植物与各种缝合技术相结合来突出鼻尖（图9.167）。有两个原因：

首先，坚硬的结构性软骨移植物在形成清晰的鼻尖方面很重要。由于厚皮肤的掩盖作用，简单的软骨缝合技术和减容无法产生清晰的鼻尖。软骨支架需要在厚皮肤下达到最大限度的牢固和稳定。表现鼻尖的效果随着硬度的增加而更加明显。

其次，厚皮肤会给软骨支架带来很大负荷，很容易导致鼻尖下垂。在下外侧软骨小而薄弱的亚洲患者中，这尤其是个问题。牢固坚硬的移植物可克服厚皮肤的阻力。

但是，在厚皮肤的球形鼻尖的亚洲患者中，由于其鼻中隔软骨通常不足以产生合适大小的鼻中

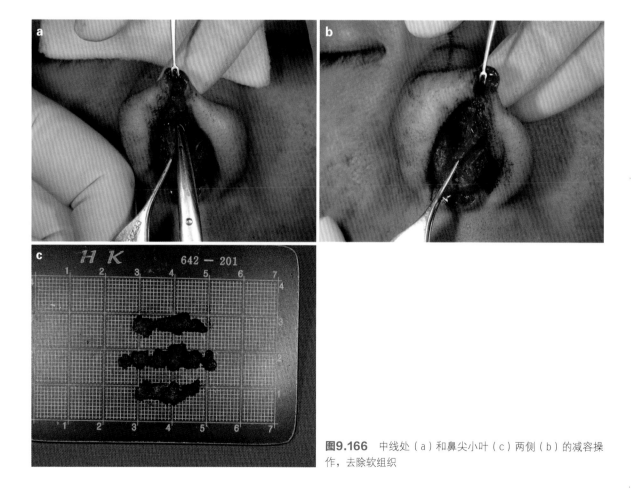

图9.166 中线处（a）和鼻尖小叶（c）两侧（b）的减容操作，去除软组织

隔软骨移植物，制备牢固的结构性软骨移植物并不是一件容易的事。在某些情况下，可能需要肋软骨移植物。

另一个潜在的问题是，结构性软骨移植物在术后切口愈合阶段是否能够承受瘢痕组织的收缩力。

由于这些挑战和障碍，坚硬而牢固的结构性软骨移植物是将厚皮肤的球形低鼻尖转变为稳定而精致的鼻尖的先决条件。当然，仅坚硬软骨移植物不足以获得所需的鼻尖，但这是这种鼻尖的必要基础。

对于术前鼻尖已经很高的厚皮肤的患者，牢固的结构性软骨移植物并非同样有用。在此类患者中，鼻尖皮肤的拉伸需要额外的鼻尖突出，这将导致鼻尖高度不自然。若不改变鼻尖高度，很难在这种情况下获得清晰的鼻尖，因此应就此潜在问题忠告鼻尖相对高的患者。

对于皮肤厚的患者，软组织减容和鼻尖突出引起的过度皮肤张力可能会损害血液循环，从而导致皮肤坏死。应在所有手术中评估鼻小柱血液循环。尽管皮肤坏死极为罕见，但对于血液循环不良的患者，例如重度吸烟者、糖尿病、周围血管疾病和多次鼻整形手术史患者，应考虑潜在的灾难性并发症。如果术者发现循环不畅的迹象（例如，淤血、毛细血管再充盈消失、变白），则应停止软组织减容。应调整结构性移植物以降低皮肤张力，并采用增加血液循环的方法。这些措施包括在手术期间使用外用血管扩张药，例如前列腺素E1乳膏（PGE1软膏），以及在术后期间使用口服PGE1药物和高压氧治疗。

防止无效腔和血肿

鼻尖整形术的另一个重要方面是不要在软骨之间或软骨与皮肤之间留下任何无效腔。无效腔将导致血肿的形成，引起纤维化和瘢痕组织的形成。这是没有鼻尖表现点的球形鼻尖的常见原因。

鼻尖上区的缝合消除皮肤与下方软骨之间的无效腔，同时使皮肤接近软骨（图9.46、图9.47）。将皮肤临时缝合在鼻小柱上后，在鼻尖上区的隆起区域用笔标记皮肤和下方的鼻中隔背侧。从鼻小柱移除临时缝线，然后将5-0 Vicryl缝线穿过鼻尖上区的皮下组织，再疏松地固定到下方的鼻中隔角。为了防止皮肤凹陷或坏死，缝线打结不应太紧。除了消除无效腔外，这种缝合还可用于鼻尖上区的侧面隆起（图9.48）。

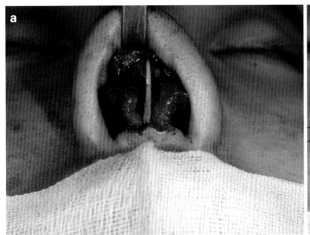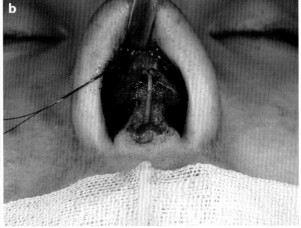

图9.167　（a、b）需要坚固的结构性软骨移植物以抵抗鼻尖的厚皮肤。该病例中，支撑是由固定型鼻小柱支撑移植物提供的

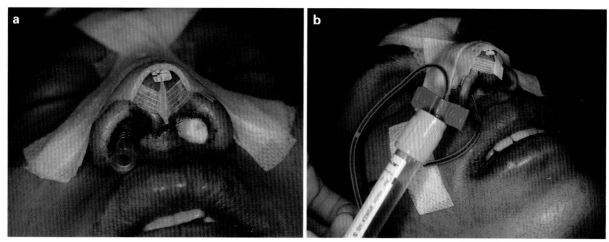

图9.168　引流管。（a）使用留置针（Angiocatheter）引流。（b）使用真空管的负压引流

　　由于血肿会导致纤维化和球形鼻尖的形成，鼻部皮肤厚的鼻尖整形术需要细致地止血。通常，鼻整形术后不需要使用引流管，但如果很担心出血，可以使用引流管（图9.168）。

术后护理

　　需要使用1周的轻度加压包扎［例如，枕垫缝合（Bolster suture）、Aqua夹板固定］。但是，压力不应过高，以免影响血液循环。对于术后第1天，应在评估鼻尖和鼻小柱的皮肤颜色和毛细血管充盈情况后调整敷料。

　　移除夹板后，应考虑在鼻尖周围使用压迫性胶带和类固醇注射，以尽可能减轻水肿。

　　鼻尖上区和鼻尖两侧的压迫性胶带应持续使用2个月，至少患者晚上在家时需使用（图3.8）。

　　出现严重水肿时，在术后1~2周将曲安奈德注射入鼻尖上区隆起处。长效合成糖皮质激素可减轻水肿并预防纤维化。第3章和第16章中介绍了曲安奈德的注射方法。

　　对于皮脂腺毛孔粗大的厚皮肤患者，手术切口通常会导致明显的瘢痕，尤其是在鼻翼基底缩小术后。如有可能，应在术前将患者转诊给皮肤科医生治疗。

薄皮肤患者的鼻尖整形

　　薄皮肤患者的鼻子在亚洲人中相对不常见。鼻部皮肤薄者切口愈合后瘢痕通常极小，术后水肿较轻，恢复期较短。与较厚的鼻部皮肤相比，较薄的皮肤不太容易掩盖实施鼻尖缝合技术或软骨移植后的皮肤下方变化。当鼻尖下方的框架被完美地构建时，这可能是一个优点；而当存在缺陷且误差范围较低时，这可能是一个缺点。小的不规则不易隐藏，甚至微小的夹捏畸形也会很明显（图9.169）。

　　此外，皮肤薄更容易发红，更易出现毛细血管扩张、红血丝形成和色素沉着。鼻尖整形后的收缩包裹效果对于较薄的皮肤更为明显。因此，皮肤较薄的球形鼻尖可能更容易矫正，但是在切口重塑期间由于收缩力而变形的概率更高。尽管薄皮肤的挛缩程度小于厚皮肤，但薄皮肤的挛缩可能更成问题，因为皮肤会紧紧黏附在下面的软骨上，导致收缩的夹捏外观。

则认为鼻尖突出度是理想的。如果该指数大于60%，则认为鼻尖过度突出，若该指数小于50%，则认为突出度不足。

在第二种方法中，通过鼻尖相对于鼻子的总长度的关系来评估鼻尖突出度。如果鼻尖高度小于从鼻根点到鼻尖表现点的鼻长度的0.67倍，则认为鼻尖突出度不足。

鼻尖下小叶的高度应为从鼻翼基底到鼻尖距离的1/3（图10.4）。这对鼻尖–鼻孔的协调性很重要。过度延长鼻尖下小叶（例如，穹隆上的多层软骨盖板移植物）可能会导致美学上不悦目的鼻尖突出度。通过长的鼻小柱支撑移植物或鼻中隔延伸移植物使鼻孔顶点过度升高时也构成问题（图10.5）。

鼻尖的旋转度与鼻尖突出度一样重要。

对于长的下垂鼻尖，包含鼻尖头侧旋转相关操作的增加鼻尖突出度的方法是非常有效的技术。与白色人种患者的低鼻尖不同，在亚洲患者中，鼻尖的头侧旋转是一个相对常见的现象，而且短的低鼻尖伴鼻孔外露并不罕见。因此，在亚洲患者中，增加鼻尖突出度时经常需要防止头侧旋转或需要将鼻尖向尾侧旋转，这是亚洲人鼻整形所独有的。

鼻尖旋转度可以根据鼻小柱和上唇之间的角度（鼻唇角）的参考值来评估。该角度可能受上唇突出度或鼻中隔尾侧突出度的影响。因此，大多数研究者更倾向于使用可以更客观地评估鼻尖旋转度的鼻唇角。鼻唇角是面部垂直线与鼻孔的前端和后端的连线相交形成的夹角（图10.6）。在白色人种中，女性的鼻唇角为95°～100°，男性的鼻唇角为90°～95°。在亚洲人中，该角度平均值为90°～93°。大于这些值的鼻唇角代表鼻尖过度旋转（头侧），从正面看鼻孔更加明显。

鼻尖突出度和旋转度不应仅通过上述人体测量学标准进行评估。这些仅仅是平均水平的参考值，而美观的鼻尖需要根据每个患者的面部总体形状和外观进行适当的调整。例如，中面部较长的老年患者可能会受益于鼻尖略向头侧旋转。鼻唇角正常的长鼻可能会使外观看起来衰老。此外，应根据亚洲各个国家和人群的文化及传统标准对鼻尖进行评估。不同年龄段的人对鼻尖高度的喜好也存在显著差异。

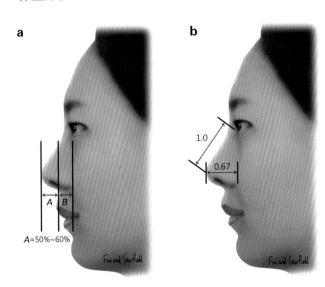

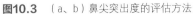

图10.3　（a、b）鼻尖突出度的评估方法

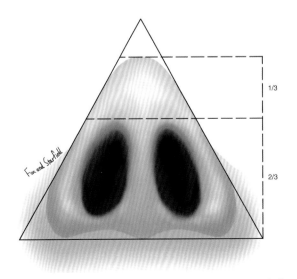

图10.4　鼻尖下小叶的高度应为从鼻翼基底部到鼻尖距离的1/3

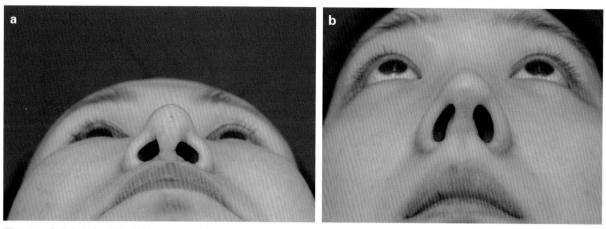

图10.5 鼻尖突出度不协调的例子。（a）鼻尖下小叶过长。（b）鼻孔过长

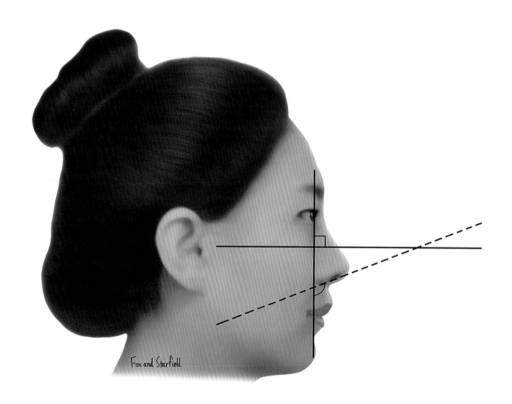

图10.6 鼻唇角

决定亚洲人鼻尖高度的因素

　　鼻尖的高度取决于下外侧软骨的解剖特征，例如该软骨的大小、高度和强度。但是，还有其他因素也会参与影响鼻尖的高度。

　　如第1章所述，纤维结缔组织支撑着下外侧软骨，这些组织会影响鼻尖高度，鼻尖皮肤/软组织、鼻中隔软骨和前鼻棘（ANS）也是如此。亚洲人与白色人种之间，这些因素中的每个因素对鼻尖高度的影响程度不同。

主要决定因素

下外侧软骨的先天解剖结构

　　不论是亚洲患者还是白色人种患者，下外侧软骨的形状、长度和强度对鼻尖高度的影响都很大。在亚洲患者中，低鼻尖伴鼻小柱短者其内侧脚通常明显薄弱，或在某些病例中内侧脚先天性缺失（图10.7）。如果内侧脚薄弱或缺失，则对鼻尖施加轻柔的压力，也对压力缺乏明显的抵抗力。

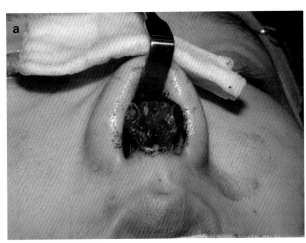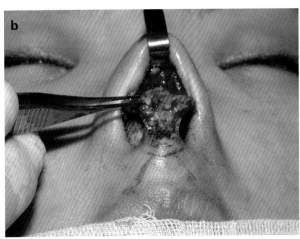

图10.7　（a）先天性小、薄弱和扭曲的内侧脚。（b）先天性内侧脚缺失

鼻尖皮肤 / 软组织厚度

　　在白色人种患者中，鼻尖皮肤和软组织厚度对鼻尖高度的影响很小。但是，对于亚洲患者而言，情况截然不同。鼻尖皮肤和软组织厚度是导致球形鼻尖的一个原因。同时，增加的体积会增加伴有小的下外侧软骨的鼻尖的整体高度（图10.8）。然而，这种鼻子非常难于在应用鼻尖软骨移植物后有所改善。厚皮肤掩盖了由软骨移植物引起的结构变化，并且软组织的重量和弹性可能会在移植物上施加过大的压力，从而成为鼻尖下垂的原因。此外，瘢痕挛缩在皮肤厚者中通常很严重，这也可能是鼻尖下垂的原因。

鼻中隔软骨尾侧端

　　鼻中隔软骨背侧的尺寸是影响鼻子总长度和鼻尖高度的重要因素，但是当涉及鼻尖高度时，鼻中隔软骨尾侧端不容忽视。大多数退缩的鼻中隔尾侧端都伴有鼻尖下垂，因此如果不处理退缩的鼻中隔尾侧端，鼻尖很容易在软骨盖板移植物/盾牌移植物植入后下垂。

卷轴区

　　在各种纤维结缔组织中，卷轴区对下外侧软骨最为重要。对于单纯的盖板移植物或盾牌移植物植入，重要的是要保留卷轴区。然而，在矫正需要直接悬吊或向尾侧复位下外侧软骨的非常低的鼻尖或短鼻时，释放卷轴区可能是有利的。

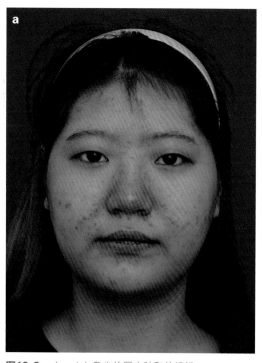
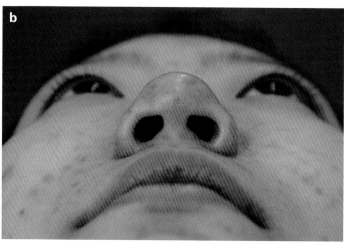

图10.8 （a、b）鼻尖的厚皮肤和软组织

次要决定因素

穹隆间韧带（悬韧带）

在白色人种中，穹隆间韧带被认为是决定其鼻尖高度的主要决定因素，该韧带悬在发达的鼻中隔前角上。但在亚洲人中，由于他们的韧带和鼻中隔前角发育较差，因此不太重要。

脚板部 – 鼻中隔之间的连接

与白色人种相比，亚洲人的脚板部–鼻中隔之间的连接在支撑鼻尖方面的作用较小。但是，不能完全忽略这种连接，它比铰链复合体更重要。在切取鼻中隔软骨的过程中，保留该连接很重要。

用于亚洲患者增加鼻尖突出度的手术技术

增加鼻尖突出度的关键技术可以分为4类（图10.9）：

（1）穹隆上增加软骨：鼻尖上的软骨盖板/盾牌移植物。

（2）外侧脚向中间脚的转化：外侧脚的内侧脚化（外侧脚的窃用）。

（3）使弯曲的内侧脚变直：双重褥式缝合、悬浮型鼻小柱支撑移植物植入、脚板部缝合。

（4）直接向前悬吊整个下外侧软骨：内侧脚–鼻中隔缝合、固定型鼻小柱支撑移植物植入、鼻中隔延伸移植物植入。

　　增加鼻尖突出度的目标是使鼻尖突出且持久地保持可活动性和柔软度。但是，突出度和移动性这两个要素是矛盾的。坚固地固定鼻尖将保持持久的鼻尖突出。但是，这将导致鼻尖坚硬，使患者不舒服，并可能导致压力相关的并发症，例如皮肤变薄、软骨显形和皮肤发红。相反，柔软且活动的鼻尖可使者感到舒适，并且不太可能出现与皮肤相关的问题。但是，这会发展成鼻尖下垂。理想情况下，增加鼻尖突出度的技术应能够同时解决这两种问题，但这并不总是可行的。根据临床情况，这两个目标应牺牲一个，手术医生与患者之间应进行全面讨论，以确定这一选择。

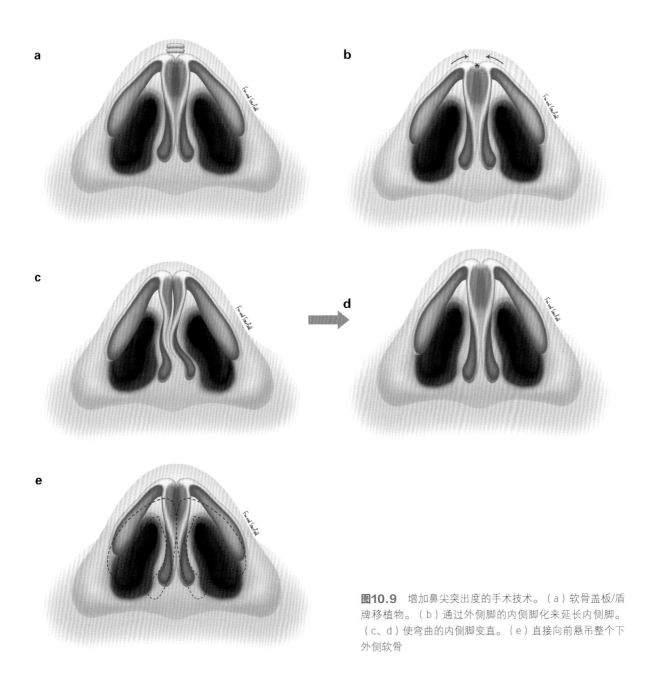

图10.9　增加鼻尖突出度的手术技术。（a）软骨盖板/盾牌移植物。（b）通过外侧脚的内侧脚化来延长内侧脚。（c、d）使弯曲的内侧脚变直。（e）直接向前悬吊整个下外侧软骨

软骨盖板移植物 / 盾牌移植物植入

软骨盖板移植物/盾牌移植物植入是亚洲人鼻整形术中最常用的增加鼻尖突出度的技术。对于亚洲患者，耳软骨是首选的移植物来源。耳软骨比鼻中隔软骨具有更大的弧度，因此前者可以更好地制备成放置在穹隆部上的平滑解剖形状。另外，在亚洲患者中，耳软骨几乎总是能提供足够量的软骨，而通常可能缺乏鼻中隔软骨。

手术技术

耳软骨的较厚部分即耳甲腔更合适，但也可以用耳甲艇或鼻中隔来制备移植物。切取软骨的手术细节已在第4章中讨论。

将6~8mm长的软骨放置在下外侧软骨穹隆部上。根据鼻尖突出度和形状的需要，移植物可以由单层或多层组成。在鼻尖皮肤薄的患者中，可能会透过皮肤看到移植软骨。在这种情况下，应采用以下3个步骤：

（1）应使移植物边缘逐渐变薄，以使其呈斜面。

（2）可以使用软骨压碎器将移植物边缘或整个移植物稍稍压碎。

（3）应细致地将移植物固定在下面的穹隆上。必须缝合4~6针才能将移植物边缘固定到下外侧软骨上（图10.10）。

可使用颞筋膜或同种异体真皮移植物覆盖薄皮肤患者（图10.11）。如果以上3个步骤不足以隐藏移植物边缘，则可通过在移植物周围放置压碎的软骨或筋膜或同种异体真皮来进一步掩盖其边缘。

盾牌移植物可以使鼻尖下小叶朝向尾侧，还可以突出鼻尖。手术技术与盖板移植物植入技术相同，不同之处在于软骨被制成盾牌状，并且其位置在从穹隆的尾部到中间脚之间（图10.12）。

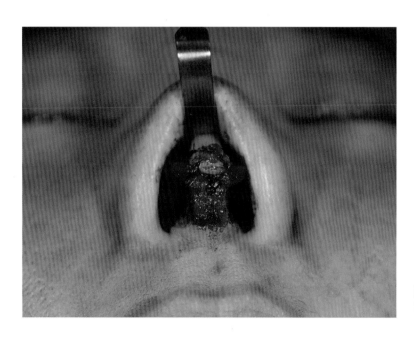

图10.10 3层耳甲软骨移植物被固定在下外侧软骨上

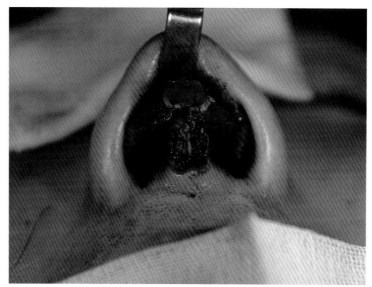

图10.11　同种异体真皮移植物——耳甲软骨盖板移植物（MegaDerm®，L&C Bio，首尔，韩国）

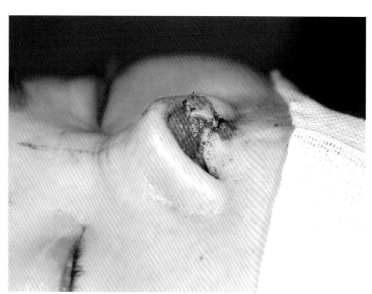

图10.12　使用耳甲软骨的盾牌移植物

移植物的大小

对于具有两个明显的鼻尖表现点（TDPs）的白色人种鼻子，移植物宽度应为6~8mm，以呈现两个鼻尖表现点。但是，亚洲人的鼻尖表现点不清晰，而且大多数亚洲人对拥有两个鼻尖表现点不感兴趣。而且，厚皮肤更难获得鼻尖表现点。在亚洲人鼻整形术中，主要目的是获得非球形、更细长和突出的鼻尖。对于想要较细长鼻尖的患者，移植物的宽度应小于6mm。在球形鼻尖的患者中，狭窄的盖板移植物可以给人以鼻尖更细长的错觉。

移植物的位置

根据穹隆上的移植物位置，鼻尖可能会比实际看起来更偏向头侧或尾侧旋转。如果移植物在穹隆上更靠近头侧，则鼻尖看起来像是向头侧旋转，而鼻子看起来更短。如果移植物在穹隆上更靠近尾侧，则鼻子看起来会更长，侧面轮廓线也会变得更笔直（图10.13）。

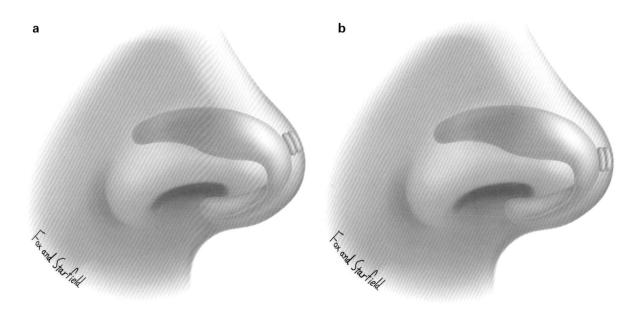

图10.13　鼻尖软骨移植物的位置。（a）将移植物放在穹隆上的头侧位置会使鼻尖看起来向头侧旋转。鼻子看起来较短。（b）移植物位于穹隆上的尾侧会使鼻子显得更长。从侧面看，鼻背看起来更直

对亚洲人增加鼻尖突出度时的注意事项

该移植物可以根据其厚度和软骨层数来突出鼻尖高度。但是，获得成功结果的另一个更重要的因素是下方下外侧软骨内侧脚的稳定性。通常，在以下情况下，仅使用此移植物是不充分的：

（1）内侧脚薄弱的鼻子。

（2）鼻小柱短的鼻子。

（3）鼻小柱退缩或悬垂的鼻子。

鼻尖按压试验将揭示所有这3种情况（图9.65）。

在亚洲人中，内侧脚小而薄弱，有时甚至是扭曲的情况并不罕见（图10.7a）。在这些情况下，鼻尖盖板移植物本身不能有效地突出鼻尖，需要进行以下操作。

穹隆间缝合

内侧脚薄弱的下外侧软骨通常具有彼此分开的（穹隆间的距离较宽）或者在软骨盖板移植物的重量下很容易分开的鼻翼穹隆部。如果穹隆部容易分离，则软骨盖板移植物可能会下陷到鼻翼穹隆部之间的空隙中，从而适得其反地导致鼻尖高度损失。为了防止或解决此问题，应在放置软骨盖板移植物之前进行穹隆间缝合（图10.14）。

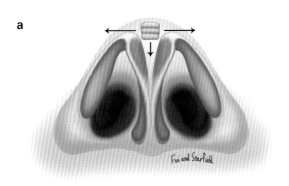
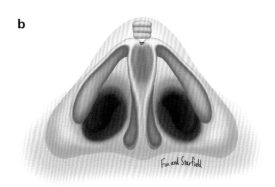

图10.14　（a、b）穹隆间缝合，以防止软骨移植物在穹隆间下陷

内侧脚加固

为了使盖板移植物有效且持久，内侧脚应足够强壮和稳定，以支撑移植物。否则，移植物的重量可能会压缩薄弱的内侧脚，导致通过盖板移植物获得的鼻尖突出度损失（图10.15）。因此，应使用鼻小柱支撑移植物来加固内侧脚，以使软骨盖板移植物有效地突出鼻尖。如果不通过稳定基底部来提供坚实的基础，就无法避免手术后鼻尖突出度的降低。

如果使用多层软骨盖板/盾牌移植物进行过度的鼻尖突出，则新突出的鼻尖可能最终会出现夹捏的外观（图10.16、图9.141）。发生这种情况的原因是，在软骨盖板/盾牌移植物和外侧脚之间的过渡不平滑。鼻翼缘移植物可防止鼻翼缘近端朝鼻孔方向塌陷，有助于避免夹捏畸形。另一种避免出现夹捏外观的方法是在软骨盖板/盾牌移植物后面放置外侧脚盖板移植物。

如果内侧脚相对强壮，皮肤薄且鼻尖畸形较小，则可以通过闭合入路使用软骨盖板/盾牌移植物增加鼻尖突出度。也可以通过闭合入路进行其他步骤（穹隆间缝合、跨穹隆缝合和鼻小柱支撑移植物移植）。然而，对于短鼻、球形鼻尖、厚皮肤、严重短且退缩的鼻小柱以及小鼻孔的情况，若增加鼻尖突出度，则需要采用开放入路。

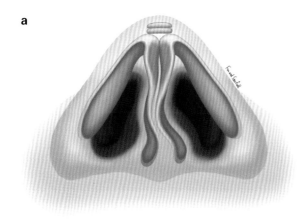
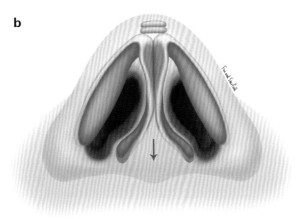

图10.15　（a、b）内侧脚薄弱通常是鼻尖软骨移植后鼻尖突出失败的一个原因

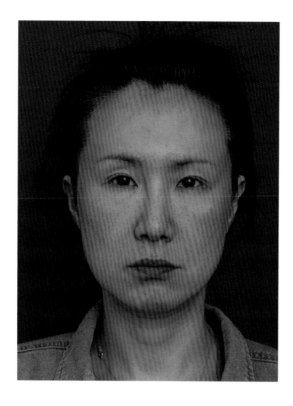

图10.16 多层软骨盖板移植后的鼻尖夹捏畸形

鼻尖下小叶比例的美学考虑

从仰视图的角度来看，鼻尖下小叶的高度应为从鼻翼基底到鼻尖距离的1/3（图10.4）。

多层盖板移植物的高度过高可能只会使鼻尖下小叶不成比例地延长，这会导致从基底的角度来看非常不自然的鼻尖外观（图10.5a）。鼻尖突出度应与鼻背协调。在东亚患者中，如果鼻尖过高或与鼻尖下小叶不协调，则鼻子会显得非常不自然。

对于低而圆的鼻孔，鼻小柱支撑移植物和外侧脚的内侧脚化可以在将鼻孔形状从圆形改变为更垂直的三角形的同时增加鼻孔高度。盖板移植物可增加鼻尖下小叶的高度。术者应该以形状的协调为目标。

外侧脚的内侧脚化（外侧脚的窃用）

该技术将外侧脚转换为中间脚以增加鼻尖高度（图10.17）。该技术对增加2~4mm的鼻尖突出度有效。

然而，该技术无法为低鼻尖的亚洲患者提供足够的鼻尖突出度，他们很可能需要加用软骨盖板移植物或盾牌移植物。

如果内侧脚薄弱，外侧脚的窃用会增加内侧脚的负担，内侧脚可能会出现扭曲或压缩变形，从而导致鼻尖突出度的损失。因此，可能需要鼻小柱支撑移植物来增强内侧脚（图10.18）。

此外，外侧脚的内侧脚化会引起穹隆向头侧旋转，并可能导致鼻子缩短。这种头侧旋转应采用跨越缝合、防旋转缝合或防旋转移植物来预防。

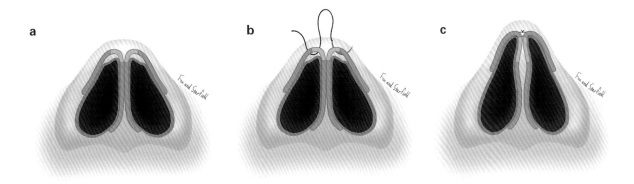

图10.17　（a~c）有效的外侧脚内侧脚化可以产生2~4mm的鼻尖突出度

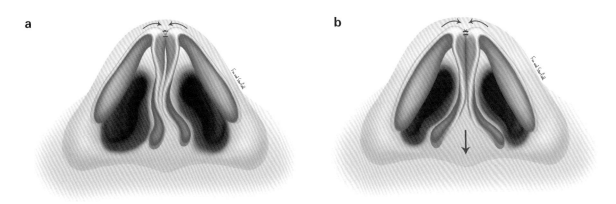

图10.18　外侧脚的内侧脚化可导致内侧脚的（a）扭曲或（b）压缩

使弯曲的内侧脚变直

在低鼻尖的亚洲患者中，遇到扭曲的内侧脚是很常见的。矫正弯曲的、扭曲的内侧脚使其变直可在加强它对穹隆部和盖板移植物支撑的同时将鼻尖的高度增加3~5mm。

可以使用双重褥式缝合来矫正扭曲的内侧脚，以使其变直，并且可以通过加用鼻小柱支撑移植物来进行更确切的矫正（图10.19）。

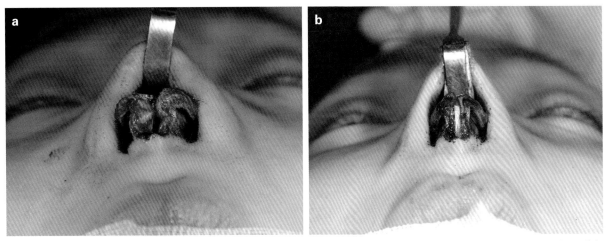

图10.19　使扭曲的内侧脚变直。（a）扭曲的内侧脚会导致低鼻尖。（b）使用支撑移植物使扭曲的内侧脚变直可产生超过4mm的鼻尖突出度

鼻小柱支撑移植物

这种移植物是鼻小柱短、鼻下点退缩和鼻唇角为锐角者增加鼻尖突出度的最佳技术之一。该移植物通过如下几种机制增加鼻尖高度（鼻下点为鼻小柱与上唇之间连接点）。

首先，长固定型鼻小柱支撑移植物可以向前提起并悬吊整个下外侧软骨，对增加鼻尖突出有非常强的作用，但代价是鼻尖坚硬（图10.20）。

其次，较短的悬浮型鼻小柱支撑杆可通过以下方式增加鼻尖高度：

（1）使扭曲的内侧脚变直，该操作恢复内侧脚隐藏的长度以增加鼻尖高度（图10.21）。

（2）加固薄弱的内侧脚，为鼻尖突出提供坚实的基础。较短的悬浮型支撑移植物可最大限度地减少缝合技术和软骨盖板移植物对内侧脚的压迫和扭曲。因此，可以保留和维持缝合技术和软骨盖板移植物的鼻尖突出效果。

鼻小柱支撑移植物还可以有效地防止微笑时鼻尖出现的下垂。

对于鼻尖低且鼻小柱短者，鼻小柱支撑移植物应足够长，其长度应足以达到前鼻棘。鼻小柱支撑移植物可导致伴有薄弱外侧脚的鼻尖头侧旋转，这是不希望出现的，应予以预防。预防方法包括跨越缝合、防旋转缝合、防旋转移植和外侧脚盖板移植物植入。仅当外侧脚稳定时，跨越缝合和防旋转缝合才有效。否则，缝合技术可能会导致外侧脚屈曲变形。为了防止发生这种情况，需要使用外侧脚盖板移植物或防旋转移植物（图10.22）。

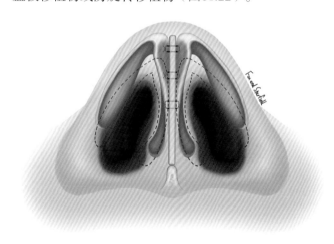

图10.20 通过固定型鼻小柱支撑移植物直接向前悬吊下外侧软骨

a

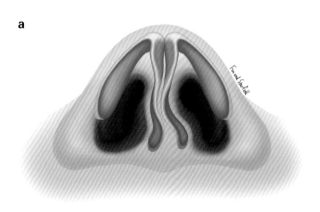

b

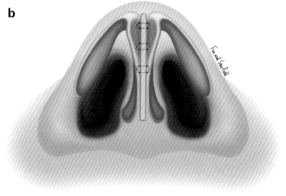

图10.21 （a、b）用鼻小柱支撑移植物使扭曲的内侧脚变直

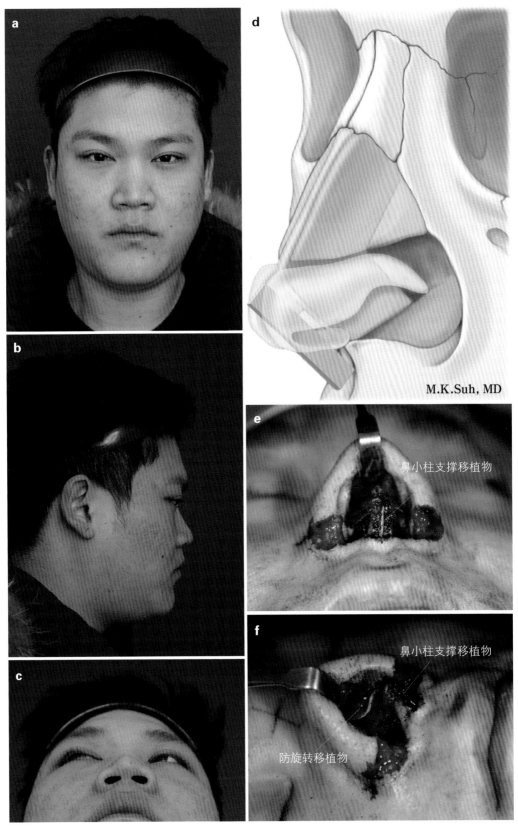

图10.22　低鼻尖伴短鼻小柱。（a~c）这名男性患者的鼻尖低且鼻小柱短。（d、e）低鼻尖伴短鼻小柱需要使用长的固定型鼻小柱支撑移植物。（f）使用防旋转移植物可防止鼻小柱支撑移植物引起的鼻尖头侧旋转

　　为了防止穹隆部的头侧旋转，通过以下两种方式改良鼻小柱支撑移植物：L形鼻小柱支撑移植物和手柄形鼻小柱支撑移植物（图10.23）。这两种改良的鼻小柱支撑移植物可以精确放置到移植物的头侧端，从而使术者避免穹隆的头侧旋转。有关手术细节，请参见第9章。

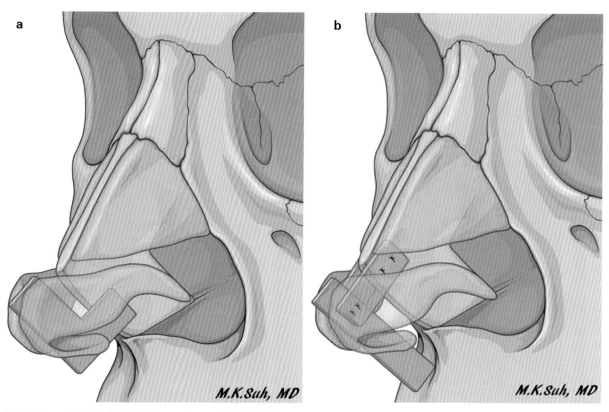

图10.23　改良的鼻小柱支撑移植物。（a）L形鼻小柱支撑移植物。（b）手柄形鼻小柱支撑移植物

脚板部缝合

　　拉拢两侧脚板部使鼻下点向尾侧推进并轻微地突出鼻尖。

鼻小柱支撑移植物的应用价值

　　鼻小柱支撑移植物植入是亚洲人鼻整形术中非常有用的增加鼻尖突出度的技术。但是，术者必须了解此技术可能产生的潜在获益和损失。

　　如果破坏脚间韧带以放置支撑移植物，则鼻尖的纤维支持组织会被破坏。除此之外，切取鼻中隔软骨的过程可能涉及膜性鼻中隔的破裂、脚板部–鼻中隔连接的松动以及鼻小柱的瘢痕挛缩。从长远来看，所有这些因素都会导致鼻尖再次下垂。因此，当鼻小柱支撑移植物可以抵消并克服与突出鼻尖有关的所有这些不利因素时，应使用该移植物。

　　如果内侧脚无任何薄弱、扭曲或压缩，则不建议常规使用鼻小柱支撑移植物。鼻小柱支撑移植物最适合于有扭曲和压缩可能性的薄弱内侧脚，还适用于退缩的短鼻小柱和不对称的内侧脚（图10.24）。

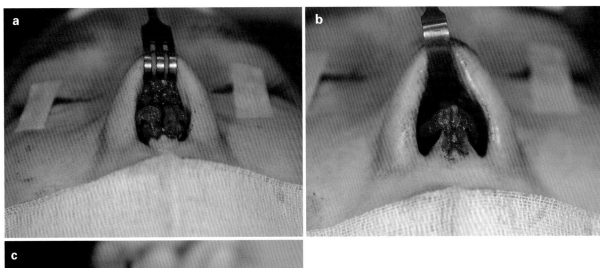

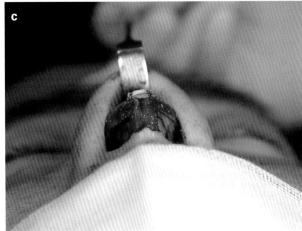

图10.24 （a、b）鼻小柱支撑移植物支撑薄弱的内侧脚，并为盾牌或盖板移植物提供坚实的基础。（c）坚固的内侧脚可以很好地支撑鼻尖移植物，不需要鼻小柱支撑移植物

整个下外侧软骨的直接悬吊

以下技术可将整个下外侧软骨悬吊在更靠前的位置。这些技术包括内侧脚–鼻中隔缝合、鼻中隔延伸移植物植入、固定型鼻小柱支撑移植物植入、L形鼻小柱支撑移植物植入和榫卯技术。

内侧脚 – 鼻中隔缝合

该技术对低鼻尖伴鼻小柱悬垂有效，但对内侧脚薄弱的亚洲患者效果有限（图9.26、图9.28）。

鼻中隔延伸移植物

对于伴有短而退缩的鼻小柱且鼻尖皮肤厚的低鼻尖，鼻中隔延伸移植物植入是增加鼻尖突出度的最有效方法，类似于固定型鼻小柱支撑移植物植入。如果下外侧软骨非常小，则此技术特别有效。在这种情况下，其他手术技术无法提供足够的鼻尖突出度，鼻中隔延伸移植物植入可能是最合适的。

鼻中隔软骨是最优选的移植物来源。切取的软骨应具有足够的大小和强度。如果软骨移植物强度不够，则由于瘢痕挛缩的张力，突出的鼻尖可能会随着时间的推移而降低高度。绝对有必要使用确定无疑坚固的移植物。否则，薄弱的移植物会导致较高的修复率。如果鼻中隔软骨不能提供坚固的供体，则可以将肋软骨视为良好的替代选择。

厚而坚固的鼻中隔延伸移植物具有使鼻尖坚硬的缺点，但长期效果却很好（图10.25）。

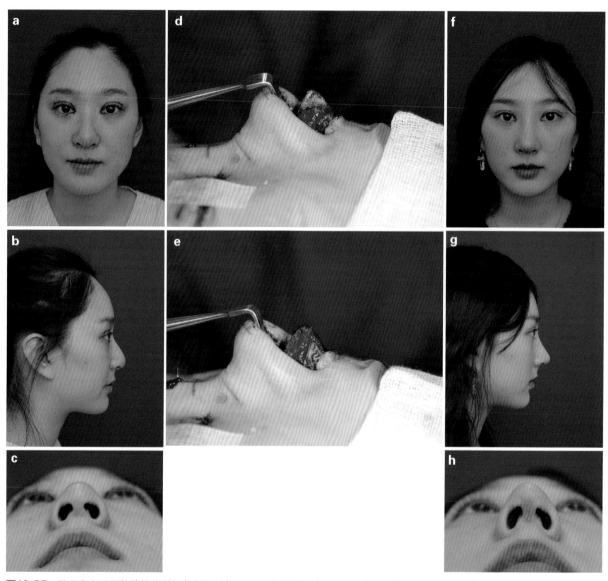

图10.25 使用鼻中隔延伸移植物增加鼻尖突出度。（a~c）术前照片。（d、e）使用鼻中隔软骨进行鼻中隔延伸移植物植入的术中照片。（f~h）驼峰截除术、使用硅胶植入物增高鼻根（高度2mm）以及鼻中隔延伸移植物增加鼻尖突出度之后的术后照片

固定型鼻小柱支撑移植物

固定型鼻小柱支撑移植物植入是另一种可以充分突出鼻尖的技术。但是，该技术会导致鼻尖的头侧旋转，这是不希望出现的并发症，应予以避免。对于小且薄弱的下外侧软骨，长的鼻小柱支撑移植物应与防旋转移植物一起使用，以防止头侧旋转。与鼻中隔延伸移植物形成的鼻尖相比，这种组合将形成更柔软和可活动的鼻尖（图10.26）。

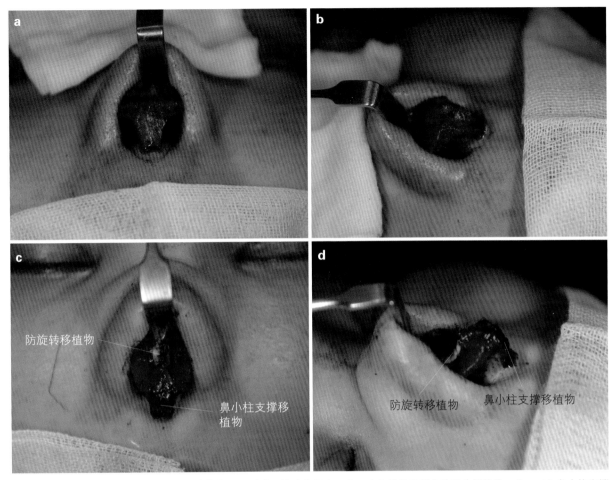

图10.26　鼻小柱支撑移植物和防旋转移植物用于形成可活动的鼻尖。（a、b）低鼻尖伴小的下外侧软骨。（c、d）鼻小柱支撑移植物和小的防旋转移植物用于获得保持活动性和柔软性的更高和更长的鼻尖。（e~g）鼻尖低短和鼻骨宽的患者的术前照片。（h~j）截骨术、使用硅胶植入物增高鼻根（高度2mm）、使用耳甲软骨作为鼻小柱支撑移植物以及将耳甲软骨用作防旋转移植物和鼻尖盖板移植物行鼻尖整形后1年的术后照片

榫卯技术

榫卯（Tongue-in-groove，TIG）技术是将内侧脚缝合固定到鼻中隔尾侧端的方法（图10.27）。该技术是解决鼻小柱悬垂的有效方法，可以突出并旋转鼻尖。

该技术操作从两侧内侧脚之间的分离开始。充分暴露鼻中隔软骨尾侧端。如文中所述，进行鼻中隔成形术。然后使内侧脚向头侧后方推进，将每个内侧脚的内侧置于鼻中隔软骨尾侧端的两侧。用5-0 PDS缝线将内侧脚缝合固定到鼻中隔软骨尾侧端。

由于鼻小柱悬垂缩短而产生多余组织，有时可能需要去除膜性鼻中隔。内侧脚固定在鼻中隔尾侧端的位置决定了鼻小柱退缩和鼻尖突出的程度。榫卯技术提供了一种矫正鼻小柱外露（Columellar show，侧面观中鼻小柱与鼻孔边缘之间的空间）过多并保持尾侧偏曲矫正状态的方法。它还适用于在保持鼻小叶软骨复合体完整性的同时控制鼻尖旋转和突出。该技术可以与鼻外或鼻内鼻整形术相结合使用，通常与其他鼻中隔-鼻整形术（Septorhinoplasty）结合使用。榫卯技术是一种将内侧脚向头侧后方推进到鼻中隔尾侧端，在两者之间形成手术间隙的方法。

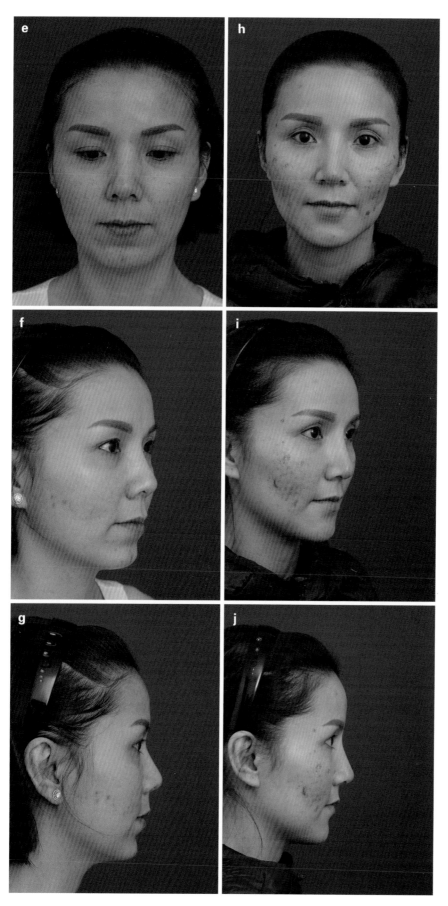

　　另外，使用榫卯技术可以减少鼻小柱悬垂，而无须切除或极少切除鼻中隔尾侧端。这对既有鼻小柱过度外露又有锐性鼻唇角的患者特别有用。

　　榫卯技术可以有效地突出伴有鼻小柱悬垂的低鼻尖，但是在低鼻尖伴内侧脚薄弱且小的亚洲患者中很少使用。

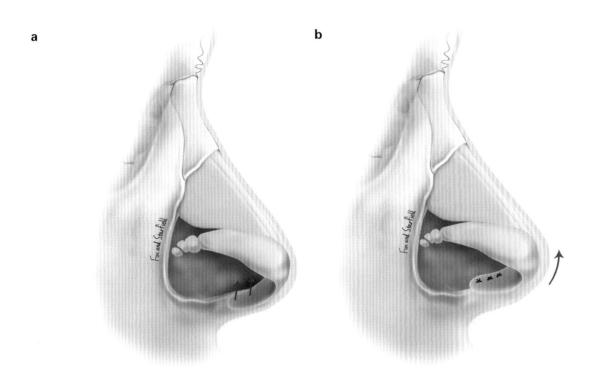

图10.27 （a、b）榫卯技术用于突出鼻尖

亚洲人鼻整形术中增加鼻尖突出度的操作示范

　　在亚洲患者中进行增加鼻尖突出度的手术过程中，要克服的重要解剖特征是小而薄弱的下外侧软骨、短的鼻小柱，鼻尖操作后头侧旋转的趋势以及较厚的鼻尖皮肤。在每位患者中，必须使用个体化的手术技术组合来应对这些特征。

　　增加短鼻和长鼻的鼻尖突出度的方法在第11章和第12章中介绍。本章介绍了对正常长度鼻子增加鼻尖突出度的操作示范（图10.28）。决定手术决策过程的主要因素是内侧脚的稳定性、鼻尖皮肤的厚度和鼻孔的形状。

　　根据该示范，导致鼻尖向头侧旋转的手术将需要额外的程序来处理，如防旋转缝合、防旋转移植物植入、外侧脚移植物植入。

　　如果内侧脚强壮且鼻孔呈垂直的椭圆形，则仅需穹隆间缝合和软骨盖板/盾牌移植物植入即可突出鼻尖（图10.29）。但这只能将鼻尖提高到很小至轻微的程度。4层以上的盖板移植物可导致移植物边缘显形、鼻尖夹捏、不协调的鼻尖下小叶高度和内侧脚塌陷。要形成垂直形状的鼻孔，需要施行外侧脚的内侧脚化加用或不加用鼻小柱支撑移植物（图10.30）。鼻小柱短且皮肤相对薄的鼻尖，可以使用悬浮型鼻小柱支撑移植物来突出，但如果要考虑长期稳定性，则应使用固定型鼻小柱支撑移植物（图10.31、图10.32）。鼻中隔延伸移植物是另一种坚硬的结构性移植物。对于皮肤厚的鼻尖，软骨盖板移植物和外侧脚的窃用不能有效地突出其鼻尖，除非将软组织减容并且使用固定型鼻小柱支撑移植物或鼻中隔延伸移植物（图10.33）。对于鼻尖皮肤厚的患者，为使鼻尖柔软且可活动而避免使用坚硬的移植物会增加鼻尖下垂的可能性，必须在手术前向患者解释清楚这一情况。

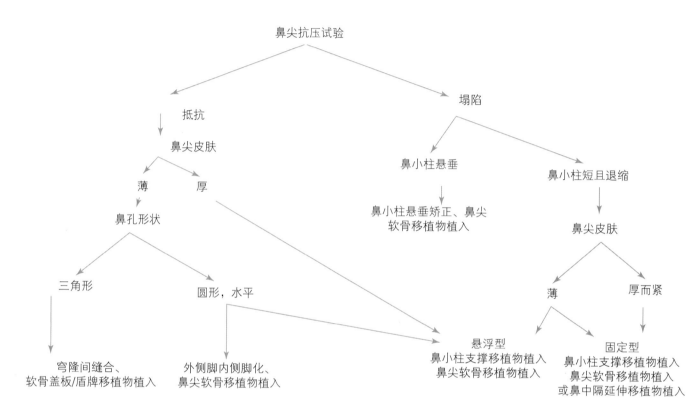

图10.28　增加鼻尖突出度的示范

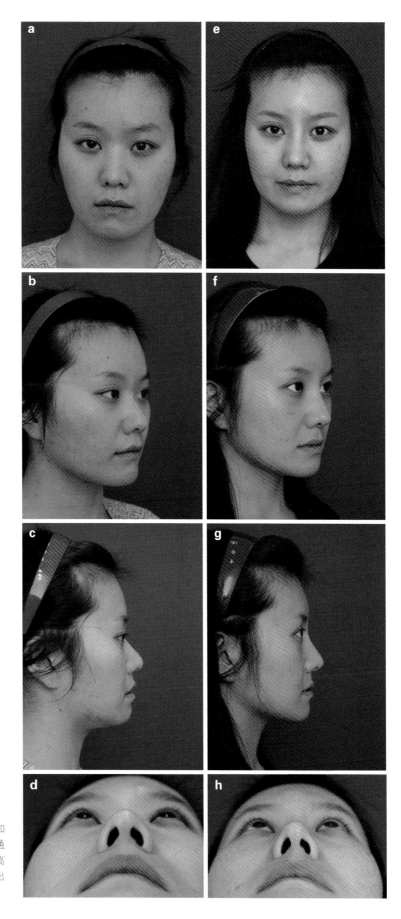

图10.29 耳甲软骨鼻尖移植移植物植入增加鼻尖突出度。(a~d) 术前照片。(e~h) 通过双侧边缘下切口用硅胶植入物进行鼻背增高 (高度为5mm) 并用盾牌移植物增加鼻尖突出度后1年的照片

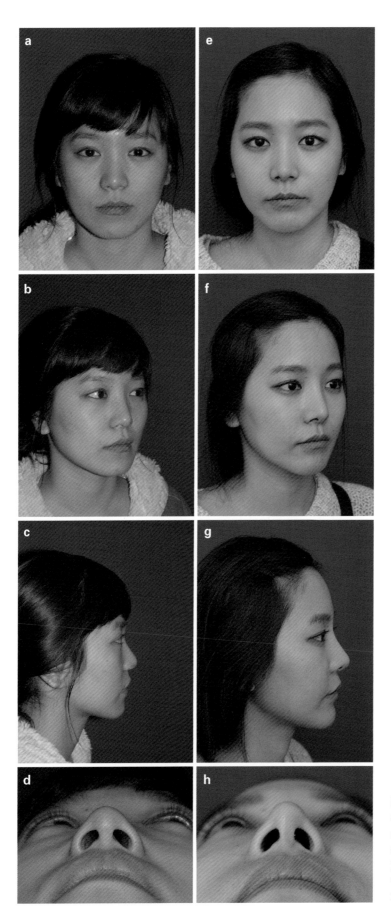

图10.30　外侧脚的内侧脚化和耳甲软骨鼻尖移植物植入增加鼻尖突出度。（a~d）术前照片显示鼻根低平且鼻尖低。（e~h）术后2年，鼻背保持良好的高度。鼻尖较细并保持突出，鼻孔呈垂直形状（手术方式：通过双侧边缘下切口，使用硅胶植入物进行鼻背增高，外侧脚的内侧脚化和耳甲软骨盾牌移植物植入行鼻尖整形）

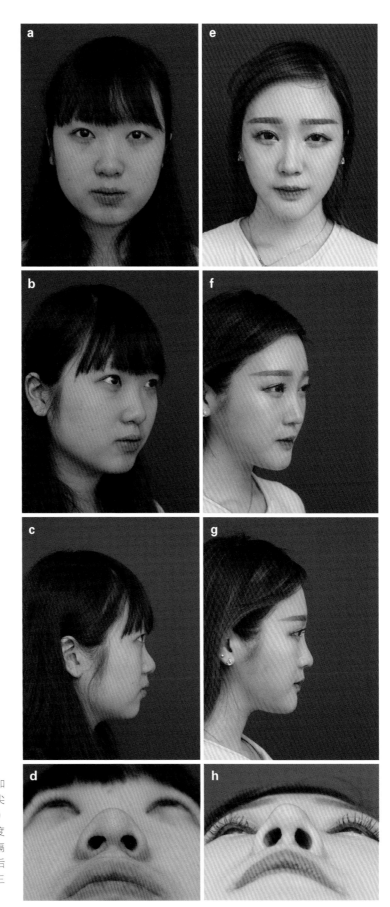

图10.31 使用固定型鼻小柱支撑移植物增加鼻尖突出度。（a~d）该患者鼻背扁平，鼻尖低。鼻尖皮肤和软组织厚，鼻小柱短。（e~h）该患者接受了硅胶植入物进行鼻背增高（高度3mm），使用固定型鼻小柱支撑移植物（鼻中隔软骨）和鼻尖软骨盖板移植物行鼻尖整形。术后4年，鼻尖高度保持良好，鼻孔呈更加垂直的三角形

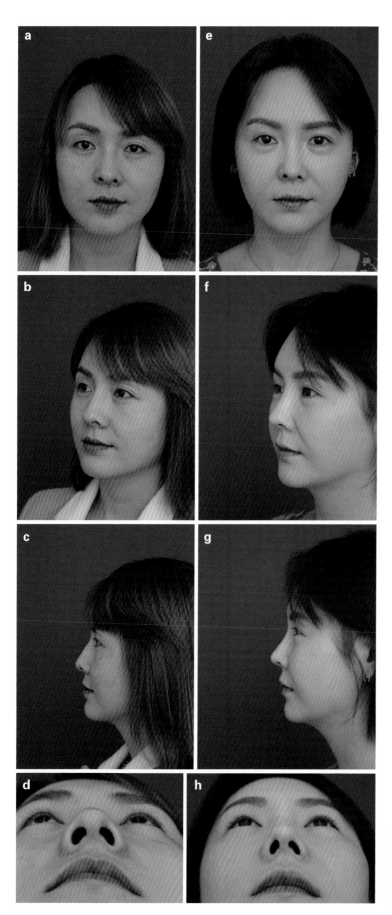

图10.32　使用固定型L形鼻小柱支撑移植物增加鼻尖突出度。（a~d）术前照片显示鼻背驼峰和鼻尖下垂。（e~h）术后照片是在驼峰截除术、截骨术、L形鼻小柱支撑移植物鼻尖整形、双侧鼻翼缘移植和鼻翼基底缩小后3年时拍摄的

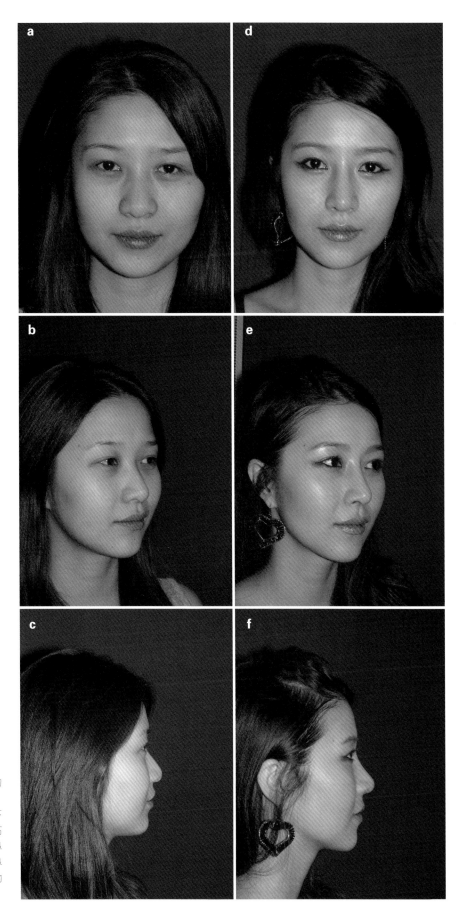

图10.33　鼻中隔延伸移植物用于皮肤和软组织厚的鼻尖。（a~c）术前照片显示鼻尖皮肤下垂和软组织厚。（d~f）鼻背增高（硅胶植入物）、包含减容的鼻尖整形、鼻中隔延伸移植物（鼻中隔软骨）植入和盖板移植物（鼻中隔软骨）值入的术后照片

前上颌骨（Premaxillary）移植物植入作为辅助操作

内侧脚与前上颌骨的基底部相邻。退缩的基底无法充分支撑内侧脚。此外，退缩的鼻小柱不能支撑鼻尖的尾侧牵引。该区域可以使用鼻小柱支撑移植物或鼻中隔延伸移植物来加强，但是前上颌骨移植物也可以支撑内侧脚并突出鼻子的整个基底部。前上颌骨增高可以使用鼻中隔软骨、耳软骨实施，有时还可以使用肋软骨。将移植物插入从内侧脚下方到上切牙根部上方之间创建的骨膜上植入腔（图10.34）。与鼻小柱支撑杆一样，该移植物将鼻下点向尾侧移动并支撑鼻尖。

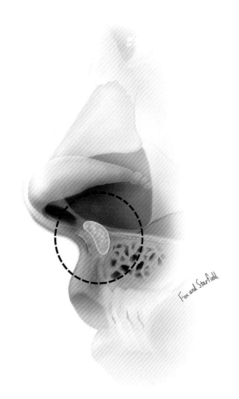

图10.34　前上颌骨移植物

鼻尖突出的长期稳定性

鼻尖突出的长期稳定性取决于向前的推力和向后的拉力矢量之和。

形成前推力的因素包括内侧脚的强度、结构性移植物的强度（例如，鼻小柱支撑移植物和鼻中隔延伸移植物）、软骨盖板/盾牌移植物的厚度以及鼻尖悬吊缝合的稳定性。如果内侧脚笔直且强壮，鼻小柱支撑移植物或鼻中隔延伸移植物强壮且坚硬，则长期稳定性高。但是，这种长期的稳定性是以鼻尖坚硬为代价的。

向后牵拉的矢量包括来自鼻小柱和鼻下点的瘢痕挛缩、软骨盖板/盾牌移植物的重量、鼻尖皮肤和软组织的弹性、内侧脚扭曲和凹陷的程度以及强壮的降鼻中隔（DSN）肌。如果对鼻小柱和鼻下点进行广泛的操作，且鼻尖皮肤/软组织厚、内侧脚薄弱和/或扭曲以及盖板移植物过多，则长期稳定性低。重要的是要记住，皮肤较厚的亚洲患者的瘢痕挛缩比白色人种患者更为严重。

对于强壮而稳定的内侧脚，应谨慎进行鼻小柱支撑移植物植入。有时，对于净后向矢量，在内侧脚间的缝隙中进行解剖所引起的瘢痕挛缩，其产生的后向力要比鼻小柱支撑移植物所提供的前向力大。对于皮肤和软组织厚的鼻子，鼻小柱支撑移植物必须足够坚硬和牢固，以承受软组织的重量以及瘢痕组织的收缩力（图10.35）。

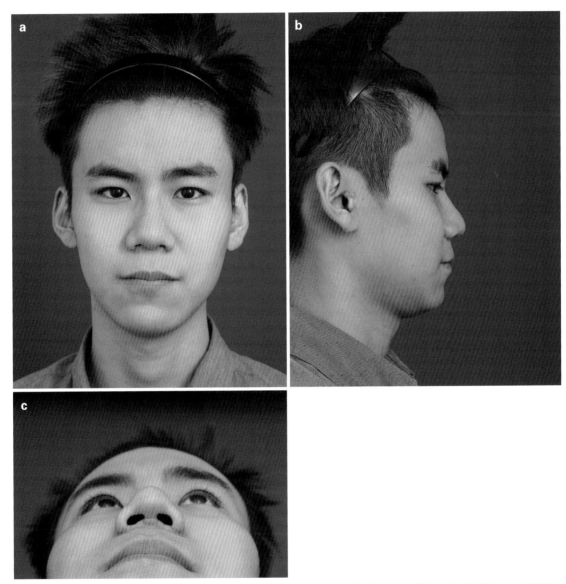

图10.35 （a~c）该患者之前接受了鼻小柱支撑移植物植入，但在1年后主诉鼻尖高度降低。这很可能是由悬浮型鼻小柱支撑移植物的强度不足以抵抗瘢痕挛缩的力量而引起的

皮肤厚的问题

如前所述，厚皮肤对鼻尖移植物产生明显的抵抗力，压缩内侧脚，并可能因瘢痕形成而明显收缩。另外，来自厚皮肤被覆的张力和压力倾向于使盾牌移植物向头侧旋转。它们还会使外侧脚弯曲变形，导致下外侧软骨穹隆部向头侧旋转。随后，可能会导致鼻尖下小叶钝化和短鼻外观。要避免发生

这些问题，需要将外侧脚盖板移植物或防旋转移植物与鼻小柱支撑移植物结合使用（图10.22）。

鼻中隔延伸移植物可以是另一种选择。鼻中隔延伸移植物必须足够强健。用薄弱的鼻中隔软骨制备的鼻中隔延伸移植物随着时间推移，容易因厚皮肤重量和瘢痕挛缩而塌陷，这是鼻尖下垂的常见原因（图10.36）。因此，需要强健的鼻中隔延伸移植物，它可以使鼻尖坚硬。

皮肤厚且鼻小柱短的情况下，鼻尖盖板/盾牌移植物很容易导致鼻尖突出度损失，将需要坚硬的结构性移植物，例如鼻中隔延伸移植物或固定型鼻小柱支撑移植物。

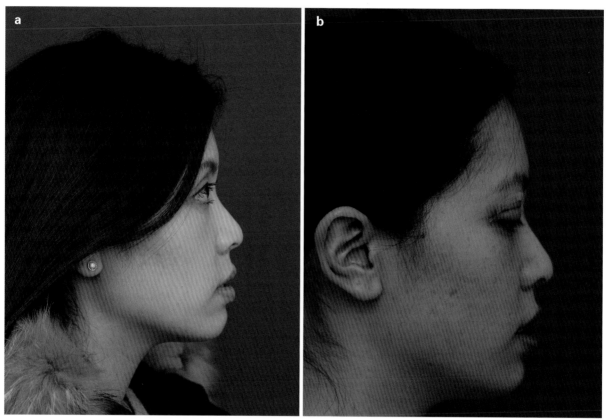

图10.36 鼻中隔延伸移植物植入后鼻尖下垂。（a）鼻尖下垂患者的术前照片。该患者接受了鼻中隔延伸移植物植入以突出鼻尖。（b）术后1年，鼻尖失去了先前手术的突出高度，原因是使用了薄的鼻中隔软骨作为延伸移植物

鼻尖上小叶和鼻尖下小叶的管理

美学上令人悦目的鼻尖需要仔细处理鼻尖上小叶和鼻尖下小叶。形成自然的鼻尖上转折需要做到两件事：足够的鼻尖突出度和防止（或矫正）鼻尖上隆起。

大多数亚洲男性都不希望出现鼻尖上转折，甚至在亚洲女性中，过度的鼻尖上转折也是引起她们抱怨的一个原因。与其在弯曲的鼻背轮廓形成一个夸张的鼻尖上转折，不如从鼻根到鼻尖形成一个平滑的轮廓。对于女性患者，最好形成一个略高于鼻背高度的鼻尖突出度。

有很多防止鼻尖上区隆起点。第一，植入物尖端和鼻尖软骨移植物之间的过渡应柔和。植入物的尖端应雕刻得很薄，以形成自然的鼻尖上转折。第二，术者必须避免在植入物尖端与鼻尖软骨移植物之间形成凹槽，如果植入物尖端太厚或植入物尖端与鼻尖移植物之间的间隙较大，则可能会发生这

种情况。第三，下外侧软骨的外侧脚会引起鼻尖上区隆起。在这种情况下，可以将外侧脚缝合到鼻中隔后角，以便在外侧脚中形成凹面。第四，可以使用鼻尖上区皮肤到软骨的缝合（皮内缝合）来消除鼻尖上区域的无效腔。当使用这种缝合时，重要的是不要使缝线张力过大，以免中断皮肤的血液供应（图9.46、图9.47）。第五，对于术后发现的鼻尖上区隆起，应在术后1~2周注射曲安奈德来处理。鼻尖上区胶带应保持约2个月（图3.8）。

鼻尖下小叶的大小应成比例，以使整个鼻尖看起来自然。没有鼻尖下小叶的鼻子看起来会太"锋利"且手术痕迹过重。在男性患者中，缺少鼻尖下小叶并不是一个显著的问题，但在女性患者中形成轻微的鼻尖下小叶将会使鼻子显得更加自然（图10.37）。但是，不应将鼻尖下小叶与鼻小柱悬垂相混淆。可以使用盾牌移植物来形成外观自然的鼻尖下小叶。

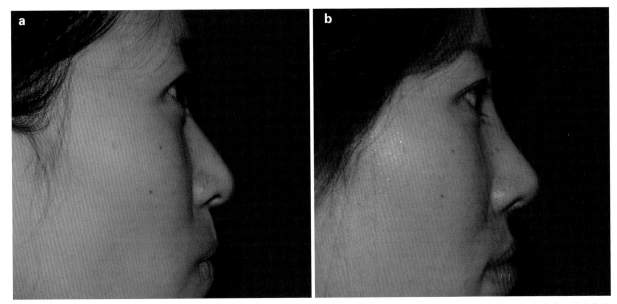

图10.37 鼻尖下小叶。（a）该患者有下垂的鼻尖和悬垂的鼻小柱。（b）随着鼻小柱悬垂得到矫正且鼻尖下小叶形成，术后鼻尖充分突出

术后长时间内引起鼻尖下垂的相关因素分析

随着时间的推移，在增加鼻尖突出度手术后观察到鼻尖下垂的情况并不少见，这对患者和外科医生都造成了极大的困扰。鼻尖下垂是自然老化过程的一部分，通常是不可避免的。但是，应避免在术后2年内发生鼻尖下垂。在亚洲人鼻整形术中，重要的是要在术前了解导致鼻尖下垂的因素，并在术中加以解决。这些因素包括鼻小柱退缩、鼻小柱短、鼻小柱悬垂、鼻尖皮肤厚且紧以及强健的降鼻中隔肌。

鼻小柱短且退缩

鼻小柱短而退缩的鼻子在鼻尖突出手术后很容易出现鼻尖下垂的情况。这样的鼻子通常伴有上颌骨或前鼻棘（ANS）发育不全（图10.38）。这种类型的鼻子在亚洲人中比较常见，并且内侧脚短

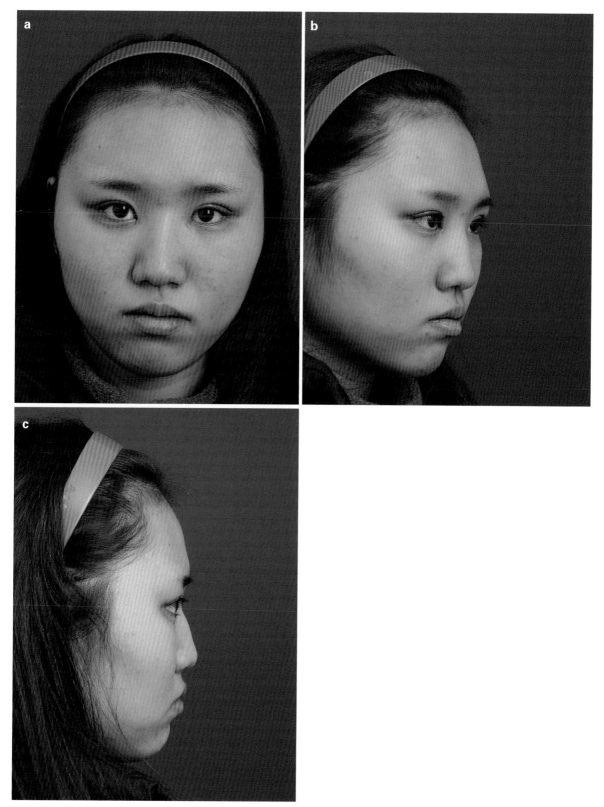

图10.38 （a~c）短且退缩的鼻小柱通常伴有上颌骨或前鼻棘（ANS）发育不全

而薄弱。在这种情况下，简单的软骨盖板移植物不足以获得良好的效果。内侧脚加固和鼻小柱的尾侧突出是实施鼻尖突出的基本要求。对于内侧脚加固，支撑移植物应为长固定型。否则，内侧脚和支撑杆会随着鼻尖的下垂而下降（图10.39）。同时，应充分处理退缩的鼻小柱，以防止鼻尖下垂。

　　对于皮肤厚且鼻小柱短的鼻子，过度解剖和处理两侧内侧脚之间的间隙会引起瘢痕挛缩和随后的鼻尖下垂。因此，在使用坚硬的鼻小柱支撑移植物或鼻中隔延伸移植物移植时，应尽量减少两侧内侧脚之间的解剖。

　　先天性内侧脚（部分或完全）缺失也需要使用固定型鼻小柱支撑移植物或鼻中隔延伸移植物（图10.40）。

鼻小柱悬垂

　　对于鼻小柱悬垂的患者或可以通过鼻尖抗压试验诱导鼻小柱悬垂的患者，单纯的鼻尖盖板移植物会使鼻小柱悬垂加重并导致鼻尖高度降低。因此，应在放置盖板移植物之前处理悬垂的鼻小柱（图10.41）。

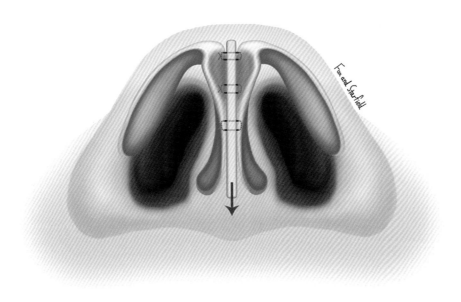

图10.39　悬浮型支撑移植物可导致短且退缩的鼻小柱下降

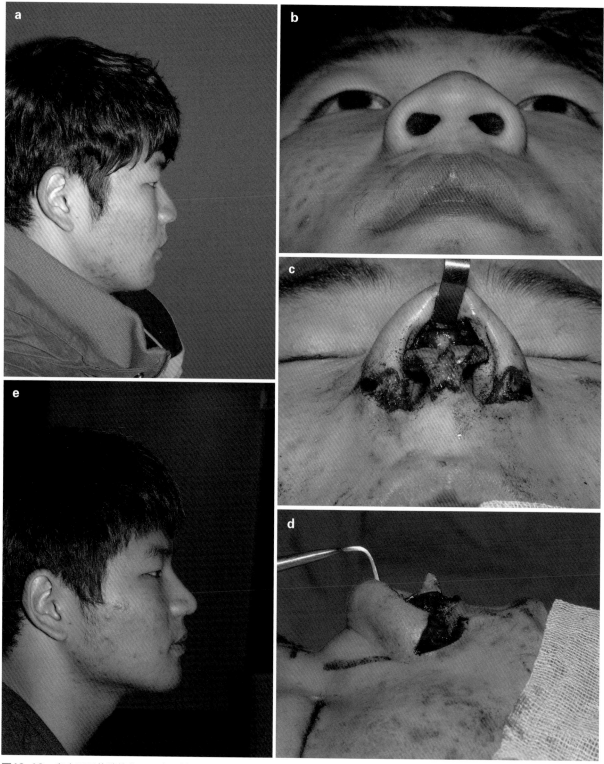

图10.40 鼻中隔延伸移植物用于先天性内侧脚缺失。（a、b）低鼻尖伴鼻小柱退缩。（c）内侧脚缺失。（d）鼻中隔延伸移植物植入的术中照片。（e）术后1年的照片

图11.2　良好的鼻尖轮廓呈水平方向，其鼻尖上区域的阴影一直延伸到鼻翼上区域。（a）从鼻尖小叶到鼻翼小叶的过渡是平滑的，没有分界线。鼻尖表现点呈现水平方向的高光，其上下方均有阴影。（b）两条相对的曲线勾勒出鼻尖高光。高光的最外侧应继续延伸到与鼻翼小叶的曲线轮廓相连续的高脊［摘自Toriumi的鼻尖轮廓新概念（New Concepts in Nasal Tip Contouring）］

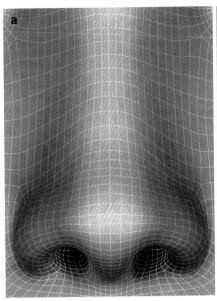
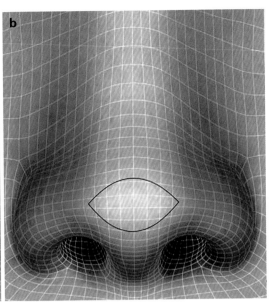

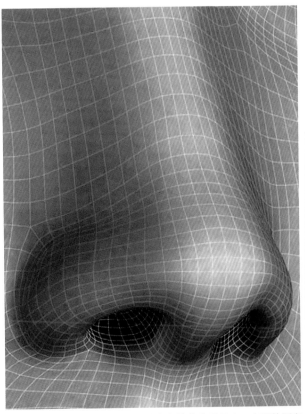

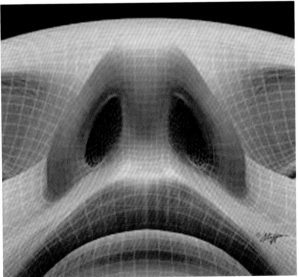

图11.3　从斜视图上看，良好的鼻尖轮廓应显示出一直延伸到鼻翼沟（Supra-alar groove）的微妙的鼻尖上转折阴影。当鼻尖过渡到鼻尖上区和中鼻拱时，这些阴影变窄。软组织三角或小平面应该是细微的，只投射一个衰减的阴影（摘自Toriumi的鼻尖轮廓新概念）

图11.4　基底视图显示了一个三角形形状，在鼻尖小叶和鼻翼小叶之间没有凹陷。注意鼻尖的水平部分，其宽度由两侧穹隆的位置决定（摘自Toriumi的鼻尖轮廓新概念）

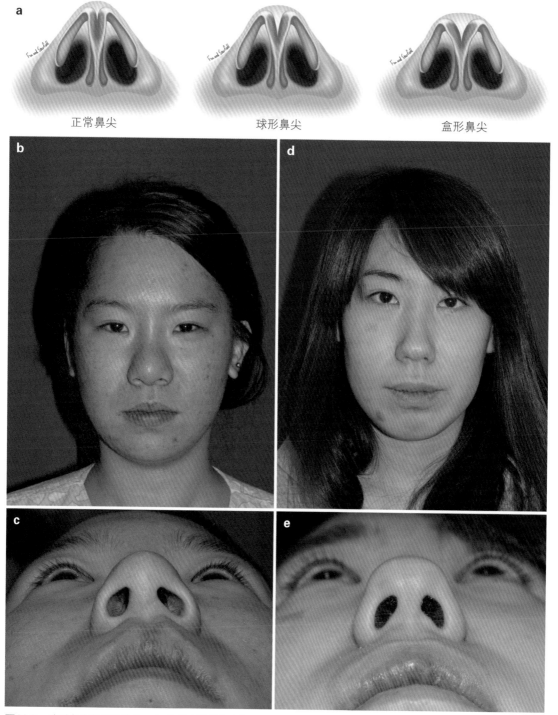

图11.5 球形鼻尖和盒形鼻尖。（a）鼻尖形状的比较。（b、c）球形鼻尖患者。（d、e）盒形鼻尖患者

　　对下外侧软骨不加选择地切除和过度地跨越缝合都是不理想的。为了防止夹捏鼻尖，鼻尖和鼻翼之间的过渡应平滑，以保持适当的穹隆发散角并防止发生外侧脚变形。

　　理想的鼻尖其两个鼻尖表现点之间不应太靠近，并且鼻尖上区的体积应小于鼻尖表现点的体积

（图11.6）。与这些特征相悖的操作会导致鼻尖夹捏，并经常导致需再次进行手术。

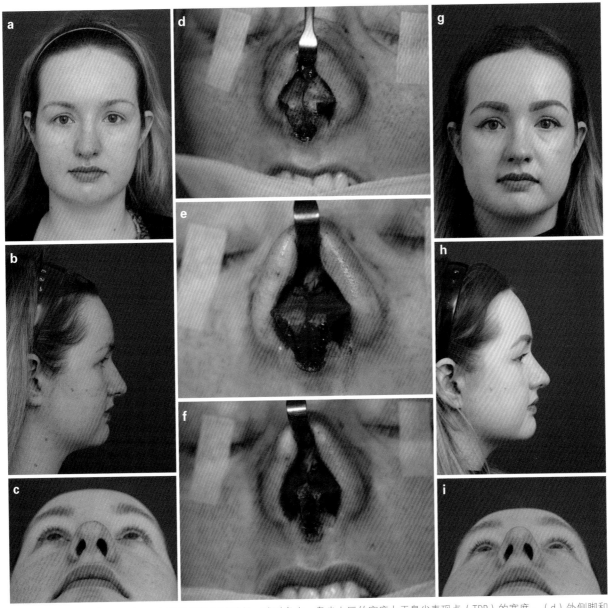

图11.6　球形鼻尖矫正。（a~c）该患者的鼻子稍长，球形鼻尖，鼻尖上区的宽度大于鼻尖表现点（TDP）的宽度。（d）外侧脚和内侧脚的宽度较宽。（e）外侧脚的头侧修剪和内侧脚的条状切除设计。（f）进行了穹隆间缝合和外侧脚跨越缝合。（g~i）在术后6个月时，鼻尖体积似乎减少了。但是，两个鼻尖表现点之间的宽度并未减小。鼻尖上区的体积减小，鼻尖上区的阴影延伸到鼻翼上区。从鼻尖小叶到鼻翼小叶的过渡没有任何夹捏的外观。鼻尖表现点呈现水平方向上的高光

　　手术的重点不应仅仅是将下外侧软骨缝合到一起。更确切地讲，应该是在保持阴影和高光之间适当平衡的前提下减小鼻子的体积。鼻尖上区与鼻尖表现点之间的体积比可通过外侧脚的头侧修剪、鼻尖上区的软组织减容和外侧脚的跨越缝合来控制。应当存在鼻翼沟，但不能太深。鼻尖与鼻翼基底之间的连接线应平滑且无分界，角度不应大于60°（图11.7）。有时需要缩小鼻翼基底。狭窄的穹隆发散角会导致鼻尖夹捏，但有时在大幅度进行鼻尖缩小和鼻尖突出时，这种情况是无法避免的。在这种情况下，可能需要使用鼻翼缘移植物，该移植物经常用于亚洲患者的球形鼻尖矫正。

球形鼻尖的分类

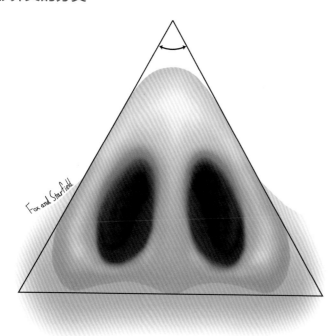

Fox and Starfield

图11.7 双侧鼻翼之间的角

鼻尖的体积取决于下外侧软骨的大小、凸度和发散程度以及软组织的厚度。鼻尖的理想形状是由下外侧软骨和软组织被覆之间的协调形成的。如果软骨或软组织变为以一方为主，则鼻尖将呈球形。

外形上，球形鼻尖是指大或宽的鼻尖。但根据基础内部结构的病因，球形鼻尖可以分为几种类型，而针对不同类型的矫正手术也根据基础病因而变化。因此，准确评估球形鼻尖对手术计划很重要。

球形鼻尖的原因包括皮肤和软组织厚、外侧脚过宽、外侧脚过长、穹隆顶分开、外侧脚的垂直凸度和外侧脚的水平凸度。Constantian报道称，球形鼻尖与外侧脚的头侧错位有关，后者使鼻尖在垂直方向上饱满，中断了眉头–鼻尖的美学线（图11.23）。

在亚洲患者中，球形鼻尖并不总是包含大的下外侧软骨。有时，下外侧软骨可能是正常的甚至是微小的，鼻尖的过多体积通常主要来自过多的软组织。

Nagarkar等根据外侧脚的形状对球形鼻尖分类（Ⅰ型：外侧脚呈扁平状；Ⅱ型：外侧脚呈凸面；Ⅲ型：外侧脚呈凹面），但该分类法没有考虑到软组织，故不适用于亚洲人鼻整形术。亚洲患者的球形鼻尖分类有多种方法，但笔者使用以下分类方法，以便使决策过程更简单。

Ⅰ型，软骨为主型

在这种类型的球形鼻尖中，下外侧软骨或者太大或者突出，或穹隆间的间隙太宽。两个外侧脚之间的距离可能太远，且头侧缘卷曲。检查所见包括，皮肤薄，下方软骨轮廓可见，鼻孔高度通常不低（图11.8）。

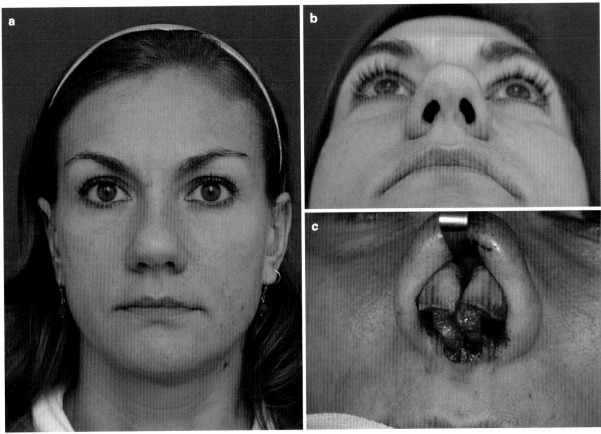

图11.8　（a~c）软骨为主型球形鼻尖。这种类型的球形鼻尖其下外侧软骨大，外侧脚突出，穹隆间距宽，外侧脚间相距远。皮肤和软组织被覆相对薄

Ⅱ型，软组织为主型

这种类型的球形鼻尖在亚洲患者中很常见。下外侧软骨一般正常或小，并且大部分鼻尖体积来自厚的皮肤和软组织被覆（SSTE）。鼻尖大，但软骨的轮廓被厚厚的皮肤和软组织掩盖。检查时，由于软组织较厚，软骨将难以触诊。鼻孔的高度通常较低（图11.9）。

Ⅲ型，混合型

这种类型的球形鼻尖是Ⅰ型和Ⅱ型的组合。下外侧软骨大和/或分开较远。同时，皮肤软组织被覆厚（图11.10）。

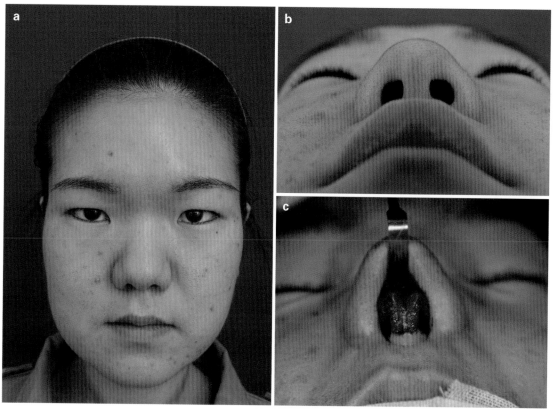

图11.9 （a~c）软组织为主型球形鼻尖。这种类型的球形鼻尖具有小的或正常的下外侧软骨，并且大部分鼻尖体积来自厚的皮肤和软组织被覆

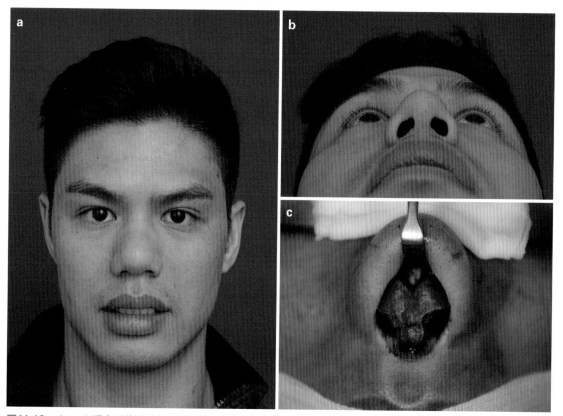

图11.10 （a~c）混合型的球形鼻尖。混合型的球形鼻尖由厚的皮肤软组织被覆以及大的下外侧软骨组成

缩小鼻尖体积的几种技术

错觉与协调

感知的鼻尖大小是与鼻子的其余部分相对而言的。鼻背低时，鼻尖会显得较大，而鼻背增高会使鼻尖看起来比之前小。同样，鼻翼基底缩小可以使鼻尖显得更大。向上翘的鼻尖看起来可能会比实际更呈球形。延长鼻子可以减轻鼻尖的球形外观（图11.11）。

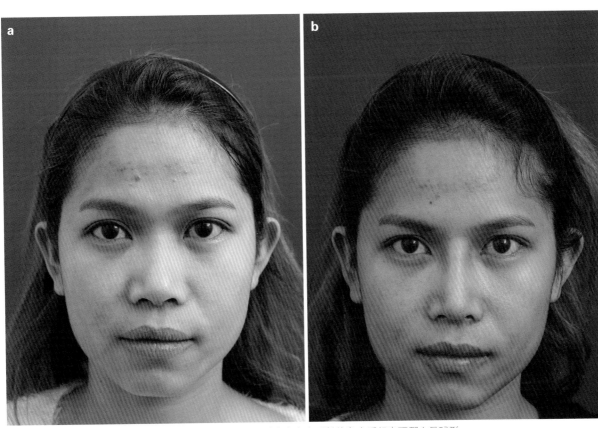

图11.11 （a、b）鼻长度与球形鼻尖之间的关系。鼻背增高和鼻尖延长使鼻尖看起来不那么呈球形

软组织减容和扩展

通过减容手术（去除过多的皮下组织）可以处理皮肤厚和过多的皮下组织引起的球形鼻尖（图11.12）。鼻小叶的所有区域都减容，但是在鼻尖上区中线部位应更加细致地减容以便能够折叠。在减容过程中，重要的是要保留皮下血管网，不中断血液供应。

单独的鼻尖盖板/盾牌移植物具有使鼻尖变窄的效果，较窄的移植物会产生看起来窄的鼻尖。

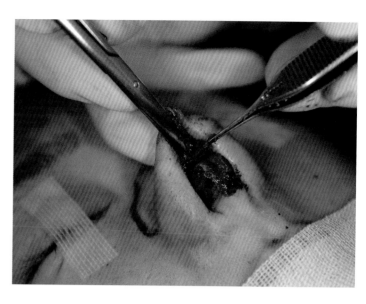

图11.12 鼻尖软组织减容

下外侧软骨的处理

由下外侧软骨引起的球形问题通过减小距离和角度、缩小体积以及控制凸度来处理。

减小距离和角度

用于矫正球形鼻尖的缝合技术包括穹隆间缝合、跨穹隆缝合和外侧脚跨越缝合。

穹隆间缝合可有效解决宽的穹隆间距离和穹隆分开（Domal clefting）。该技术的操作方法是将穹隆之间的软组织去除后将穹隆缝合在一起（图11.13）。

贯穿穹隆缝合对宽的穹隆弓有效（图11.14）。这种缝合技术几乎始终用于以软骨为主型球形鼻尖。它可以减小穹隆定义角和外侧脚凸度（图11.15）。

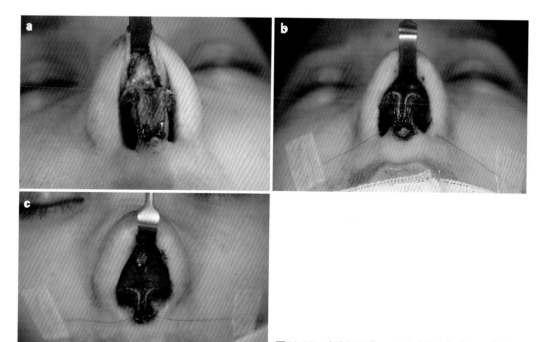

图11.13 穹隆间缝合。（a）穹隆之间分开距离宽。（b、c）行穹隆间缝合使两侧穹隆靠得更近

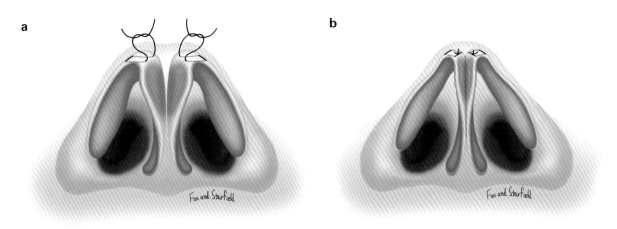

图11.14 （a、b）穹隆贯穿缝合

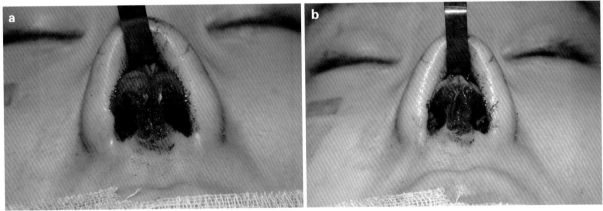

图11.15 穹隆贯穿缝合可减小穹隆定义角和外侧脚凸度。（a）穹隆贯穿缝合前。（b）穹隆贯穿缝合后

　　外侧脚的跨越缝合是下外侧软骨两个外侧脚间的水平褥式缝合，目的是减小两个外侧脚之间的距离并减小外侧脚的凸度（图11.16）。这种缝合可能会导致鼻翼缘退缩或夹捏，因此不应在具有鼻翼退缩的鼻子中用于减小外侧脚之间的距离。对于具有鼻翼退缩的球形鼻尖，外侧脚之间的距离不应改变，但可以减小外侧脚凸度（图9.38），或者应使用防旋转缝合来减小外侧脚凸度并避免鼻翼退缩（图9.39）。

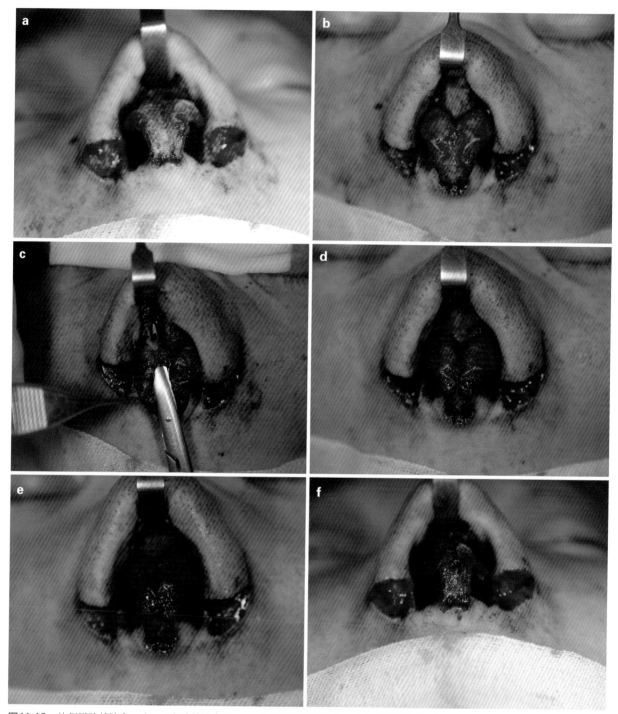

图11.16 外侧脚跨越缝合。（a、b）跨越缝合前。（c）松解释放卷轴区。（d）行穹隆间缝合。（e、f）行两次跨越缝合后，两个外侧脚彼此靠近，每个外侧脚的凸度降低

缩小体积

外侧脚过宽（垂直高度过大）会导致鼻尖上区呈球形。减小外侧脚的宽度也可以减少鼻尖上区的丰满度。外侧脚的头侧修剪（头侧的部分切除）可以减小下外侧软骨的宽度，但会引起鼻尖的头侧旋转（图11.17）。

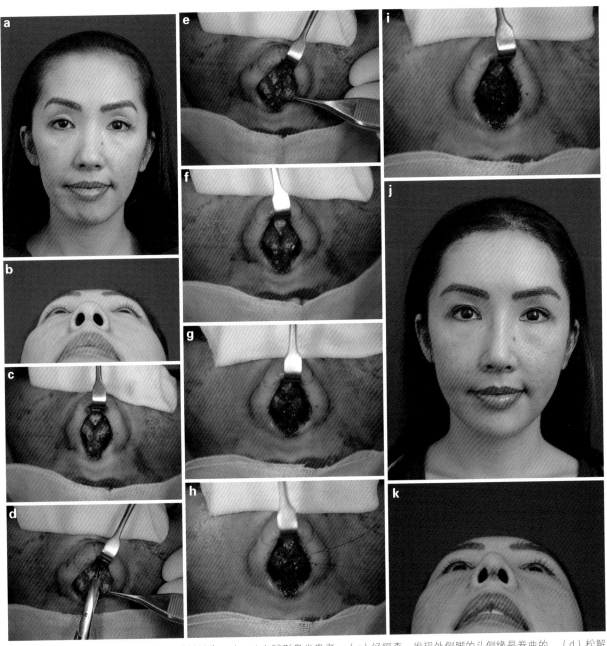

图11.35　对头侧缘卷曲的外侧脚行跨越缝合。（a、b）球形鼻尖患者。（c）经探查，发现外侧脚的头侧缘是卷曲的。（d）松解左侧卷轴区。（e）使左侧外侧脚的头侧缘变平。（f）两侧头侧缘均已弄平。（g）头侧缘被缝合到一起。（h）进行跨越缝合，以减小外侧脚突出。（i）已进行跨越缝合。（j、k）术后2周，球形鼻尖得到矫正，没有任何夹捏畸形

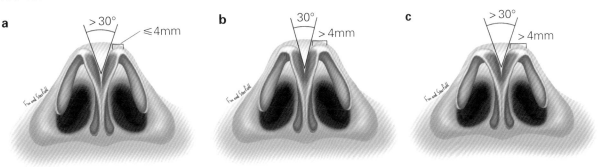

图11.37　盒形鼻尖的类型。（a）Ⅰ型盒形鼻尖，具有较大的穹隆发散角（大于30°）和正常的穹隆弓。（b）Ⅱ型盒形鼻尖，具有较宽的穹隆弓（大于4mm）和正常的发散角。（c）Ⅲ型盒形鼻尖，具有宽的穹隆发散角和穹隆弓

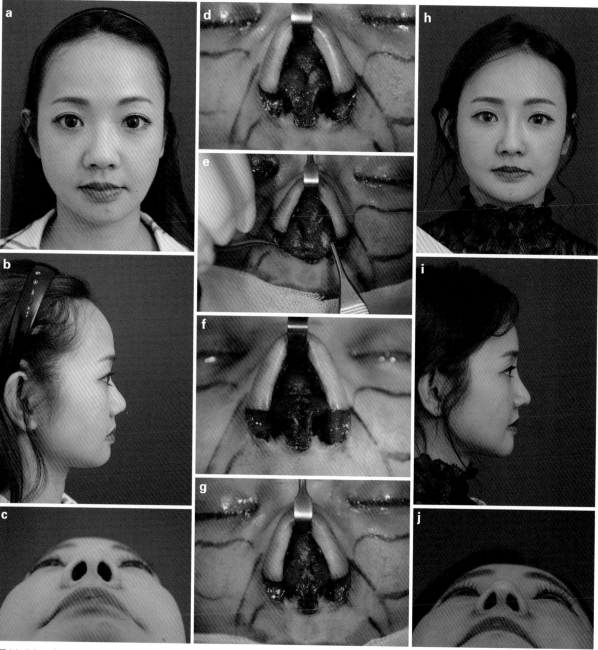

图11.36 （a~c）该患者的鼻背扁平，鼻尖球形。（d~f）通过松解卷轴区并进行跨越缝合使卷曲的头侧缘变平。（g）进行防旋转缝合。该患者还接受了硅胶植入物鼻背增高（5mm）和鼻翼基底缩小术。（h~j）术后6个月照片显示，球形鼻尖的矫正效果令人满意

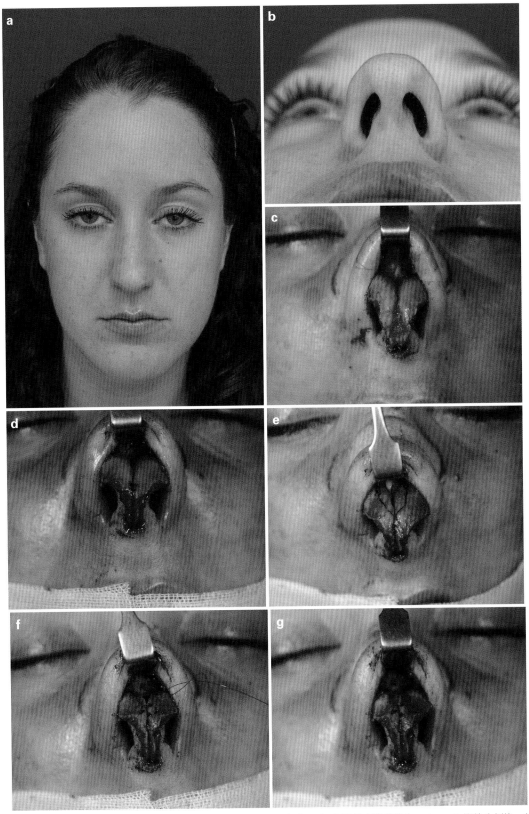

图11.38　盒形鼻尖矫正。（a、b）盒形鼻尖患者。（c）外侧脚大而突出。（d）进行穹隆间缝合。（e~g）修剪头侧缘，并进行跨越缝合

长鼻

　　鼻长度是指从鼻根点到鼻尖的距离。对于不同的研究者来说，鼻子的理想长度是不同的。Byrd认为鼻子的长度为中面部高度（眉间到鼻下点）的2/3时是理想的。另一种标准是Goode的3∶4∶5三角形。三角形的一边是从鼻根到鼻翼沟的垂直切线。第二条边是从该切线经过鼻尖表现点的垂直线，第三条边是从鼻根到鼻尖表现点的直线（图11.39）。这3条边的比例应为4∶3∶5。

　　不同种族和个体的理想鼻子长度也有所不同。对于给定的鼻子，其理想的长度将根据整个面部的长度和宽度以及下巴和嘴唇的形状而变化。因此，不能盲目地遵循一成不变的标准，并且应该针对每个患者量身定制手术。

　　长鼻在白色人种中很常见，但在亚洲患者中也并不罕见。

　　在亚洲外科医生中，长鼻矫正被认为比短鼻矫正更容易。然而，实际上，长鼻矫正需要大量的鼻整形知识和经验。手术医生应全面了解鼻尖的力学特点以及如何通过缝合技术和移植物改变鼻尖的位置和形状。

　　一般来说，长鼻有以下特点：

　　（1）长而下垂的鼻尖。

　　（2）锐性鼻小柱–上唇角。

　　（3）微笑鼻尖。

　　（4）很常见的鼻背驼峰。

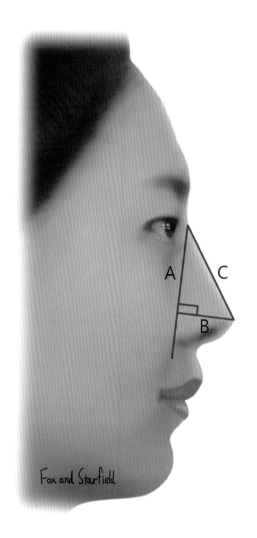

图11.39　Goode的3∶4∶5三角形。线B∶A∶C的长度比应为3∶4∶5。

当微笑时，降鼻中隔肌和提上唇鼻翼肌的动力会使下垂的鼻尖进一步加重（图11.40）。

要了解长鼻的原因以及如何纠正它，应牢记鼻尖三脚架的概念。Anderson的三脚架概念是一个延用很久的重要概念，鼻尖由3个臂支撑：中间臂是两个内侧脚，两个外侧臂是两侧下外侧软骨的外侧脚（图9.7）。术者可以通过操作中间臂和两个外侧臂的长度来调节鼻尖高度。例如，缩短两侧外侧脚可使鼻尖缩短并向头侧旋转。缩短（两侧）内侧脚可以降低鼻尖的高度，而延长（两侧）内侧脚则可以增加鼻尖的突出度。对于长鼻矫正术，通过对单个臂的操作来调整鼻尖的位置是一项重要的手术原则。

矫正长鼻时几种鼻尖整形技术需要联合使用。在各种操作中，应考虑以下两点：下外侧软骨的头侧旋转和内侧脚的头侧退缩。根据长鼻的类型还应采用其他操作。

在亚洲患者中，可以根据鼻尖高度对长鼻进行分类。

（1）Ⅰ型：长鼻伴鼻尖下垂。

（2）Ⅱ型：长鼻，鼻尖高度正常。

（3）Ⅲ型：长鼻伴鼻尖过度突出。

所有长鼻都需要使穹隆向头侧旋转以缩短鼻尖，为此，需要部分切除外侧脚头侧缘和/或缩短外侧脚。针对每种长鼻类型的操作细节其不同之处是对鼻尖高度的控制：增加、维持或降低鼻尖突出度。

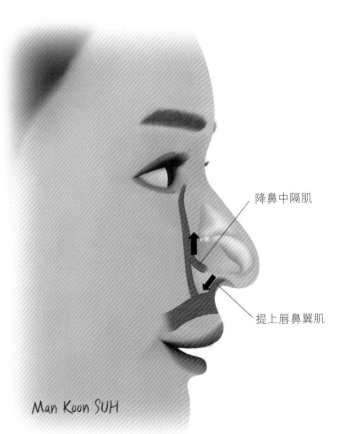

降鼻中隔肌

提上唇鼻翼肌

图11.40　降鼻中隔肌和提上唇鼻翼肌的活动加剧鼻尖下垂（例如，在微笑时）

Man Koon SUH

外侧脚头侧缘的部分切除（头侧修剪）

对于宽的外侧脚，由于外侧脚的头侧缘将接触上外侧软骨，穹隆无法充分地向头侧旋转。这将需要部分切除外侧脚的头侧缘。分离卷轴区和切除外侧脚的头侧缘会促使瘢痕的形成和挛缩，这实际上也有助于减少鼻子的长度。

为了确定要切除的区域，将鼻孔顶点朝头侧旋转。这将使外侧脚的一些部分与上外侧软骨接触，将该部分标记为要切除的区域（图11.43）。使用15号刀片对软骨雕刻，然后用Metzenbaum解剖剪切开整个厚度进行切除。

如果切除过于激进，则外侧脚可能会弯曲并导致夹捏鼻尖或外鼻阀塌陷。为了防止发生这种情况，应将外侧脚的最小宽度保持为6mm。

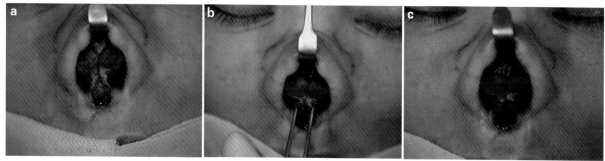

图11.43 头侧修剪。（a、b）将下外侧软骨向头侧旋转会显露出与上外侧软骨接触的外侧脚头侧缘并无法进一步旋转。将该区域标记为待修剪的部分。（c）沿设计线切除了外侧脚的头侧缘

缩短鼻中隔软骨尾侧端

对于长鼻，其鼻中隔通常会过度发育，尾侧缘比通常情况更向尾侧突出。过度发育的鼻中隔尾侧会向尾侧推动下外侧软骨，并阻止下外侧软骨的头侧旋转。

缩短鼻中隔尾侧端分为3种类型：切除的宽度均等，鼻中隔尾侧前部切除较宽，鼻中隔尾侧后部切除较宽（图11.44）。

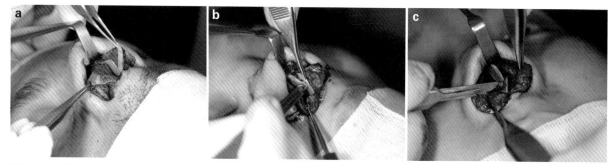

图11.44 缩短鼻中隔尾侧端的类型。鼻中隔尾侧端可通过3种方式缩短。（a）宽度均等的条状切除。（b）前部宽度较大的楔形切除。（c）后部宽度较大的楔形切除

缩短外侧脚

　　切开并重叠外侧脚[外侧脚重叠（Lateral crural overlay）]可以使鼻尖向头侧旋转（图11.45）。

　　在软骨的外侧1/3和内侧2/3的交界处切开，因为在这个区域的鼻翼皮肤较厚，可以很容易地隐藏外侧脚的重叠边缘（图11.46）。在软骨切开处，将前庭皮肤从外侧脚的下表面分离。在切开软骨切口后，将前部推进并叠放到后部以缩短外侧脚的总长度。然后使用5-0 PDS缝线以水平褥式缝合的方式缝合叠放的外侧脚。通常需要缝合2针。通过这种方式缩短外侧脚将使穹隆部向头侧旋转。

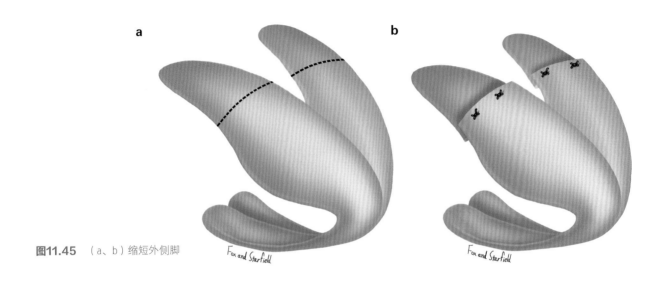

图11.45　（a、b）缩短外侧脚

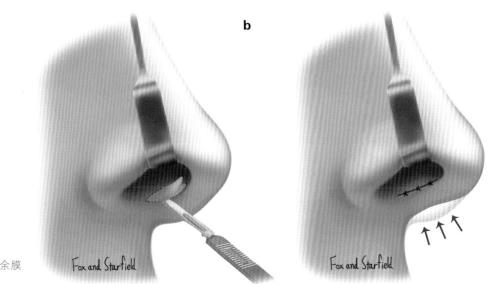

图11.47　（a、b）多余膜性鼻中隔的切除

缩短膜性鼻中隔

　　除了特别长的鼻子，通常不进行膜性鼻中隔的条状切除（图11.47）。

　　如果在鼻尖整形术和鼻小柱切口闭合后切除膜性鼻中隔，则可以更准确地切除。闭合鼻小柱切口后，测量多余的鼻中隔黏膜（图11.48）。如果鼻中隔黏膜多余的部分不是非常多，则黏膜可以向后重新复位并通过褥式缝合（Quilting suture）固定。但是，多余的部分过多则需要条状切除膜性鼻中隔。切除中不应包括任何前庭皮肤。为了避免纳入前庭皮肤，应仅在深部的鼻中隔黏膜上进行切除。这对预防流鼻涕—湿鼻尖（Weeping nose）很重要。

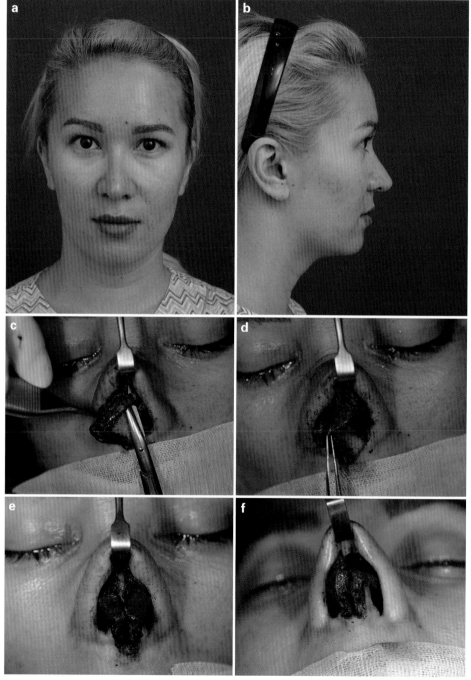

图11.46 缩短外侧脚。（a、b）长鼻尖患者。（c）在软骨切开部位，将前庭皮肤从左侧外侧脚的下表面分离。（d）左侧外侧脚通过重叠而缩短。（e）两个外侧脚均缩短后的照片。（f）还缩短了内侧脚，以减少鼻尖突出度

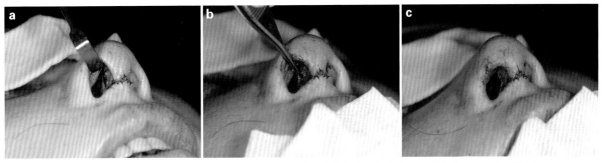

图11.48　缩短膜性鼻中隔。（a）标记多余的黏膜。（b）已经进行了条状切除。（c）使用可吸收缝线进行了一期修复

延长内侧脚

鼻尖下垂的矫正需要延长短的内侧脚。可以使用缝合技术，例如穹隆间缝合和外侧脚的内侧脚化，但是更确切的矫正需要强有力的起支撑作用的结构性移植物，例如鼻小柱支撑移植物或鼻中隔延伸移植物。

其他操作

除上述技术外，以下操作也可有助于长鼻伴鼻尖下垂的处理：

（1）用不可吸收缝线行内侧脚–鼻中隔缝合可在长时间内有助于保持鼻尖突出度和鼻小柱回缩（图11.49）。

（2）将复位后的外侧脚缝合到上外侧软骨可以防止鼻尖再次下垂和延长（图11.50）。

（3）外侧脚缰绳软骨瓣（Rein flap）技术：修剪外侧脚的多余头侧部分时，会形成以内侧脚为蒂的外侧脚缰绳软骨瓣，将其缝合到鼻中隔背侧的两边，就像微型撑开移植物一样（图11.51）。该缰绳软骨瓣可确保长期保持所获得的鼻尖旋转状态。

（4）降鼻中隔肌切除或靠拢（Approximation）（图11.52）。

降鼻中隔肌过度发达会导致鼻尖下垂、上唇缩短和上唇上方的横向折痕。在术前检查中，应在患者微笑时评估降鼻中隔肌活动的方式。如果肌肉过度发达，则应考虑切除肌肉，这样可以抬高鼻尖并减少鼻尖下垂的机会，尤其是对微笑时的鼻尖。

据研究报道，通过鼻内入路降鼻中隔肌切除与口内入路降鼻中隔肌切除没有显著差异。但是，笔者建议采用口内入路肌肉切除术，原因是，为了探查降鼻中隔肌而在内侧脚和脚板部之间进行更深和更广泛的解剖，可在下段鼻小柱区域引起更多的瘢痕组织形成，而由此产生的瘢痕挛缩可能成为鼻尖下垂的一个因素。

肌肉切除术可减少与微笑有关的鼻尖下垂和延长、上唇缩短和上唇横向折痕。上唇的延长可能无法预测，并且程度轻微。Rohrich等报道了通过上唇沟（Upper labial sulcus）切口在肌肉起点附近释放肌肉并将切开断端进行换位再彼此缝合的情况（图11.52）。

（5）弱化提上唇鼻翼肌和鼻翼基底填充。

患者可能同时有过度发达的降鼻中隔肌和提上唇鼻翼肌。在这种情况下，在笑的活动过程中，降鼻中隔肌会降低鼻尖，而提上唇鼻翼肌会向上拉动鼻翼基底（图11.40）。这样会导致鼻子看起来太长并且类似于箭头形状。根据Park等的说法，凹陷的鼻翼基底和过度发达的提上唇鼻翼肌同时存在

时可通过口内入路解剖提上唇鼻翼肌来处理，并在骨膜下植入腔中插入防波堤石状硅胶植入物，以抬高鼻翼基底。结果是，在笑的活动过程中，提上唇鼻翼肌的力量减弱，降低了鼻翼基底的高度（图11.53）。此外，鼻翼基底的填充改善了鼻唇沟的外观。

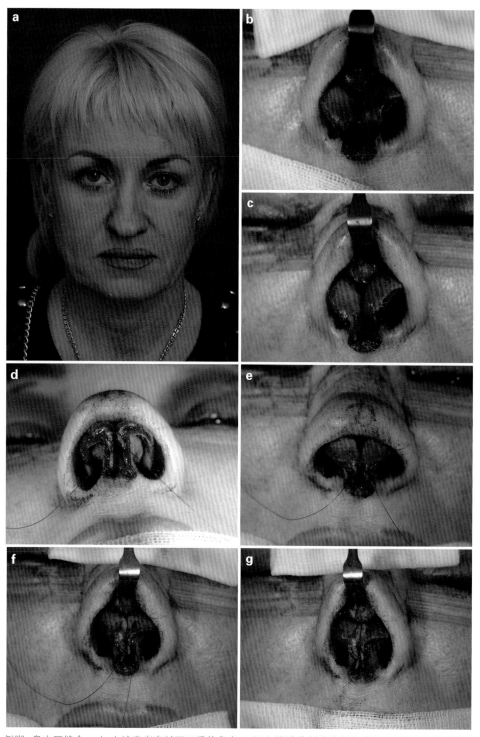

图11.49 内侧脚-鼻中隔缝合。（a）该患者有长而下垂的鼻尖。（b）设计外侧脚头侧修剪和内侧脚尾侧部的条状切除。（c）外侧脚头侧修剪和内侧脚尾侧部条状切除后。（d、e）固定到鼻中隔角的内侧脚-鼻中隔缝线穿过两个内侧脚。进行了穹隆间缝合。（f）对外侧脚进行了跨越缝合，并准备将内侧脚-鼻中隔缝合的缝线打结。（g）内侧脚-鼻中隔缝合的轻度张力略微增加了头侧旋转

图11.50　重新复位的外侧脚可以固定到上外侧软骨上

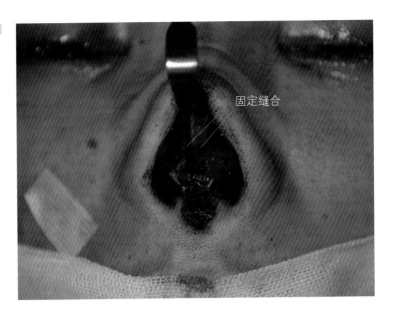

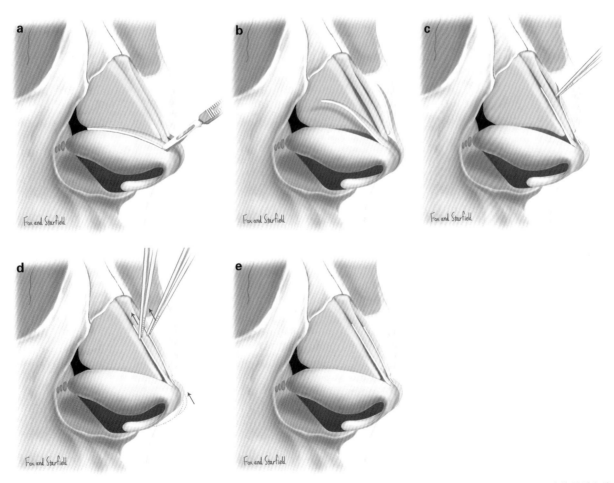

图11.51　外侧脚缰绳软骨瓣。（a~c）外侧脚头侧缘修剪的部分可形成以内侧脚为蒂的外侧脚缰绳软骨瓣。（d~h）将软骨瓣向头侧方向旋转，以微型撑开移植物植入的方式固定在鼻中隔背侧和上外侧软骨之间

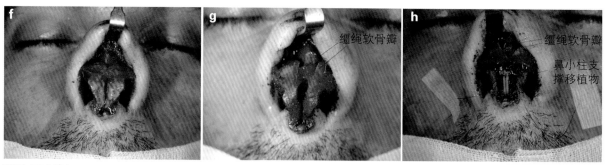

图11.51（续）

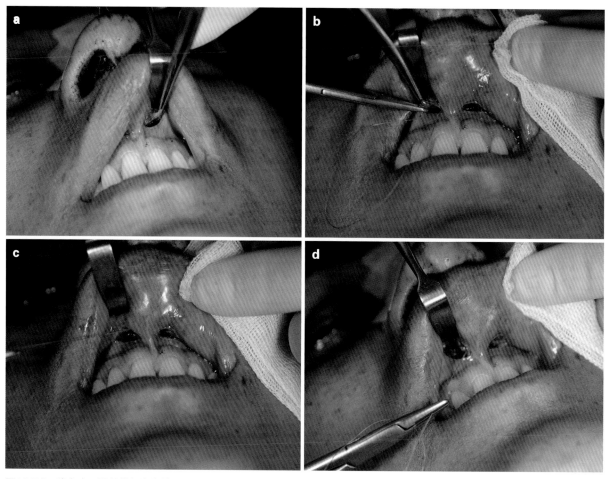

图11.52 降鼻中隔肌的横切和靠拢。（a）口内切口可通往鼻基底。将左侧降鼻中隔肌与其起点分离。（b~d）右侧降鼻中隔肌也从其起点分离，随后将两侧肌肉的切开断端相互跨过中线后缝合在一起

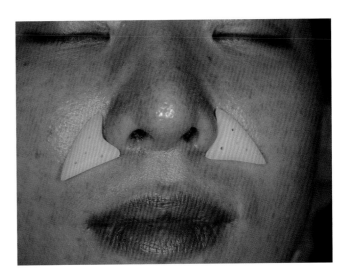

图11.53　硅胶植入物填充鼻旁区域可弱化过度发达的提上唇鼻翼肌

如何组合上述步骤

矫正长鼻时并非以上所有的操作都需要进行。根据鼻子的不同，需要不同的操作组合来满足每个患者的需求。对于需要头侧旋转的长鼻矫正，笔者遵循以下原则。

内侧脚强壮的稍长鼻子可以通过穹隆间缝合、外侧脚的内侧脚化结合/不结合外侧脚的头侧部分切除，以及内侧脚–鼻中隔缝合（或鼻尖悬吊缝合）来处理。但是，这种组合方法不适用于明显的长鼻、内侧脚薄弱、鼻小柱短或鼻尖下垂者。在这些情况下，依次进行以下操作，直到所有问题均得到充分处理（图11.54）：鼻小柱支撑移植物结合/不结合缩短多余的鼻中隔软骨尾侧端和内侧脚–鼻中隔缝合，外侧脚头侧缘的部分切除，缩短外侧脚，以及膜性鼻中隔的条状切除（仅在有多余黏膜的情况下）。

存在微笑鼻尖时进行降鼻中隔肌切除或靠拢（Approximation）。

注意事项

尽可能减少内侧脚之间的操作，以避免可能拉低鼻尖的瘢痕挛缩。因此，应通过口内入路进行降鼻中隔肌的操作。

由于术中水肿，长鼻矫正术通常会导致鼻尖高度高于预期，并且恢复时鼻子会略微延长。由于这些因素，需要略微过度缩短鼻长度。

即使在具有正常鼻尖高度的鼻子中，鼻背驼峰矫正也会导致鼻尖下垂，而要防止鼻尖下垂，则需要使用鼻小柱支撑移植物或软骨盖板移植物增加鼻尖突出度。突出鼻尖的一种温和方法是将下外侧软骨悬吊连接至鼻中隔角的改良的榫卯技术。鼻中隔角高的长鼻通过下外侧软骨的穹隆间缝合处理，随后将下外侧软骨悬挂在鼻中隔前角上。这将同时实现鼻尖突出和鼻缩短。悬吊后，外侧脚的两个头侧缘都固定在上外侧软骨上（图11.55）。

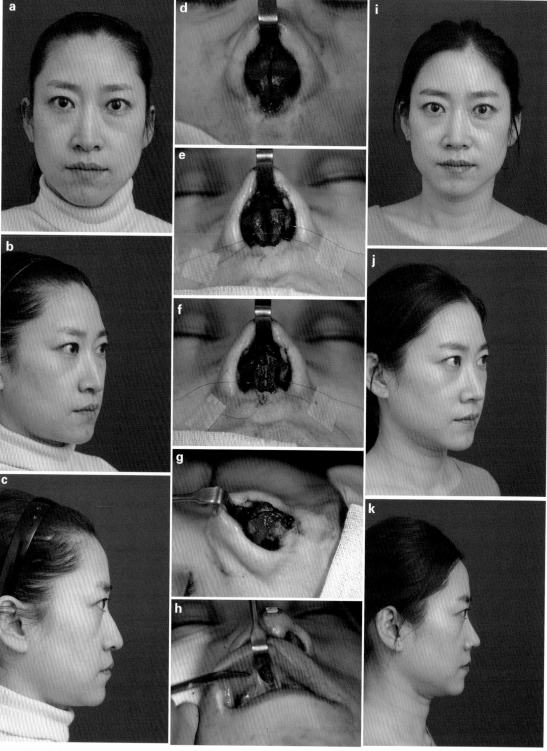

图11.54 长鼻伴鼻尖下垂的矫正。（a~c）这位患者鼻子长，鼻尖下垂。（d）可以看到外侧脚长。（e）两条不可吸收的内侧脚–鼻中隔缝线穿过鼻中隔尾侧端和内侧脚。（f）使用鼻中隔软骨进行了鼻小柱支撑移植物植入。（g）外侧脚的头侧修剪后，将内侧脚–鼻中隔缝线打结。（h）将每侧的降鼻中隔肌从其起点切开，并跨过中线缝合在一起。（i~k）术后6个月，长而下垂的鼻尖已得到矫正并保持稳定

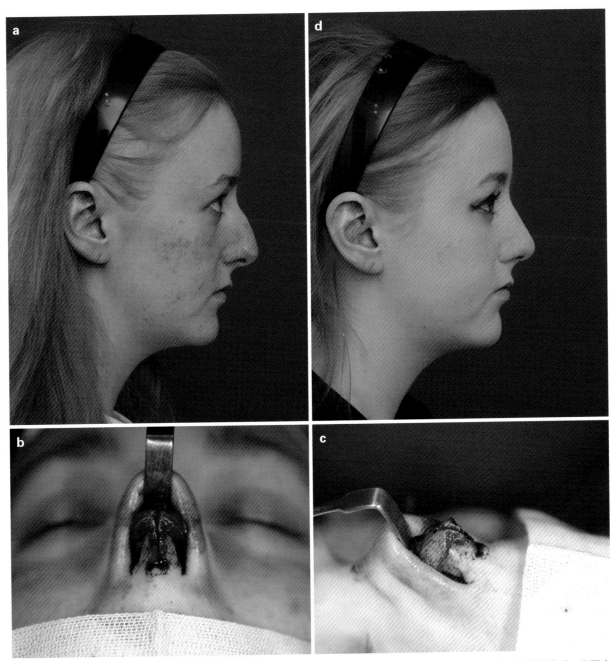

图11.55 改良的榫卯技术用于鼻尖突出。（a）该患者有鼻背驼峰、轻度鼻尖下垂和鼻小柱悬垂。（b、c）穹隆间缝合后，将两个下外侧软骨悬吊并固定至鼻中隔前角。（d）术后6个月

露龈笑的治疗

露龈笑描述了上唇因微笑的动作而变短并且超过2mm的上牙龈可见的情况（图11.56）。多种因素共同引起露龈笑。骨骼因素包括上颌骨垂直高度过高和牙槽突出，软组织因素包括上唇短且牙龈过长。此外，唇提肌过度发达是露龈笑的力学原因，可由降鼻中隔肌、提上唇鼻翼肌、提上唇肌和颧小肌引起（图1.19）。

根据原因处理露龈笑。首先，骨骼问题可以通过上颌骨Le Fort Ⅰ型截骨术、牙槽手术和正畸治疗来处理。其次，牙龈部分切除术（牙龈成形术）可以处理过大的牙龈（这也是由被动萌出延迟引起

的）。最后，肌肉切除术或肉毒毒素注射可以处理肌肉过度发达和上唇短的问题。

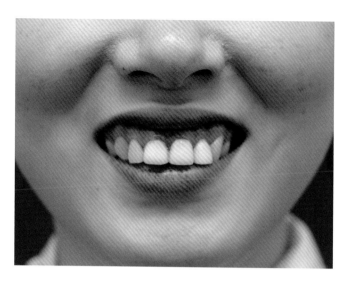

图11.56　露龈笑

肌肉处理和系带的 Z 形整形术

如果患者不希望进行骨外科手术或露龈笑由肌肉因素引起，则鼻整形外科医生可以在鼻整形手术时采用动力性鼻整形，降低上唇的位置以适当覆盖牙龈。可进行操作以治疗露龈笑的肌肉包括降鼻中隔肌（DSN）和提上唇肌。

为了便于横切降鼻中隔肌并延长上唇黏膜，在上唇系带上做Z形整形切口（图11.57）。在每侧，首先识别降鼻中隔肌并解剖游离，然后从各自的起点分离。随后将切开的断端跨过中线并相互缝合。闭合切口时，进行唇下黏膜的Z形整形术以延长上唇黏膜。

可通过尖牙附近的上前庭沟切口切开提上唇肌。但是，据Ishida报道，这可以通过在鼻孔内面的外侧壁做一个切口以更安全的方式进行，而且结果的可预测性更高（图11.58）。通过外侧切口，将皮肤和皮下组织从其深部的上唇肌肉系统钝性剥离出来。剥离范围以鼻子（上方）、口联合处（Oral commissure）（侧面）和唇黏膜（下方）为界。通过这些外侧切口，识别并横切提上唇肌。它们紧邻切口的侧面和下方，其纤维走向垂直。

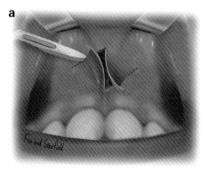 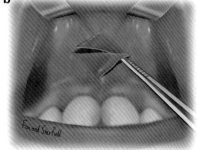 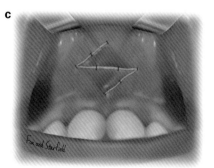

图11.57　（a~c）系带处的Z形整形切口

Per Rees和La Trenta是从前鼻棘到梨状孔进行广泛的骨膜剥离，由于使上唇在微笑时抬高的幅度减小，可以掩盖露龈笑（图11.59）。此骨膜剥离释放降鼻中隔肌、提上唇鼻翼肌、提上唇肌及相关软组织。这种方法降低了上唇上提的高度，从而减小了牙龈暴露的最大高度。通过系带切口和外侧切口进行骨膜剥离和重新定位，然后闭合切口。

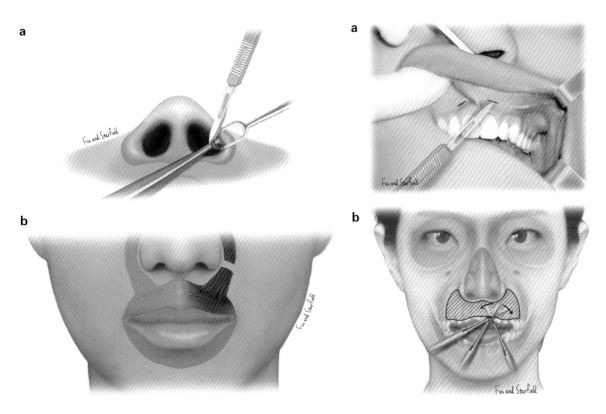

图11.58　（a、b）通过鼻前庭外侧壁切口暴露左侧提上唇肌。切开肌肉减少露龈笑

图11.59　（a、b）从前鼻棘到梨状孔进行广泛的骨膜下剥离，可以通过减少上唇移动度来掩盖露龈笑

将肉毒毒素注射到降鼻中隔肌和提上唇鼻翼肌

除手术方法外，将肉毒毒素注射到降鼻中隔肌和提上唇鼻翼肌非常有效，而且不会带来与手术相关的潜在并发症。

鼻部区域的肉毒毒素注射

在鼻部区域注射肉毒毒素需要全面深入了解鼻部肌肉的解剖。鼻子的主要肌肉如图11.60所示，已在第1章中进行描述。

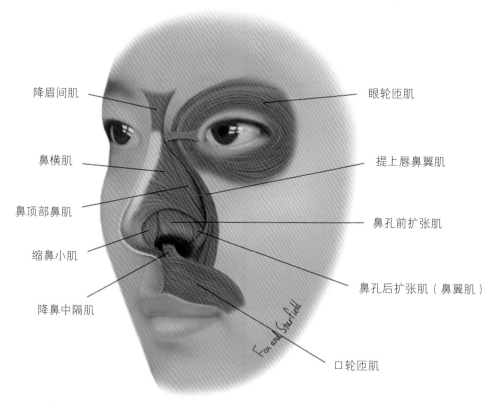

降眉间肌　　　　　　　　　　　　眼轮匝肌

鼻横肌　　　　　　　　　　　　提上唇鼻翼肌

鼻顶部鼻肌　　　　　　　　　　鼻孔前扩张肌

缩鼻小肌

降鼻中隔肌　　　　　　　　　　鼻孔后扩张肌（鼻翼肌）

口轮匝肌

图11.60　鼻部肌肉系统

兔纹

兔纹是位于鼻背的侧壁上，向鼻翼延伸的斜纹。这种皱纹是由鼻横肌反复收缩形成的（图11.61）。这种皱纹在皮肤薄的白色人种女性中最常见，在微笑时、面露愤怒时和讲话时更容易观察到。继发性兔纹系在注射肉毒毒素治疗眉间皱纹后发生的代偿性表现。

通过在每个鼻侧壁注入2~4个单位肉毒毒素来阻断鼻横肌。注射部位应远离鼻面沟，以避免影响提上唇肌、眼轮匝肌和内直肌。为了最大限度地减少肉毒毒素扩散到附近的肌肉，注射后不应按摩注射区域。注射入角动脉可能会导致血栓形成和失明，应避免。

鼻根横纹

这种皱纹是由降眉间肌的收缩引起的（图11.62）。与兔纹不同，该皱纹在水平方向上形成。将肉毒毒素注射到鼻根皱纹深处。由于鼻根皮肤较厚，因此针尖需要深达肌肉内注射。为此，用非惯用手的拇指和食指夹住鼻根部的软组织，然后将4~8个单位肉毒毒素注射到软组织的中线处。

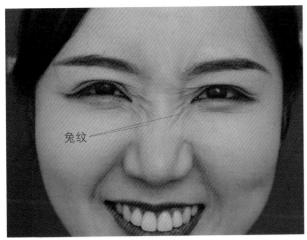

图11.61　兔纹。兔纹是由鼻横肌收缩形成的

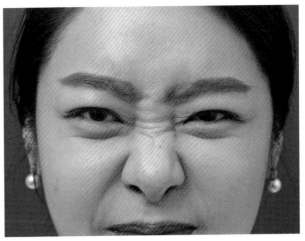

图11.62　鼻根横纹是由降眉间肌的收缩引起的

降鼻中隔肌和提上唇鼻翼肌

　　将肉毒毒素注射到唇提肌中会延长上唇，对由于肌肉过度发达而引起的露龈笑非常有用。降鼻中隔肌向下拉动鼻尖并抬高上唇。向该肌肉内注射肉毒毒素可使有微笑鼻尖患者的鼻尖突出，但这对静态的低鼻尖无效。

　　注射时，将上唇向下拉，鼻唇角被展开。肌肉被拉长，在鼻小柱基底注射2～5个单位肉毒毒素（图11.63）。在皮下平面内进行注射，以避开口轮匝肌。肉毒毒素若扩散到口轮匝肌中会导致唇括约肌功能不全，上唇延长不足。

　　将肉毒毒素不加区别地注入所有唇提肌（提上唇鼻翼肌、提上唇肌和颧小肌）很容易导致唇下垂和不对称。将肉毒毒素选择性地注射到提上唇鼻翼肌中是比较安全的，这会产生可预测性更高的结果。在鼻孔两侧3~5mm处注射2个单位肉毒毒素（图11.64）。

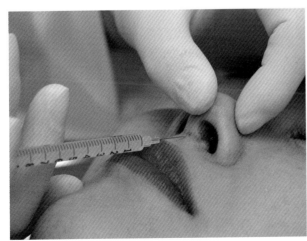

图11.63　向降鼻中隔肌注射肉毒毒素

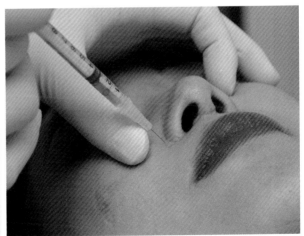

图11.64　向提上唇鼻翼肌注射肉毒毒素

鼻震颤

鼻翼侧壁兴奋和自动回缩时都可出现鼻孔扩张，这对于宽大的鼻翼来说很常见。这是由鼻孔后扩张肌（鼻翼肌）收缩引起的，可以在鼻翼周围肌肉收缩的最大区域内注射肉毒毒素5~10个单位来阻断这一收缩作用（图11.65）。

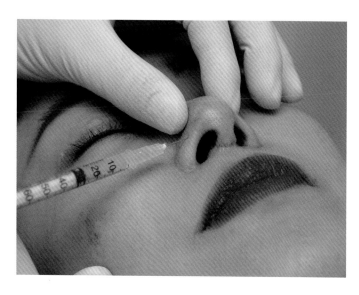

图11.65 向鼻翼肌注射肉毒毒素

Ⅱ型：鼻尖高度正常的长鼻矫正

鼻尖高度正常的长鼻也需要使用Ⅰ型长鼻的各种类型矫正术。由于鼻尖的高度正常，外科医生可能会认为不需要增加鼻尖突出度。但是，许多用于缩短鼻子的方法会改变和削弱鼻尖支撑结构，因此经常需要使用增加鼻尖突出度的技术进行补偿。这些补偿技术包括诸如鼻尖软骨移植物植入和缝合技术等（图11.66）。一种特殊情况是截除驼峰和缩短鼻尖同时进行。截除驼峰直接减少鼻尖高度，而改变鼻尖支撑结构以缩短鼻尖会间接降低鼻尖的高度。因此，尽管术前鼻尖高度正常，手术仍需要使鼻尖突出。

Ⅲ型：长鼻伴鼻尖过度突出的矫正

在亚洲人中，长鼻伴鼻尖过度突出是极为罕见的组合。鼻尖过度突出是由鼻中隔软骨过度发育以及下外侧软骨的外侧脚和内侧脚过度发育引起的。鼻中隔软骨过度发育意味着鼻背高度和尾侧长度增加。矫正手术根据导致鼻尖过度突出的因素而有所不同。

鼻尖过度突出的最常见原因是鼻中隔软骨过度发育，可表现为鼻中隔前角高和鼻中隔尾侧端长。通过减少高度（鼻中隔背侧）和长度（鼻中隔尾侧端），可以将下外侧软骨移动到不太突出的位置。此外，为修剪鼻中隔而进行的解剖将破坏并削弱穹隆间韧带和脚板部与鼻中隔尾侧端的连接，还会削弱鼻尖支撑结构并降低鼻尖的高度。

如果鼻尖过度突出是由大的下外侧软骨引起的，则应缩短长的内侧脚和外侧脚，以降低鼻尖。可以使用适当的重叠技术来缩短相应的内侧脚（图11.67）。

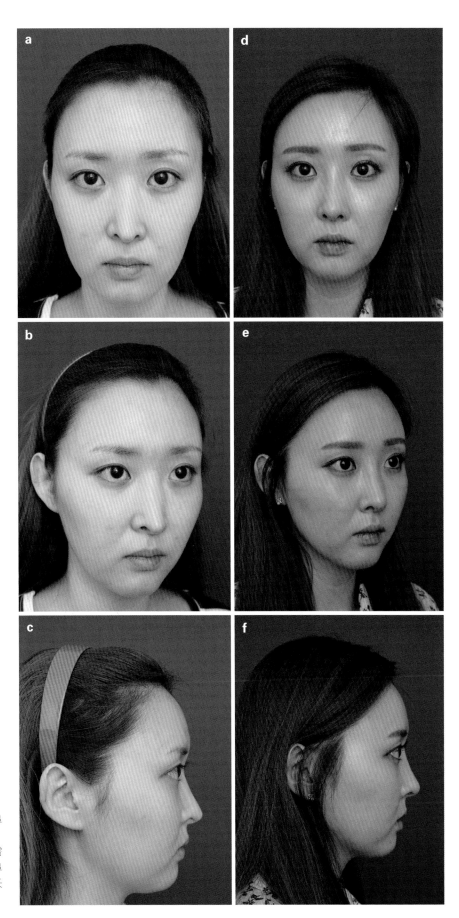

图11.66　（a~c）该患者的鼻子很长，鼻尖处于正常高度。（d~f）尽管鼻尖高度正常，仍需进行增加鼻尖突出度的操作（鼻小柱支撑移植物植入），以便长鼻矫正后保持鼻尖高度

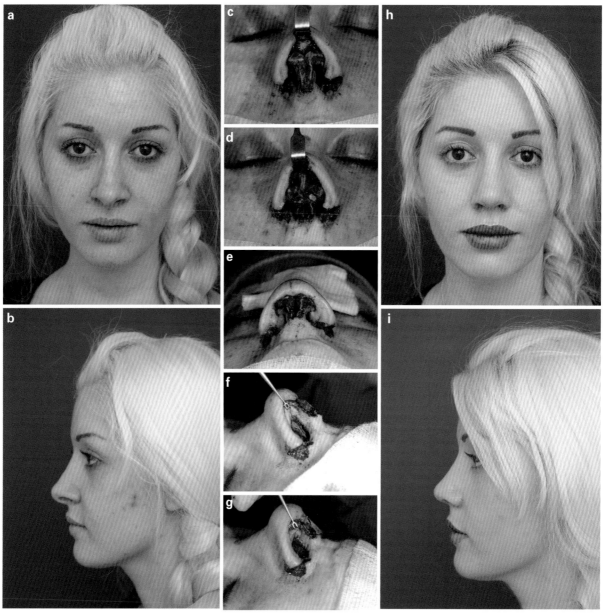

图11.67 鼻尖过度突出的长鼻矫正。(a、b)该患者鼻子长且鼻尖过度突出。(c)内侧脚长。(d)外侧脚缩短的设计。(e)切断并重叠内侧脚以缩短鼻尖。(f、g)缩短膜性鼻中隔。(h、i)长鼻和鼻尖过度突出均得到矫正

　　长的内侧脚需要采用直接降低内侧脚高度的方法,该方法是通过横切内侧脚并重叠中间部分来实现的。切开的位置取决于鼻小柱和鼻小叶的长度和比例。如果鼻小柱比鼻小叶长且两者之间不成比例,则在鼻小柱部分切断内侧脚。如果鼻尖下小叶相对于鼻小柱较长,则在鼻小叶部分切开内侧脚。无论哪种情况,在切开之前,应将内侧脚相关部分与其深部的前庭皮肤分开。一旦切开内侧脚,则重叠切开断端并使用5-0 PDS缝线双重褥式缝合固定重叠部分,以减少内侧脚的总长度。

　　切开并重叠内侧脚可降低鼻尖的高度,但还会导致穹隆的尾侧旋转(图11.68)。然而,在鼻尖过度突出的长鼻子中,由于同时缩短了外侧脚,因此这种旋转问题不大。内侧脚缩短后,应使用鼻小柱支撑移植物来加强变弱的内侧脚。外侧脚缩短与内侧脚缩短一起施行,也使鼻尖突出度降低。

短鼻伴鼻尖上翘和鼻孔外露

短鼻矫正的原则是下外侧软骨的尾侧复位（图12.6）。下外侧软骨可移动的程度和向尾侧端复位的程度决定了鼻子可以延长的程度。下外侧软骨的尾侧复位包括3个手术步骤：

（1）下外侧软骨的完全释放和尾侧移位。

（2）皮肤和软组织被覆（SSTE）的释放。

（3）复位的下外侧软骨的固定。

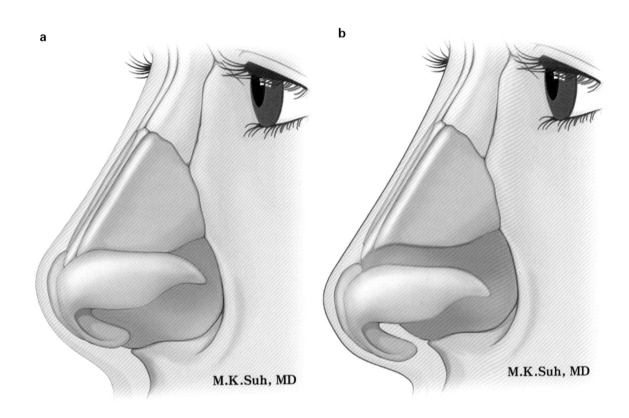

图12.6　短鼻矫正的原则是下外侧软骨的尾侧复位。（a）短鼻。（b）下外侧软骨的尾侧推进会增加鼻子的总长度

下外侧软骨的释放

释放下外侧软骨是短鼻矫正中最重要的步骤。将下外侧软骨从3个相邻的结构释放：上外侧软骨，外侧脚附着于梨状孔处，膜性鼻中隔（图12.7）。

从上外侧软骨释放（卷轴区的释放）

卷轴区是下外侧软骨和上外侧软骨之间的连接。卷轴区的解剖和释放是下外侧软骨的释放中最重要的步骤。保留鼻前庭黏膜完好无损的同时，充分松解两个软骨之间的纤维结缔组织（图12.8）。

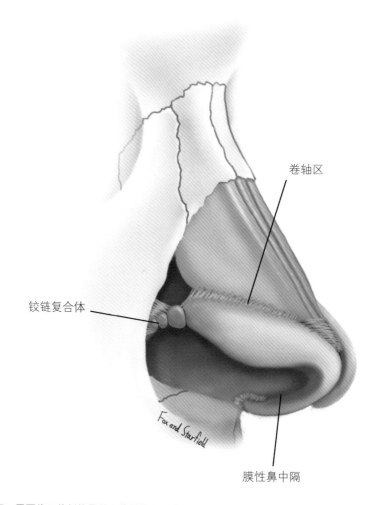

图12.7　对于短鼻矫正，需要将下外侧软骨从上外侧软骨、外侧脚附着于梨状孔处和膜性鼻中隔这3个位置释放，以移动下外侧软骨

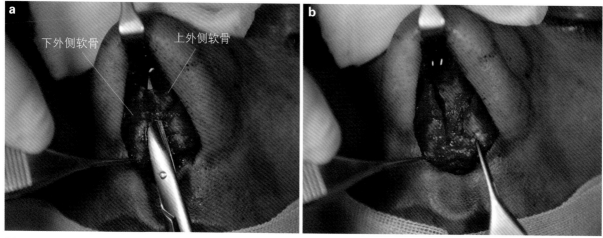

图12.8　（a、b）卷轴区的释放

从铰链复合体释放

如果释放卷轴区不足以使下外侧软骨充分地向尾侧移动，则横断铰链复合体的副韧带将会有所帮助（图12.9）。

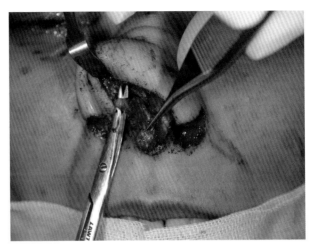

图12.9　松解铰链复合体，切断副韧带

从膜性鼻中隔释放

膜性鼻中隔的释放是切断纤维连接，而保留黏膜本身。原发性短鼻矫正并非总是需要此步骤，但该步骤可以使额外延长鼻尖成为可能。尽管如此，在该区域过度解剖会导致瘢痕挛缩，以及由此继发的鼻尖下垂。因此，只有当潜在的益处大于瘢痕挛缩的风险时，才应释放膜性鼻中隔。

皮肤和软组织被覆的释放

即使可以完全移动下外侧软骨，如果皮肤和软组织被覆无法有效地伸展，则鼻子也不能被充分延长。通过广泛剥离释放皮肤和软组织被覆。剥离区域会根据每个短鼻而有所不同。对于鼻子很短且皮肤紧者，笔者剥离并释放皮肤软组织被覆的范围超出梨状孔（图12.10）。在此步骤中，横断鼻横肌可完全释放皮肤和软组织被覆（图12.11）。

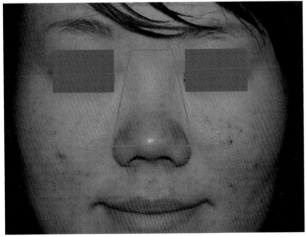

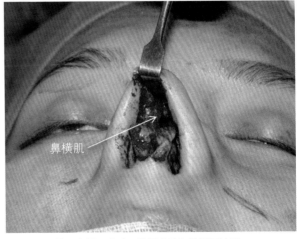

鼻横肌

图12.10　对于皮肤紧的患者，笔者剥离并释放皮肤和软组织被覆的范围超出梨状孔

图12.11　横断鼻横肌有助于伸展皮肤和软组织被覆

复位的下外侧软骨的固定

有3种方法可以固定向尾侧复位的下外侧软骨：

（1）防旋转缝合。

（2）鼻中隔延伸移植物移植。

（3）防旋转移植物移植。

防旋转缝合

防旋转缝合将向尾侧复位的下外侧软骨固定到鼻中隔背侧或鼻中隔角上，这也称为尾侧旋转缝合和鼻尖延伸缝合（图12.12）。此技术可有效矫正下外侧软骨强壮的轻度鼻尖上翘（图12.13）。对于亚洲人小而薄弱的下外侧软骨，该缝合技术在矫正短鼻方面有局限性。在手术过程中，防旋转缝合似乎可以充分延长鼻尖。但是，鼻长度的这种增加很快就会被厚软组织中的水肿和纤维化所抵消。因此，该缝合技术应针对下外侧软骨强壮的患者采用。该技术在第9章中进行了详细介绍。

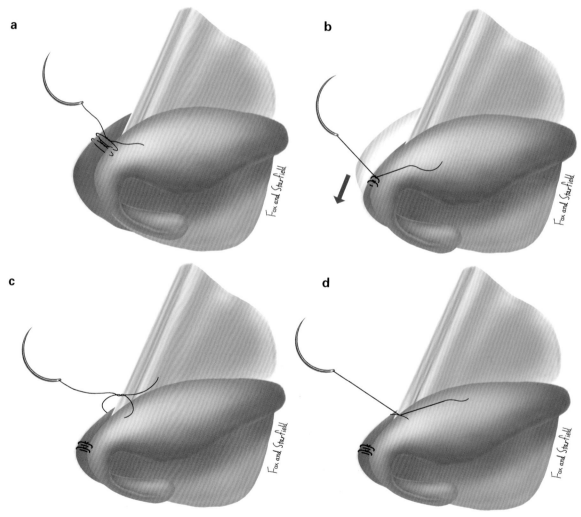

图12.12 （a~d）防旋转缝合

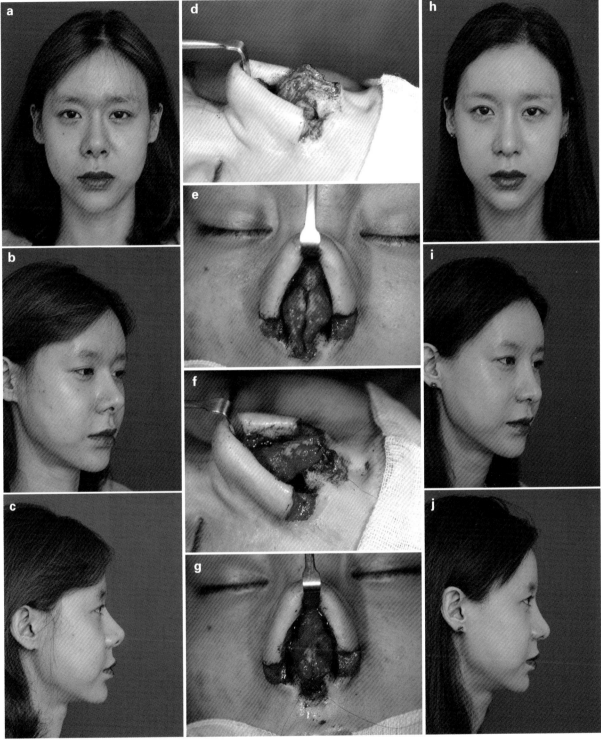

图12.13　用于短鼻矫正的防旋转缝合。（a~c）该女性患者有短鼻伴鼻尖上翘。（d、e）通过开放鼻整形入路移动下外侧软骨。（f、g）防旋转缝合将下外侧软骨向尾侧复位。（h~j）由此形成的鼻子显得更长，鼻孔外露减少

鼻中隔延伸移植物移植

在亚洲人鼻整形术中，最常用的短鼻矫正技术是鼻中隔延伸移植物移植。由于固定在鼻中隔尾侧或背侧，该移植物可为短鼻充当非常牢固的支撑性结构移植物。

鼻中隔延伸移植物有3种类型（图9.96）。其中，板条型延伸移植物对初学者的技术要求较低，效果更为稳定。因此，笔者最常使用该方法而不是其他两种方法（图12.14），首选的供区是鼻中隔软骨。如果无法使用鼻中隔软骨，则可以选择肋软骨。

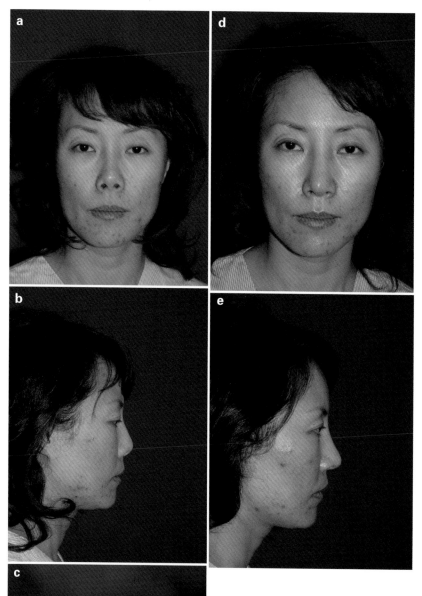

图12.14 鼻中隔延伸移植物用于短鼻矫正。例1：（a、b）该患者有短鼻伴鼻尖上翘和鼻孔外露。（c）板条型鼻中隔延伸移植物（鼻中隔软骨）移植的术中照片。（d、e）术后鼻子显得较长，鼻孔外露减少

混合式鼻中隔延伸移植物

该技术是对鼻中隔延伸移植物的改良，是针对鼻中隔软骨小的亚洲患者开发的（图12.23）。将雕刻好的厚度约1.0mm、长度10~15mm的经辐射处理的同种异体（同源）肋软骨（IHCC）移植到鼻中隔尾侧端的两侧（板条型）。耳软骨可以替代IHCC（图12.24、图12.25）。使用5-0 PDS缝线在3~4个位置以锚定方式缝合固定移植物。随后，将切取的一小片鼻中隔软骨插入两片IHCC板条形移植物之间，并使用5-0 PDS缝线牢固地固定。然后将鼻尖三脚架向尾侧牵拉，用5-0 PDS缝线在下外侧软骨的双侧穹隆和鼻中隔软骨移植物的前缘之间进行固定。如果切取的鼻中隔软骨非常小（长度＜10mm），则在IHCC移植物之间更多地将其向尾侧牵拉，且不与鼻中隔尾侧端有任何接触（图12.23b）。如果需要，进行鼻尖盖板移植或盾牌移植，以进一步增加鼻尖突出度。

混合式鼻中隔延伸移植物能使短鼻患者的鼻延长和鼻尖突出，即使在鼻中隔软骨很小的患者中也有此效果（图12.26）。

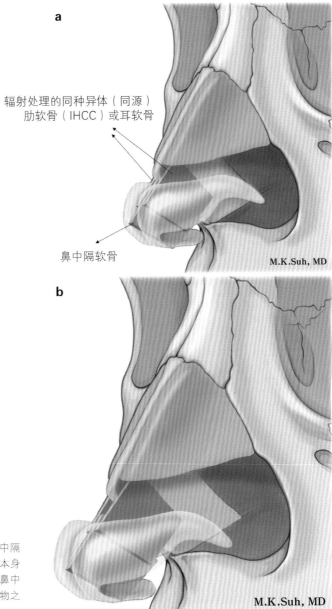

a

辐射处理的同种异体（同源）
肋软骨（IHCC）或耳软骨

鼻中隔软骨

M.K.Suh, MD

b

M.K.Suh, MD

图12.23　混合式鼻中隔延伸移植物。（a）将一小块鼻中隔软骨夹在两块IHCC或耳甲软骨板条型移植物之间，移植物本身则以锚定方式被固定到鼻中隔尾侧端。（b）如果切取的鼻中隔软骨特别小（长度小于10mm），则在两个板条型移植物之间更多地向尾侧牵拉移植物，且不与鼻中隔尾侧接触

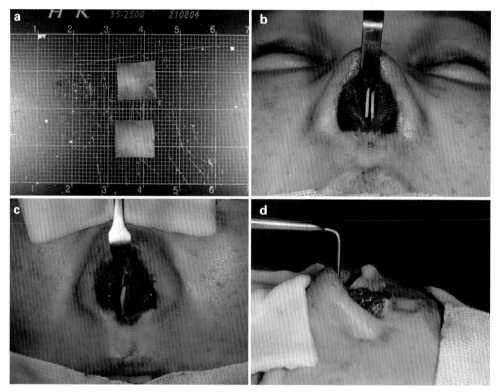

图12.24 使用IHCC的混合式鼻中隔延伸移植物的设计。（a）将IHCC雕刻成薄板条形，厚度约1.0mm，长度10~15mm。（b）将雕刻好的IHCC片移植到鼻中隔尾侧端的两侧。（c、d）将切取的小鼻中隔软骨置于两个IHCC板条形移植物之间，并用缝线固定

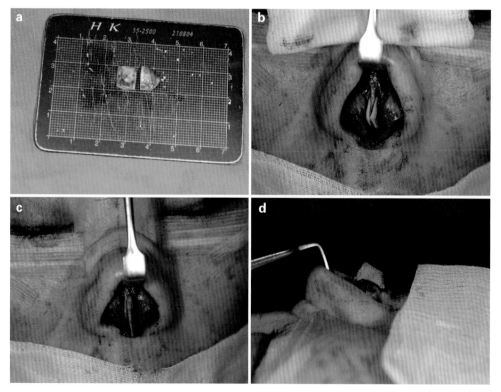

图12.25 使用耳甲软骨的混合式鼻中隔延伸移植物植入手术步骤。（a）制备两片耳甲软骨用作移植物。（b）将耳甲软骨移植到鼻中隔尾侧端的两侧。（c、d）将切取的小鼻中隔软骨放置在两块耳甲软骨之间并用缝线固定

图**12.26**　使用混合式鼻中隔延伸移植物矫正短鼻伴鼻尖上翘。（a~d）该患者既往植入硅胶假体，鼻子短且鼻尖上翘。（e~h）术后4年

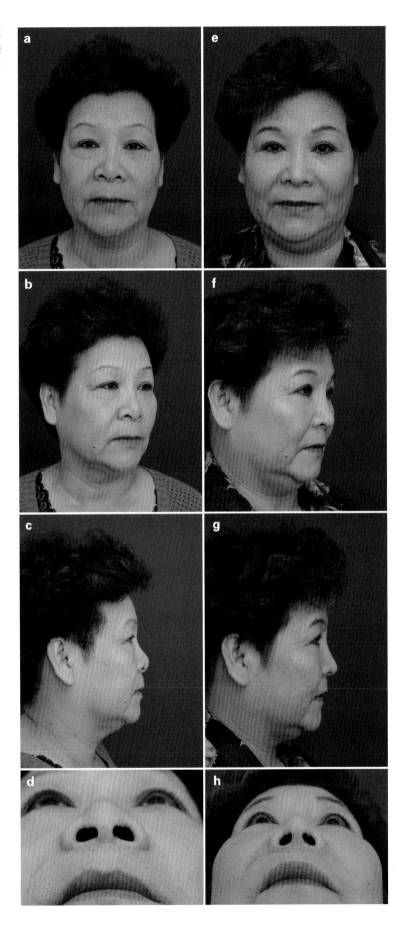

防旋转移植物

　　尽管鼻中隔延伸移植物有效，但随着越来越多的患者抱怨鼻尖坚硬，其长期效果受到质疑。正是在这种背景下，防旋转移植物才在亚洲患者的短鼻矫正中找到一席之地。

　　防旋转移植物植入是一种将耳甲软骨移植物用作上外侧软骨和尾侧复位的下外侧软骨之间的中介性机械结构的技术（图12.27）。该手术步骤在第9章中进行了详细介绍。

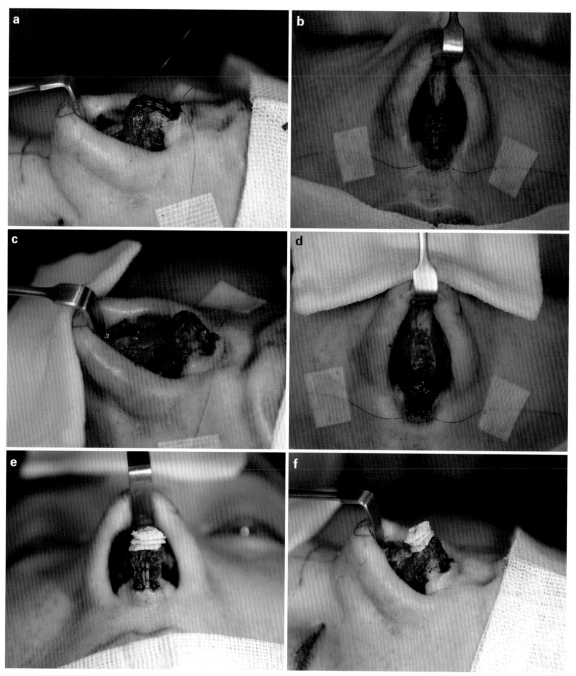

图12.27　防旋转移植物用于短鼻矫正。（a、b）在防旋转移植物植入之前，将一片耳甲艇软骨用作鼻小柱支撑移植物。（c、d）剩余的耳甲艇软骨被用作防旋转移植物，以固定复位的下外侧软骨。（e、f）使用鼻尖盖板移植物获得额外的鼻尖突出度

　　防旋转移植物的优点是可以在保持鼻尖柔软性和活动性的同时增加鼻尖的长度（图12.28）。所构建的机制与鼻中隔软骨无关，因此，实施该技术的压力要小得多。利用该技术可以轻松地对鼻尖长度进行二次调整（缩短和延长），这是相对于鼻中隔延伸移植物的另一个显著优势。

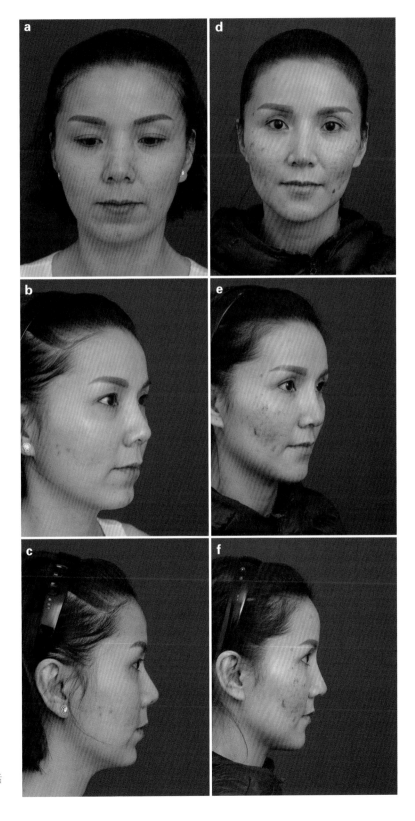

图12.28　防旋转移植物用于短鼻矫正。（a~c）短鼻且鼻骨宽的患者。（d~f）术后1年

防旋转移植物不仅对原发性短鼻有用，而且在严重的挛缩性短鼻病例中也能提供出色的效果（见第16章）。

紧而厚的皮肤会导致防旋转移植物弯曲变形。在这种情况下，可以用两层软骨制备防旋转移植物（图12.29）。

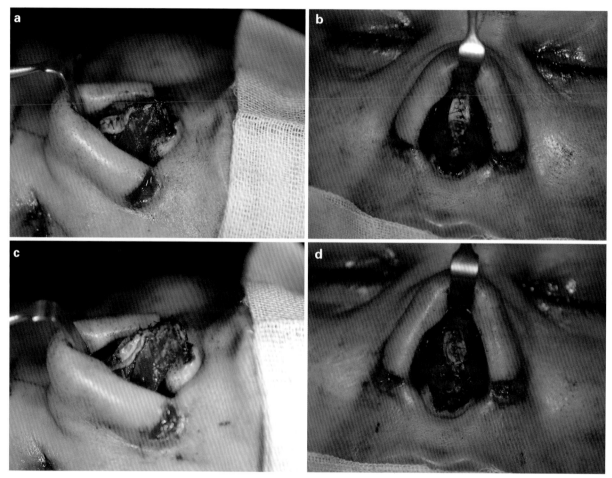

图12.29 两层防旋转移植物。（a、b）防旋转移植物具有轻微的弯曲变形，关闭切口后皮肤罩过紧会使这种情况恶化。（c、d）将另一层较小的软骨置于防旋转移植物的顶部，以增加对屈曲变形的抵抗力

上翘短鼻亚洲患者的首选

尽管鼻中隔延伸移植物存在固有的弊端，但在亚洲患者中，仍然是短鼻矫正最常用的技术。初学者是很容易熟悉掌握的。该移植物的鼻尖突出度和延长具有可预测性，效果令人满意。因此，在亚洲国家中，鼻中隔延伸移植物一直是短鼻矫正的里程碑和普遍趋势。然而，越来越多的外科医生开始怀疑鼻中隔延伸移植物植入后的长期效果。

如果移植物坚固而厚实，则长期效果通常令人满意。然而，在许多亚洲患者中，鼻中隔软骨通常薄而弱，并且经常发生部分吸收和进一步变薄，从而导致鼻尖下垂。

鼻中隔延伸移植物的单侧应用通常与鼻尖和鼻小柱偏斜以及鼻小柱不对称有关。这在鼻中隔固有的薄弱性通常随着时间的推移转化为L形鼻中隔支架偏斜并继而出现鼻尖和鼻小柱偏斜的亚洲患者

中是一个特别需要关注的问题。通过放置双侧延伸移植物可以避免此问题，但是这也可能导致夹在移植物之间的鼻中隔软骨变薄。即使成功地矫正了短鼻，鼻中隔延伸移植物有时也无法避免关于坚硬的鼻尖和微笑时"邪恶"（女巫样）外观的批评。

防旋转移植物消除了与鼻中隔延伸移植物相关的缺点。最重要的是，不论鼻中隔软骨的大小如何，均可以应用该移植物。而且使鼻尖和鼻小柱偏斜的可能性显著降低。

防旋转移植物可同时处理短鼻和鼻翼退缩。防旋转移植物的远端部分可以用作撑开移植物，以横向撑开鼻翼软骨（图9.127）。

过去，笔者一直将鼻中隔延伸移植物用作亚洲患者短鼻矫正的首选。但是，目前笔者认为，防旋转移植物是短鼻矫正的更好的首选。

令人惊奇的是，在亚洲患者中，防旋转移植物可使用柔软而易弯的耳甲软骨来矫正几乎所有短鼻病例。与鼻中隔延伸移植物不同，防旋转移植物形成的鼻尖可以在水平和垂直方向上自由移动。

唯一不适用防旋转移植物的情况是严重的鼻小柱退缩以及鼻中隔和中鼻拱塌陷引起的鞍鼻。在这些情况下，鼻中隔延伸移植物仍有优势。

短鼻伴鼻翼退缩的矫正

短鼻伴鼻翼退缩在亚洲人中很常见。在这种情况下，鼻尖的尾侧旋转不能提供令人满意的效果。鼻中隔延伸移植物引起鼻尖和鼻尖小叶的中央化，使先前存在的鼻翼退缩变得更糟。为了处理鼻翼退缩的问题，鼻中隔延伸移植物应与另一种技术结合使用，这将在第13章中讨论。

防旋转移植物可以同时处理鼻翼退缩和鼻尖上翘的问题。移植物的远端部分可以用作鼻翼撑开移植物以支撑鼻翼缘（图12.30）。另一种选择是进行鼻翼撑开移植，然后将防旋转移植物放置在鼻翼撑开植物的上面以进一步支撑鼻翼边缘（图12.31）。这种方法避免了鼻中隔延伸移植物中央效应的问题，并且只通过一种技术有效地矫正短鼻和鼻翼退缩。

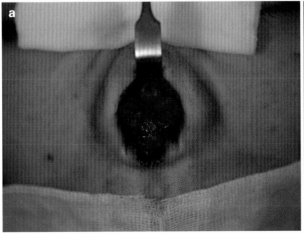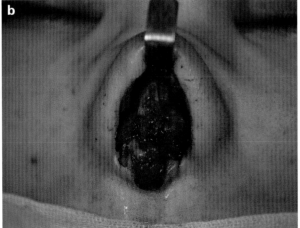

图12.30　防旋转移植物用于矫正短鼻和鼻翼退缩。（a）使用防旋转移植物之前的软骨框架。（b）防旋转移植物使外侧脚向侧面和尾侧伸展

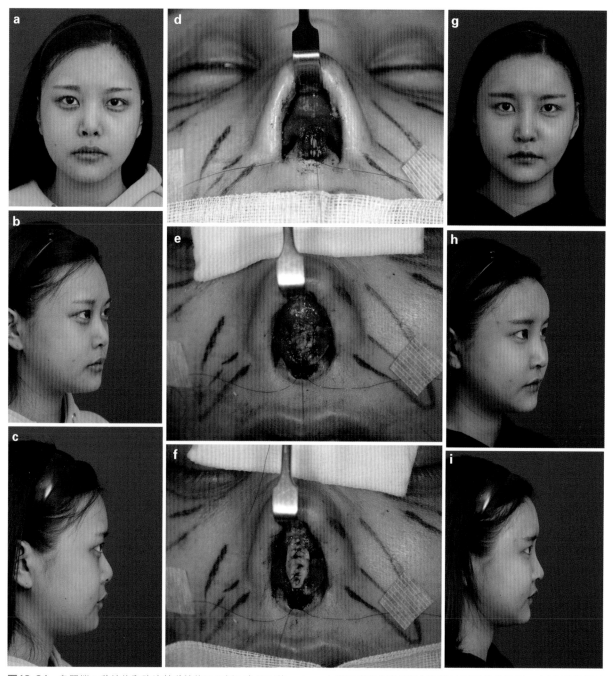

图12.31 鼻翼撑开移植物和防旋转移植物用于矫正鼻翼退缩。（a~c）该患者因短鼻和鼻翼退缩而出现鼻孔外露。（d）进行了鼻小柱支撑移植物植入。（e）一块耳甲软骨用作鼻翼撑开移植物。（f）将防旋转移植物放置在鼻翼撑开移植物的顶部。（g~i）术后2周的照片

参考文献

[1] Woo JS, Dung NPT, Suh MK. A novel technique for short nose correction: hybrid septal extension graft. J Craniofac Surg. 2016;27(1):e44–e47.

[2] Suh MK, Ahn ES, Kim HR, et al. A 2-year follow-up of irradiated homologous costal cartilage used as a septal extension graft for the correction of contracted nose in Asians. Ann Plast Surg. 2013;71:45–49.

[3] Kim JS, Han KH, Choi TH, et al. Correction of the nasal tip and columella in Koreans by a complete septal extension graft using an extensive harvesting technique. J Plast Reconstr Aesthet Surg. 2007;60:163–170.

[4] Paik MH, Chu LS. Correction of the short nose using derotation graft. Arch Aesthet Plast Surg. 2012;18(1):35–44.

[5] Kim SK, Kim HS. Secondary Asian rhinoplasty: lengthening the short nose. Aesthet Surg J. 2013;33(3):353–362.

中度鼻翼退缩

鼻翼撑开移植物

　　鼻翼撑开移植物是一种放置在下外侧软骨穹隆部之间以撑开头侧异位的外侧脚的跨越移植物（图13.12）。

　　将鼻中隔软骨或耳软骨制成条形或三角形，置于下外侧软骨之间以使外侧脚外侧化（图13.13）。

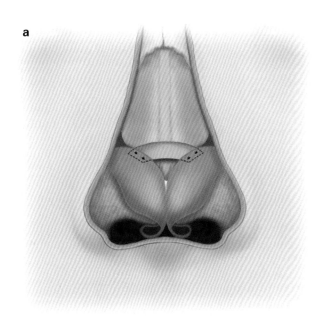

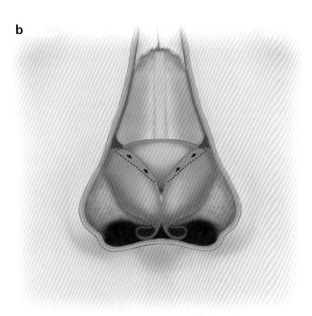

图13.12　（a、b）鼻翼撑开移植物

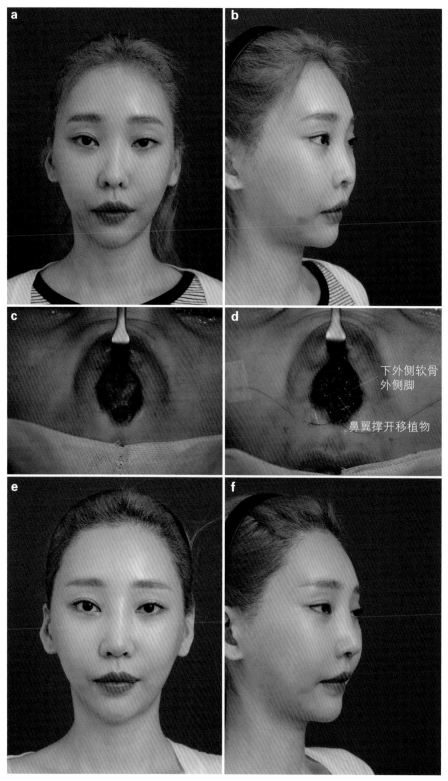

图中标注：
下外侧软骨外侧脚
鼻翼撑开移植物

图13.13 鼻翼撑开移植物用于矫正鼻翼退缩。（a、b）中度鼻翼退缩的患者。（c）鼻翼撑开移植物植入前的术中照片。（d）放置鼻翼撑开移植物（耳甲软骨）。（e、f）鼻翼退缩得到改善

防旋转移植物

使用防旋转移植物是治疗短鼻伴鼻翼退缩的一种非常有效的方法。该移植物可以用作鼻翼撑开移植物植入的同时还可以将下外侧软骨向尾侧推动以延长鼻尖（图13.14）。为此，将移植物的尾侧半缝合以撑开外侧脚。图13.15显示了利用此技术的另一个例子。

防旋转移植物可以单独使用，也可以与其他技术联合使用，以矫正更严重的鼻翼退缩（图13.16）。

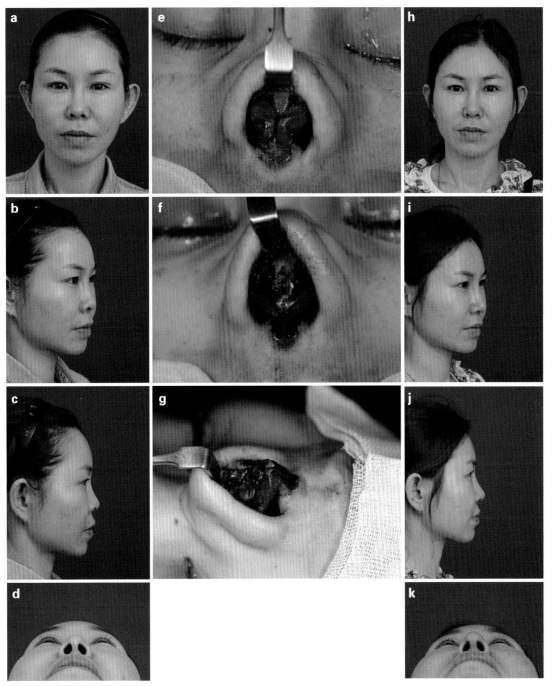

图13.14　防旋转移植物用于矫正鼻翼退缩。（a~d）鼻尖上翘且鼻翼退缩的患者。（e）放置防旋转移植物之前。（f、g）防旋转移植物向尾侧推动下外侧软骨，并且还撑开外侧脚。（h~k）术后3个月照片

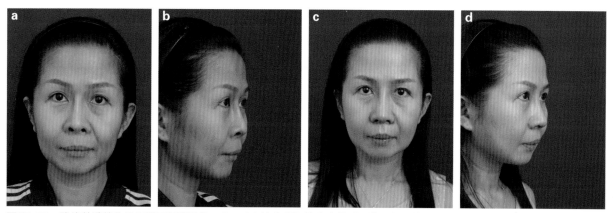

图13.15　防旋转移植物用于矫正鼻翼退缩。（a、b）该鼻翼退缩患者接受了植入物更换术、鼻翼基底缩小术和防旋转移植物植入。（c、d）术后照片显示鼻翼退缩得到改善

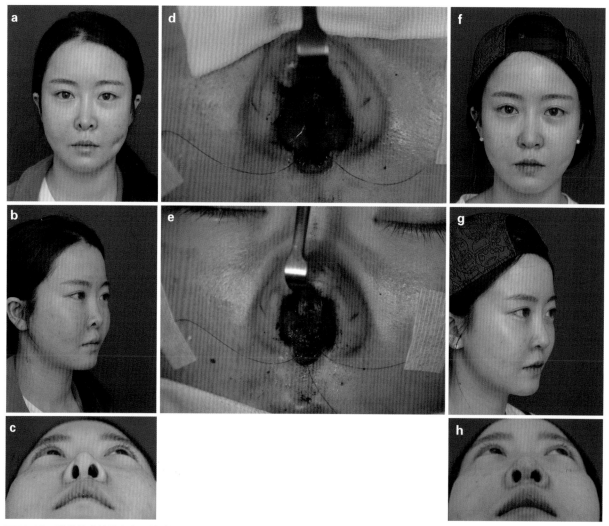

图13.16　防旋转移植物和鼻翼缘移植物用于矫正中度至重度鼻翼退缩。（a~c）重度鼻翼退缩的患者。（d、e）防旋转移植物（耳甲软骨）使穹隆向尾侧旋转并撑开外侧脚。还放置鼻翼缘移植物（未显示）。（f~h）术后3个月照片

外侧脚支撑移植物

　　这项技术可以通过将外侧脚向尾侧复位来矫正鼻翼退缩（图13.17）。该技术对外侧脚头侧异位所导致的鼻翼退缩是有效的，已在第9章中介绍。

　　这种移植物的首选软骨是鼻中隔软骨。肋软骨、耳软骨和同种异体软骨也可以使用。

　　解剖外侧脚并将其与下面的鼻腔衬里完全剥离。然后将雕刻的软骨移植物插入外侧脚的下方，并用5–0 PDS缝线将其缝合至上方的外侧脚。将移植物和外侧脚向尾侧移动，并将移植物的后端植入在梨状孔边缘水平处形成的植入腔中。

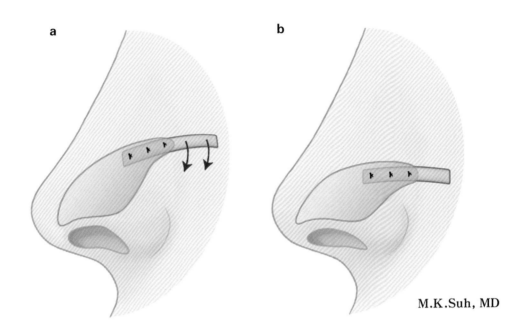

M.K.Suh, MD

图13.17　（a、b）外侧脚支撑移植物用于将外侧脚向尾侧复位

重度鼻翼退缩

鼻翼延伸移植物和鼻前庭皮肤的 V–Y 推进

　　该技术最早由Kim等描述并由Kim和Song等改良。将鼻中隔软骨或耳甲软骨移植物固定到鼻翼穹隆或外侧脚的尾侧缘（图13.18）。将该鼻翼延伸移植物的外侧端塞入鼻前庭皮肤囊袋中，以增加稳定性。鼻前庭皮肤以V–Y推进皮瓣的形式推进。可以将该移植物视为一种固定在外侧脚或鼻翼穹隆上的延伸鼻翼缘移植物。这项技术甚至对皮肤紧的鼻翼外侧退缩也很有效。

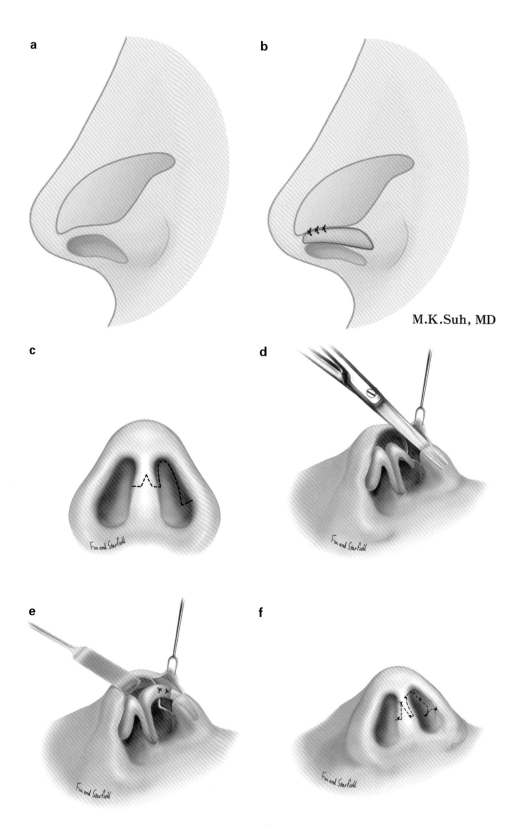

图13.18 鼻翼延伸移植物。（a、b）鼻翼延伸移植物。（c~f）鼻翼延伸移植物和V-Y推进皮瓣

该技术包括以下步骤（图13.19）：

（1）沿鼻翼缘在鼻前庭衬里形成V-Y推进皮瓣。

（2）移植物的前端固定在鼻翼穹隆、穹隆的尾侧缘或外侧脚上。将移植物的后端插入在鼻翼缘内形成的软组织植入腔中。后端应尽可能延伸超过退缩的最外侧点。

（3）将游离的鼻前庭皮瓣以V-Y形式向尾侧推进，以延长鼻前庭衬里并促使鼻翼缘推进。这种V-Y推进为鼻翼缘的延伸移植物和无张力尾侧推进提供了足够的空间，从而使矫正效果更稳定。

对于小而薄弱的下外侧软骨，由于鼻翼软骨的头侧移动，鼻翼延伸移植物移植术后随着时间的推移会发生鼻翼退缩。因此，重要的是要采用支撑鼻翼延伸移植物的辅助操作如防旋转缝合、鼻翼撑开移植物、防旋转移植物或鼻中隔延伸移植物。

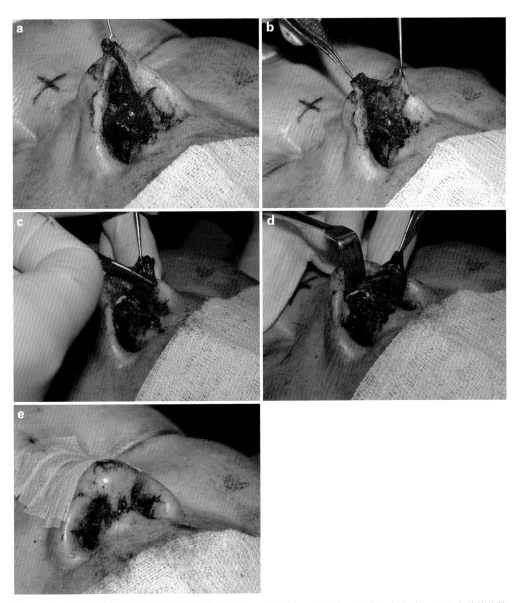

图13.19　鼻翼延伸移植物和鼻前庭皮肤的V-Y推进。（a）V-Y推进皮瓣。（b）剥离皮瓣。（c）为移植物的远端创建植入腔。（d）放置鼻翼延伸移植物。在鼻翼穹隆处缝合近端，并将远端放入皮下植入腔中。（e）推进和修复V-Y推进皮瓣。（f、g）术前照片。（h、i）术后照片

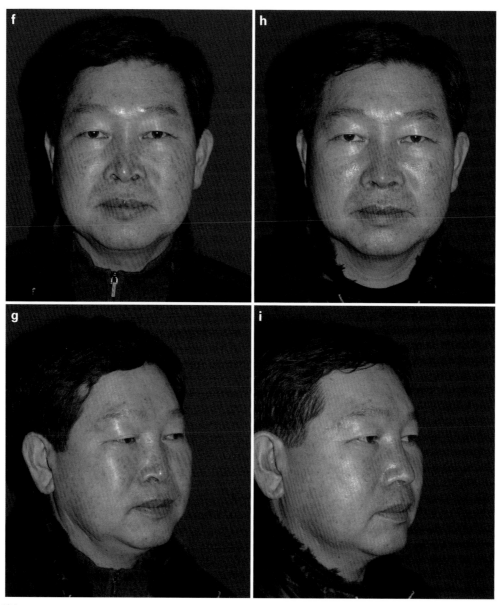

图13.19（续）

复合组织移植物

如果上述各种技术不能充分伸展鼻翼缘的软组织，则应考虑使用复合组织移植物，尤其是对于明显的退缩（>3mm）。

可以从耳郭的3个部位切取皮肤软骨复合组织移植物（图13.20）。在这些选择中，最常用的部位是耳甲窝的前外侧表面。对于给定的受体鼻翼缘，最好的供体部位是对侧耳朵的耳甲艇，因为它最接近鼻翼缘内表面的形状和凹度。但是，也可以从耳甲腔中切取移植物。三角窝具有皮肤薄的优点。如果供区缺损小，则可以进行一期缝合。如果移植物大，则可以使用全厚皮片移植或局部皮瓣来关闭缺损。皮肤移植物可取自耳后区域，而局部皮瓣可取自耳后岛状皮瓣。

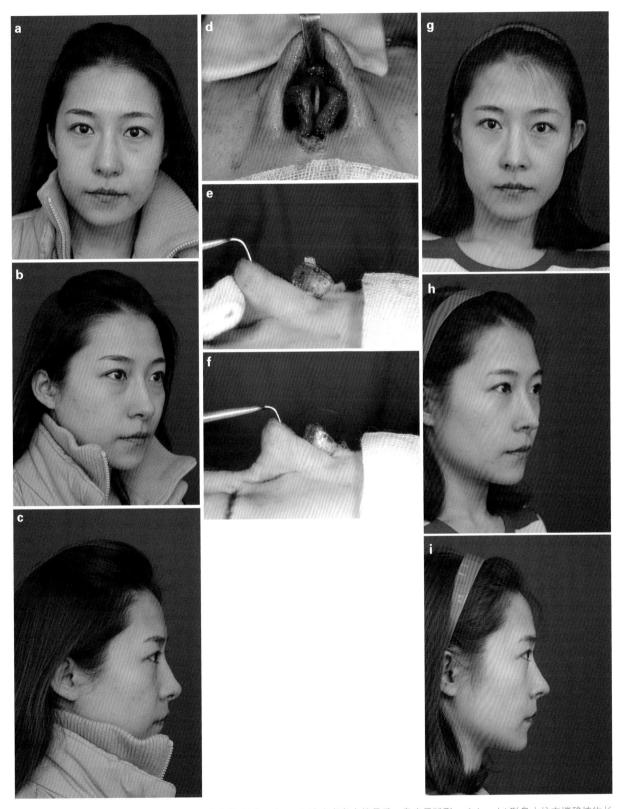

图13.40　L形鼻小柱支撑移植物用于矫正鼻小柱悬垂。（a~c）该患者鼻小柱悬垂，鼻尖呈球形。（d、e）L形鼻小柱支撑移植物长臂的放置位置相比于内侧脚更偏向头侧。（f）将内侧脚向头侧复位，并缝合至L形鼻小柱支撑移植物的长臂。还施行外侧脚跨越缝合和使用耳甲软骨的鼻尖盖板移植物植入以矫正球形鼻尖。（g~i）术后4年，鼻小柱悬垂保持矫正后的状态，鼻尖较前纤细

膜性鼻中隔的缩短

　　轻度冗余的膜性鼻中隔，可向头侧移位后行褥式缝合固定。但是，过多的冗余需切除。缩短黏膜的操作经贯穿切口施行。条状切除冗余的膜性鼻中隔，切口行一期闭合（图13.41）。膜性鼻中隔由黏膜和前庭皮肤组成。应仅切除黏膜部分，保留前庭皮肤。如果切除前庭皮肤，黏膜可能会暴露，导致持续流涕。

　　矫正鼻小柱悬垂时，膜性鼻中隔的缩短应作为最后步骤进行。

　　大部分鼻小柱悬垂病例可联合使用上述各种技术来矫正（图13.42）。

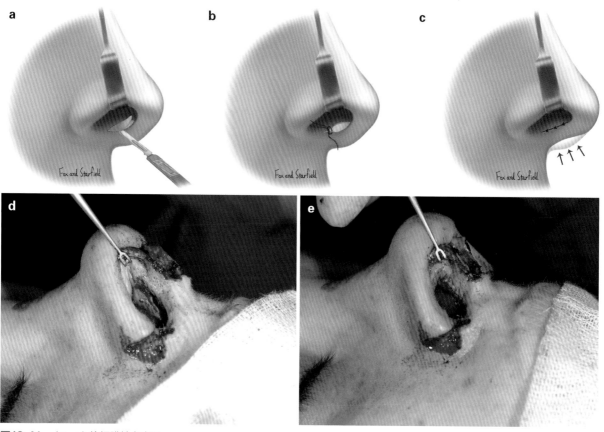

图13.41 （a~e）缩短膜性鼻中隔

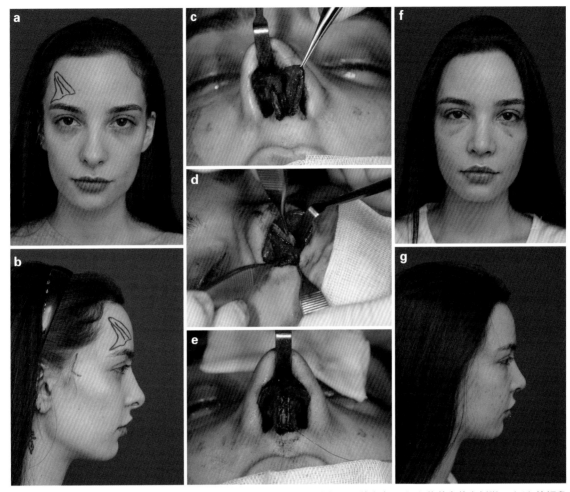

图13.42　通过联合使用多种技术对鼻小柱悬垂进行矫正。（a、b）鼻小柱悬垂的患者。（c）修剪宽的内侧脚。（d）缩短鼻中隔尾侧端后角。（e）鼻小柱支撑移植物植入和内侧脚－鼻中隔缝合。（f、g）术后2周

鼻小柱悬垂合并鼻翼退缩

　　鼻小柱悬垂与鼻翼退缩同时存在时，鼻小柱外露会非常严重。鼻小柱悬垂和鼻翼退缩看起来均比两者单独存在时更严重（图13.43）。

　　鼻小柱悬垂的矫正取决于鼻翼软骨中间脚和鼻中隔尾侧端之间的解剖关系，这在探查时容易观察到。但鼻翼退缩的矫正会因鼻翼退缩的严重程度不同而显著不同，手术效果也存在很大差异。因此，联合手术是否成功很大程度上取决于对鼻翼退缩严重程度的准确评估。

　　对于两个问题同时存在的患者，最好先处理鼻小柱悬垂，然后再尝试矫正鼻翼退缩。矫正鼻小柱悬垂后可以更客观地评估鼻翼退缩，以决定随后的手术方法（图13.44）。

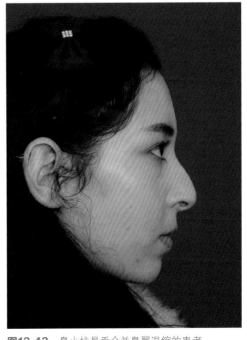

图13.43　鼻小柱悬垂合并鼻翼退缩的患者

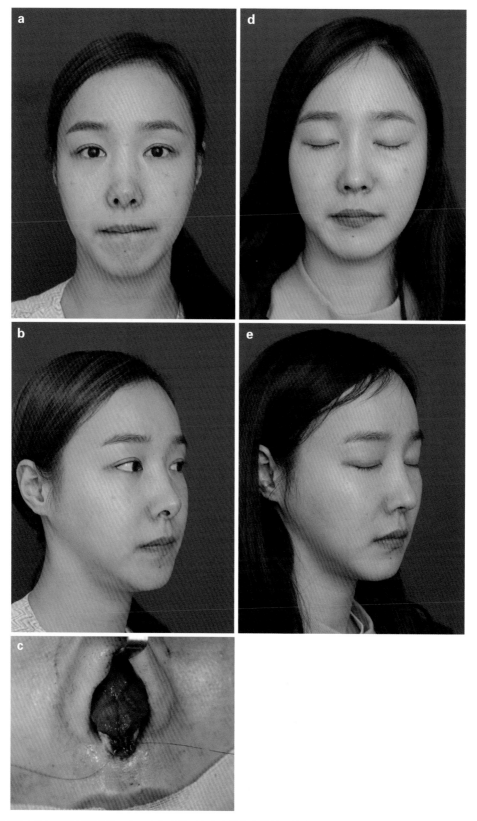

图13.44 矫正鼻小柱悬垂和鼻翼退缩。（a、b）术前：该患者的鼻小柱悬垂使鼻翼退缩看上去比实际严重。（c）通过条形切除宽内侧脚和内侧脚–鼻中隔缝合技术矫正鼻小柱悬垂。通过防旋转缝合矫正鼻翼退缩，该缝合技术将外侧脚推向尾侧和外侧。（d、e）术后6个月

鼻小柱退缩

鼻孔长轴是鼻孔最前点和最后点的连线。该长轴将椭圆形的鼻孔分为头半部和尾半部（图13.1）。若将长轴与鼻翼缘之间的距离定义为AB，将长轴与鼻小柱之间的距离定义为BC，则对于正常的鼻孔形状，这两个距离应大致相等。理想情况下，从鼻翼缘到鼻小柱边缘的距离（AC，鼻小柱外露）为2～4mm。如果距离BC<2 mm，则认为鼻小柱退缩（图13.2）。

鼻小柱退缩在亚洲人中很常见。上颌骨凹（Retruded maxilla）伴发鼻小柱短且退缩不仅在东亚患者中常见，在东南亚患者中也常见（图13.45）。

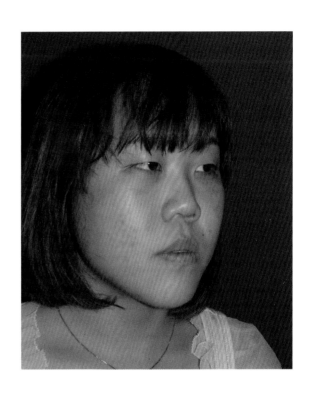

图13.45　上颌骨凹伴发鼻小柱退缩的患者

鼻小柱退缩的原因

鼻小柱退缩的原因可分为先天性和医源性。

先天性原因

（1）鼻中隔尾侧端先天性长度不足。

（2）上颌前突（Premaxilla）和前鼻棘的发育不全。

（3）继发性唇裂鼻畸形。

医源性原因

（1）鼻中隔尾侧端切除过多。

（2）膜性鼻中隔切除过多。

（3）内侧脚切除过多。

（4）内侧脚-鼻中隔缝合过紧。

（5）鼻尖成形术时榫卯（TIG）技术的操作不当。

（6）既往手术或感染引起的瘢痕挛缩。

原发性鼻小柱退缩的手术技巧

脚板部拉近技术

将脚板部向内侧中线拉近可以使鼻下点隆起。在脚板部后方边界处经膜性鼻中隔做一微小切口进入脚板部进行矫正。

该技术可用于矫正轻微的鼻小柱低位退缩，并可与鼻小柱支撑移植物联合使用。

内侧脚前软骨移植物

如果内侧脚不弱，可在内侧脚和鼻小柱皮肤之间放置软骨移植物来增加鼻小柱突出度。最常用的是耳郭软骨和鼻中隔软骨（图13.46）。

在鼻小柱内面切开后，在内侧脚和鼻小柱皮肤之间剥离出植入腔，将软骨移植物放入其中。该植入腔需对称且位于中线。放置的移植物不需要固定。如果内侧脚薄弱或鼻小柱皮肤厚，则该法效果差，特别是对于严重退缩的鼻小柱。

植入假体

用假体填充鼻小柱适用于上颌前突（Premaxilla）或前鼻棘（ANS）发育不全的情况。在上齿龈沟（Gingivobuccal sulcus）上方4~5mm处做切口建立口内入路。通过此入路暴露前鼻棘。将假体植入植入腔，用可吸收缝线将其固定到前鼻棘或鼻中隔尾侧端的软组织上。

假体的理想尺寸为（3~4）mm×（10~12）mm，厚度小于6mm。在皮肤和软组织薄的患者中，厚的假体可能显形，故应避免使用。对于鼻中隔或者前鼻棘不对称或偏曲的患者，不建议使用假体。

假体植入术后，鼻小柱后部向尾侧突出，鼻小柱-上唇角增大，鼻尖向头侧旋转。

鼻小柱支撑移植物

鼻小柱支撑移植物可增加鼻尖突出度，对延长鼻小柱也非常有效。该移植物对伴有鼻尖下垂和鼻小柱-上唇角过小的鼻子特别有效（图13.47）。

对于延长鼻小柱，鼻小柱支撑移植物与脚板部拉近技术联合使用效果更佳。鼻小柱支撑移植物应做得足够长，以便能够接近前鼻棘。闭合鼻小柱切口后，可以进行褥式缝合（Quilting suture）稳定膜性鼻中隔，以防止后缩。

改良的鼻小柱支撑移植物

为增加鼻小柱支撑移植物的有效性，可对其进行以下改良。

鼻中隔尾侧端板条移植物联合鼻小柱支撑移植物

处理鼻小柱退缩伴鼻中隔短且凹陷时，可将软骨移植物当作双侧板条移植物固定于鼻中隔尾侧

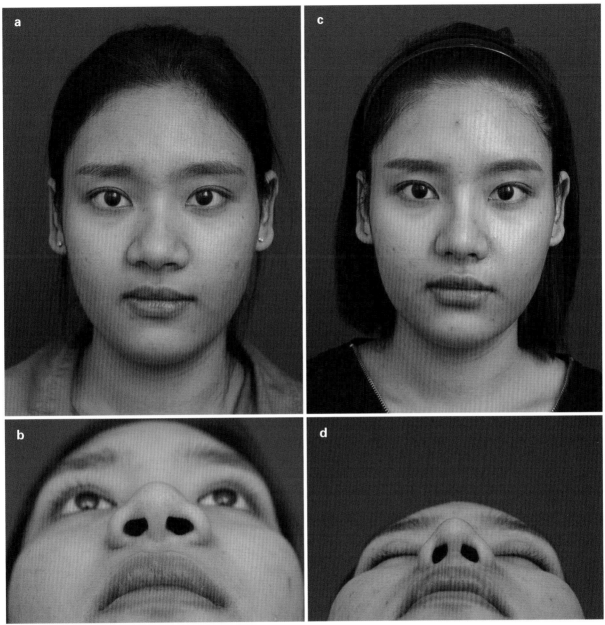

图14.13　缩小鼻翼基底外侧和鼻孔基底。（a、b）该患者鼻翼基底宽，行鼻翼基底外侧楔形切除术和鼻孔基底切除术，同时植入假体并行鼻尖成形术（贯穿穹隆缝合、外侧脚跨越缝合、耳软骨鼻尖盖板移植物植入）。（c、d）术后照片

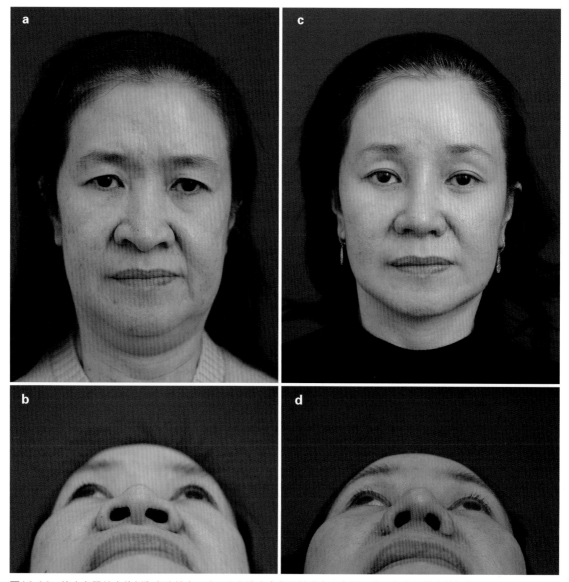

图14.14　缩小鼻翼基底外侧和鼻孔基底。（a、b）该患者鼻翼基底宽、鼻翼退缩，行鼻翼基底外侧楔形切除、鼻孔基底切除、鼻翼缘移植物植入，还接受鼻背增高术（硅胶假体植入），鼻尖成形术（鼻中隔尾侧缩短、鼻小柱支撑移植物植入、鼻中隔软骨鼻尖盖板移植物植入）。（c、d）术后照片显示鼻翼基底宽度减少、鼻翼退缩改善

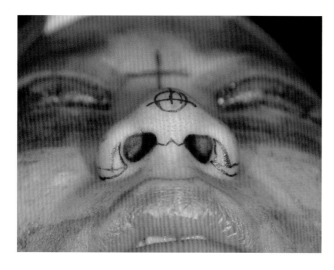

图14.15　鼻翼基底削薄术和鼻翼基底外侧缩小术的手术设计

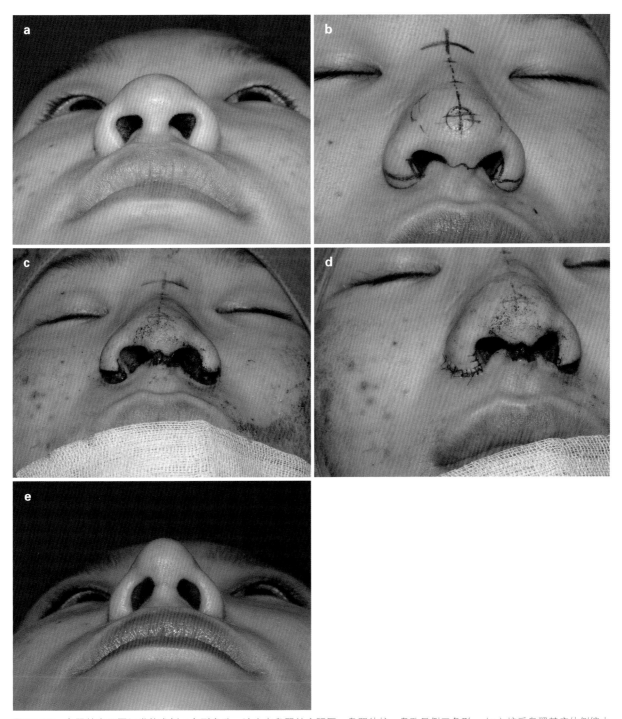

图14.16　鼻翼基底肥厚经常伴发倒三角形鼻孔。该患者鼻翼基底肥厚，鼻翼外扩，鼻孔呈倒三角形，（a）接受鼻翼基底外侧缩小术、鼻翼基底削薄术，以及（b~d）鼻小柱支撑移植物鼻尖成形术。（e）术后照片显示鼻孔形状和鼻翼基底改善

鼻翼紧缩

　　该缝合技术在不切除任何组织的情况下使用不可吸收线减小鼻翼宽度（图14.17）。该技术操作简单，不留瘢痕，但主要缺点是复发率高。

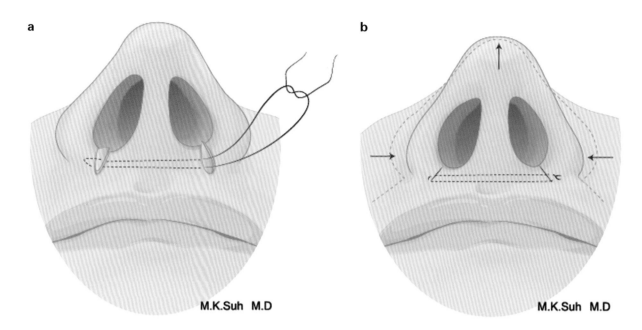

图14.17　（a、b）鼻翼紧缩

鼻翼松解内侧化

　　通常鼻翼基底的尾部比头部宽（图14.18）。因此，鼻翼轴朝向外下方。若在鼻翼轴垂直于地面的鼻翼中切除鼻翼（图14.19），则鼻翼轴可能会偏向内下方，形成保龄球瓶形畸形。为了避免该畸形，鼻翼基底的头尾侧都应缩窄。可通过鼻翼松解内侧化实现该目的（图14.20）。

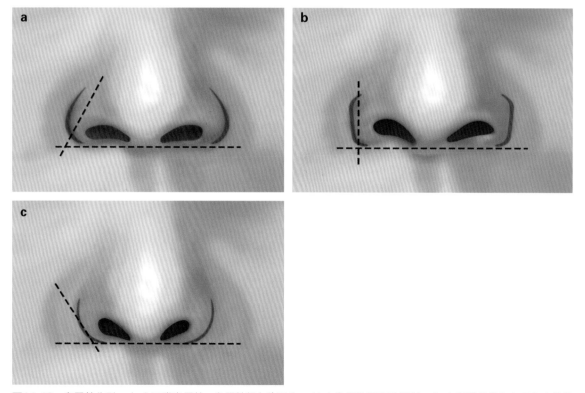

图14.18　鼻翼轴分型。（a）正常鼻翼轴，鼻翼轴朝向外下方。（b）鼻翼轴垂直于地面。（c）鼻翼轴朝向内下方（保龄球瓶形畸形）

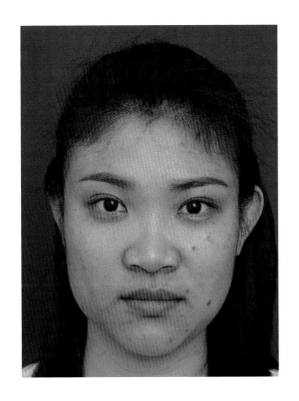

Santana等报道，该技术有效缩窄鼻翼轴垂直于地面的鼻翼基底，可同时切除鼻翼的头侧和尾侧。该技术将鼻翼与上颌骨分离。将游离的鼻翼移向内侧，行鼻翼间缝合予以固定。

经鼻翼−鼻槛交界处切口插入Joseph骨膜剥离子。将鼻翼从上颌骨前部骨膜（包括梨状孔韧带）、梨状孔边缘后方骨膜和水平缘组织中剥离。软组织剥离至梨状孔边缘外侧2～3cm处的上颌骨前部。用骨膜剥离子将鼻翼推向内侧，使梨状孔边缘垂直部分的前表面上的所有纤维断裂。这种方法将使鼻翼自由移动。

图14.19　鼻翼轴垂直于地面的患者

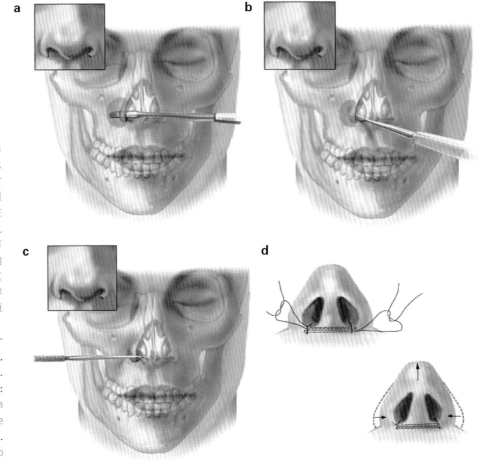

图14.20　鼻翼松解内侧化。（a）鼻翼松解包括上颌骨前部骨膜（含梨状孔韧带）。（b）梨状孔边缘后方骨膜（在鼻拱内）。（c）梨状孔水平缘组织。（d）穿有3-0聚二氧六环酮缝线的缝针从一侧鼻翼切口的真皮进针，至另一侧，穿过此侧的真皮，再回到原位，而后打结（右下图）（插图和说明摘自Gruber RP, Freeman MB, Hsu C, Elyassnia D, Reddy V. Nasal base reduction: a treatment algorithm including alar release with medialization. Plast Reconstr Surg. Feb 2009;123(2):716-725.)

使用2-0尼龙线行鼻翼间缝合，以稳定向内侧移位的整个鼻翼基底。

根据鼻的情况，该技术可单独进行，也可联合其他操作一起施行。

鼻翼基底缩小术还会加重先天性保龄球瓶形畸形（图14.21）。对于该畸形患者，无论他多么强烈要求实施该手术，都不应切除鼻翼基底部。前文中介绍的鼻翼松解和鼻翼紧缩（在鼻翼基底的头侧部分之间）是更适合该情况的解决方案。

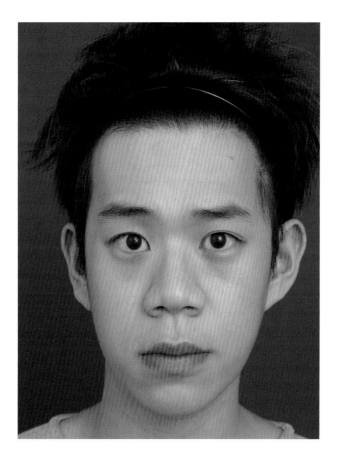

图14.21 保龄球瓶形畸形

增加鼻尖突出度对宽鼻翼基底的影响

增加鼻尖突出度可减小鼻翼基底宽度或产生鼻翼基底缩窄的错觉（图14.22）。如果患者既需要突出鼻尖又需要缩小鼻翼基底，则应在缩小鼻翼基底之前增加鼻尖突出度。

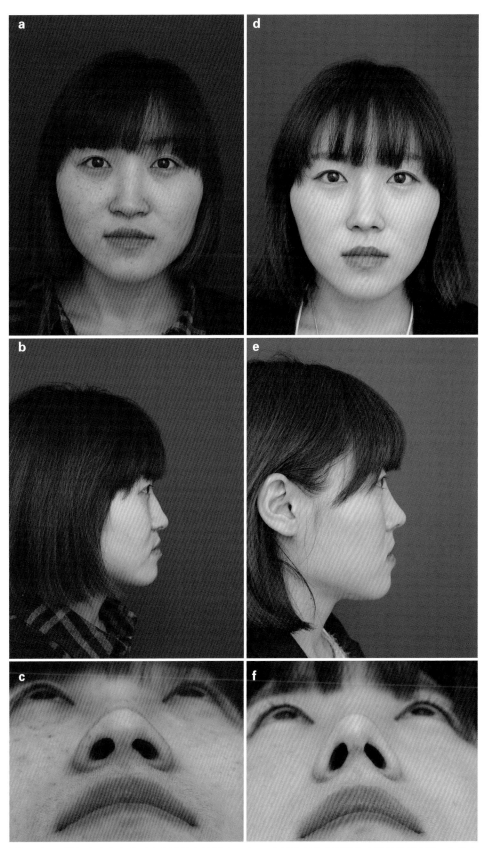

图14.22　增加鼻尖突出度对宽鼻翼基底的影响。（a~c）该患者术前鼻翼基底宽且鼻尖下垂，将鼻中隔软骨用作鼻小柱支撑移植物增加鼻尖突出度。（d~f）术后5周，鼻翼基底宽度看似缩小，如同进行了鼻翼基底缩小术

鼻翼基底缩小术对鼻尖和鼻翼缘的影响

大幅缩小鼻翼基底部可稍微降低鼻尖的高度。鼻翼基底缩小术可以略微改善鼻翼退缩（图 14.23）。缩窄鼻孔基底将使鼻翼外侧部分向内侧靠拢，促使鼻翼缘向尾侧移动。

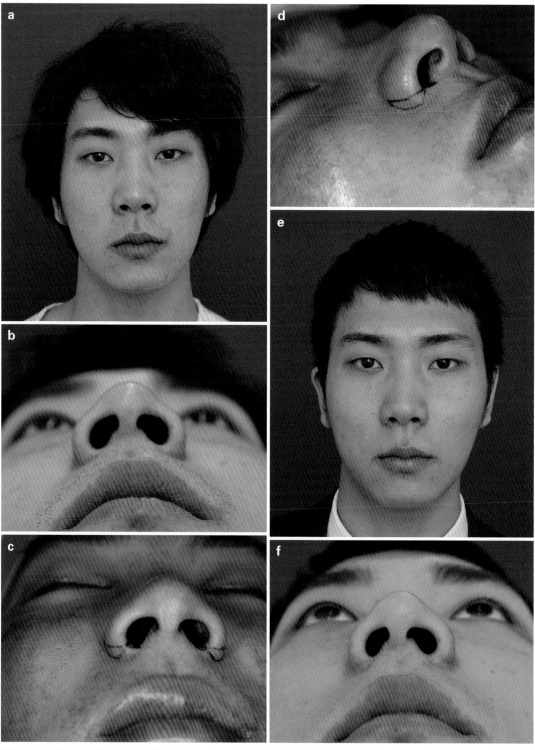

图14.23 鼻翼基底缩小术对鼻翼缘的影响。（a~d）该患者进行了鼻翼基底缩小术。（e、f）术后5个月，鼻翼退缩看起来有改善

鼻翼基底狭窄的矫正

鼻翼基底狭窄的原因包括：先天性问题、外伤、感染、既往鼻整形术中鼻翼基底/鼻孔过度切除、下外侧软骨悬吊固定使鼻尖突出度过高（例如，固定型鼻小柱支撑移植物或鼻中隔延伸移植物）。

若鼻翼基底狭窄由鼻尖突出度过高而导致，对降低鼻尖突出度即可将鼻翼基底恢复至正常宽度。

其他原因导致的基底狭窄可通过复合组织移植物或使用鼻翼基底岛状皮瓣矫正。Constantian将鼻翼基底岛状皮瓣设计为靠近鼻翼基底部的新月形。分离出皮瓣，以皮下和肌皮穿支为蒂转移皮瓣，可矫正鼻孔狭窄并同时复位鼻翼基底。

鼻翼基底头侧错位的矫正

如果鼻翼基底宽并伴有头侧错位，将鼻翼基底向内侧和尾侧移动。如果鼻翼基底不宽但有头侧错位，则在鼻翼基底下方切除一块新月形的上唇皮肤，缝合切口会将鼻基底拉向尾侧从而达到降低鼻翼基底的目的（图14.24）。

鼻翼基底尾侧错位的矫正

椭圆形切除翼面沟上方（Superior ala-facial groove）的皮肤，即可矫正尾侧错位的鼻翼基底（图14.25）。

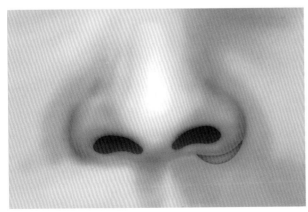

图14.24 矫正头侧错位的鼻翼基底

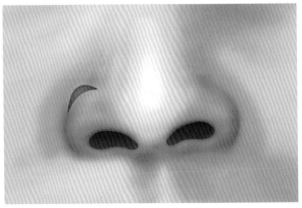

图14.25 矫正尾侧错位的鼻翼基底

形状不佳鼻孔的矫正

从仰视图上看，鼻孔应为等边三角形，并且鼻尖下小叶高度应为鼻翼基底到鼻尖距离的1/3（图14.2）。鼻孔和鼻尖下小叶之间的这种和谐关系对鼻尖的美学至关重要。

短鼻孔

基底视图上，若鼻孔与鼻小叶长度相比不成比例地短，会使鼻孔外观失衡、不协调。

鼻孔在垂直方向上过短的病理解剖特征为鼻小柱短和下外侧软骨小（图14.26）。对于鼻孔短且鼻尖低的鼻子，单纯植入鼻尖盖板移植物或盾牌移植物会导致鼻孔长度与鼻尖高度比例失衡。这种情况下，除了矫正鼻尖高度，还要加长鼻孔。

以下操作可增加鼻孔长度：

（1）外侧脚的内侧脚化。

（2）拉近脚板部。

（3）鼻翼缘移植物。

（4）悬吊整个下外侧软骨：固定型鼻小柱支撑移植物植入、L形鼻小柱支撑移植物或鼻中隔延伸移植物植入。

（5）部分切除多余的软三角衬里：该方法提供非常稳固的鼻孔延长效果。

鼻子的软三角衬里过多时，其鼻孔顶点距离鼻翼穹隆尾侧缘较远。部分去除多余的软三角衬里可增加鼻孔的高度。软三角区的切口曾被认为会引起瘢痕挛缩并由此产生凹陷，因此涉及软三角区的手术一直存在争议。但根据Guyuron的报道，切除部分软三角衬里，并将鼻翼缘拉向穹隆衬里，可提升鼻孔顶点并拉长鼻孔（图14.27）。

切除多余的软三角衬里的操作，在完成所有其他操作（例如，穹隆间缝合、贯穿穹隆缝合、外侧脚的内侧脚化或放置鼻小柱支撑移植物）之后作为最后一步来进行。用虹膜剪剪除一块月牙形的多余的软三角衬里，然后将鼻孔边缘拉向穹隆下方衬里。切除量应保守，过度切除会导致鼻孔凹陷，而保守切除则有进一步切除的余地。

对于鼻翼宽且鼻孔短的鼻子，应同期行鼻翼基底缩小术和鼻孔延长术，以获得美观的效果（图14.28）。

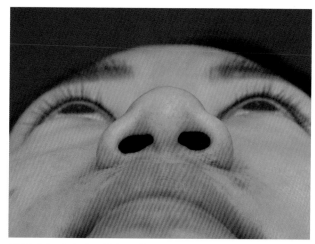 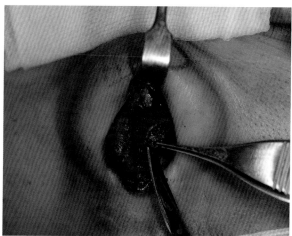

图14.26 短鼻孔，伴有下外侧软骨小，短鼻小柱和多余的软三角衬里 **图14.27** 软三角的部分切除

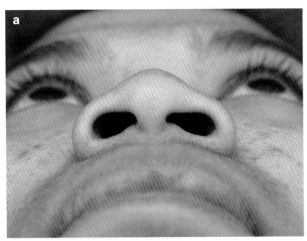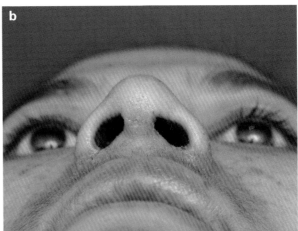

图14.28 （a、b）鼻翼基底宽的短鼻孔应通过鼻孔加长术以及鼻翼基底缩小术来解决

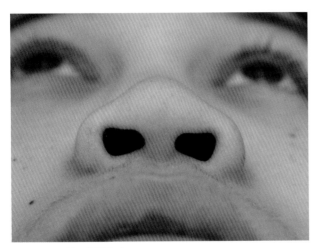

图14.29 倒三角形鼻孔

小鼻孔

原发性小鼻孔不仅外观欠佳，还可导致呼吸道功能障碍。小鼻孔由小的下外侧软骨、肥厚的鼻翼缘和/或过度横向突出的脚板部引起。增加鼻孔高度（鼻小柱支撑移植物或鼻中隔延伸移植物）、鼻翼缘减薄和/或拉近横向突出的脚板部可矫正小鼻孔。

倒三角形鼻孔

先天性鼻孔形状异常在亚洲人中并不罕见。最典型的是倒三角形鼻孔，通常伴有鼻翼基底肥厚和鼻翼退缩（图14.29）。

矫正方法包括增加鼻孔高度和降低鼻翼缘。联合使用上述各种短鼻孔矫正技术可增加鼻孔高度。可使用鼻翼缘移植物降低鼻翼缘（图14.30）。

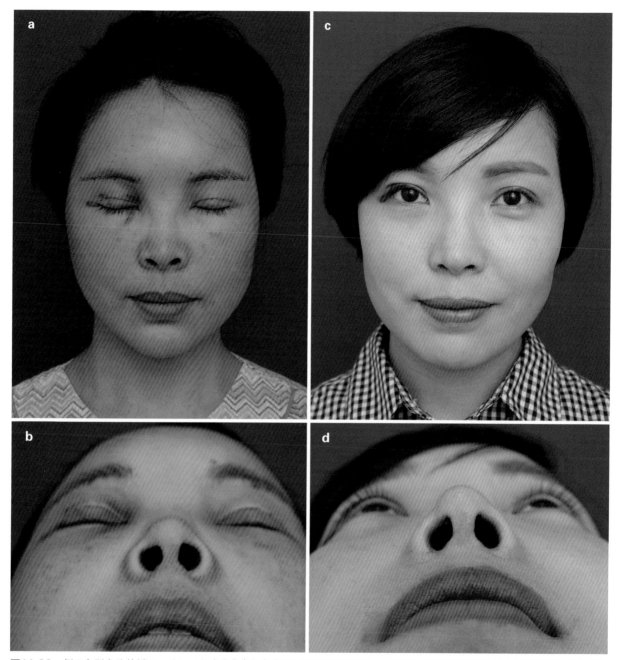

图14.30 倒三角形鼻孔的矫正。（a、b）该患者有短鼻和明显的倒三角形鼻孔，接受鼻中隔延伸移植物植入和鼻翼缘移植物（鼻中隔软骨）植入。（c、d）术后5个月，鼻孔呈正常的直立三角形且鼻孔外露减少

参考文献

[1] Constantian MB. An alar base flap to correct nostril and vestibular stenosis and alar base malposition in rhinoplasty. Plast Reconstr Surg. 1998;101(6):1666–1674.

[2] Guyuron B, Ghavami A, Wishnek SM. Components of the short nostril. Plast Reconstr Surg. 2005;116(5):1517–1524.

[3] llenbogen R, Blome DW. Alar rim raising. Plast Reconstr Surg. 1992;90(1):28–37.

[4] Ohba N, Ohba M. Preservation of nostril morphology in nasal base reduction. Aesth Plast Surg. 2016;40:680–684.

[5] Foda HMT. Nasal base narrowing: the combined alar base excision technique. Arch Facial Plast Surg. 2007;9:30–34.

[6] Gruber RP, Freeman MB, Hsu C, Elyassnia D, Reddy V. Nasal base reduction: a treatment algorithm including alar release with medialization. Plast Reconstr Surg. 2009;123(2):716–725.

[7] Santana PSM. Treatment of the Negroid nose without nasal alar excision: a personal technique. Ann Plast Surg. 1991;27:498–506.

歪鼻矫正及功能性鼻整形术

第15章

歪鼻是指鼻梁偏离面部正中线，除了影响美观，还可引起功能性问题，如鼻塞。

手术医生应了解鼻的解剖结构和生理学功能才能成功矫正歪鼻，必须对患者进行准确的术前评估，并且具有丰富的鼻整形经验。因此，歪鼻矫正是鼻整形术中最具挑战性的领域之一。

歪鼻的原因

创伤

面部骨折的最常见部位是鼻骨。大多数歪鼻由创伤性鼻骨骨折引起。

创伤性鼻骨骨折、鼻中隔骨折或与上颌骨嵴脱位时歪鼻畸形通常很明显。但小部分面部创伤患者其鼻部偏斜在创伤后早期可能不明显，而在几个月或几年内随着纤维化和瘢痕挛缩偏曲程度会加重。这种情况在幼年时鼻中隔生发中心受过外伤的患者中尤其明显。

此外，鼻骨骨折闭合复位后可逐渐出现偏曲。这是因为闭合复位不能保证完全复位，而且鼻骨和软组织的二次重塑会导致偏曲。

疾病

歪鼻可由颅颌面骨骼的先天性和发育性问题导致，还可由一些破坏鼻中隔和内鼻的疾病引起，例如韦格纳肉芽肿（Wegener's granulomatosis）、自身免疫性疾病（如结节病）和传染病[例如，梅毒和艾滋病（HIV）]。

医源性

鼻整形术失败是歪鼻的常见原因。截骨操作不当可能导致鼻骨不对称。特别是在不完全青枝骨折截骨术中，残余骨的引导记忆会促使鼻骨恢复原始形状。如果中线两侧的这种骨重塑不同，最终鼻骨将不对称，整个鼻部将偏曲。

即使精确截骨，鼻中隔高位偏曲或鼻甲肥大可将单侧截骨段横向推回到原有不对称位置，导致歪鼻复发。

© Springer Nature Singapore Pte Ltd. 2018

M. K. SUH, Atlas of Asian Rhinoplasty, https://doi.org/10.1007/978-981-10-8645-8_4

歪鼻的病理生理学原因和分类

鼻部偏曲可发生在鼻部结构的任何部分：鼻骨、上外侧软骨、下外侧软骨和鼻中隔（图15.1）。

大多数情况下，所有这些结构都会发生偏曲。此外，大多数歪鼻伴发鼻尖和鼻孔不对称（图15.2）。

歪鼻可以根据正面观的偏曲形态进行分类。

Ⅰ：线形偏斜（图15.3），鼻骨和上外侧软骨（ULC）偏向同一侧。

Ⅱ：C形偏曲（凹背畸形）（图15.4），鼻骨和上外侧软骨偏曲方向相反。该分型根据上外侧软骨的偏曲状态进一步划分为如下分型。

Ⅱa：整个上外侧软骨都移至偏曲鼻骨的对侧。Ⅱb：上外侧软骨的头部移位至偏曲鼻骨的同一侧，而尾部偏向对侧。

Ⅲ：S形偏曲（图15.5），鼻骨和上外侧软骨以S形偏离中线。

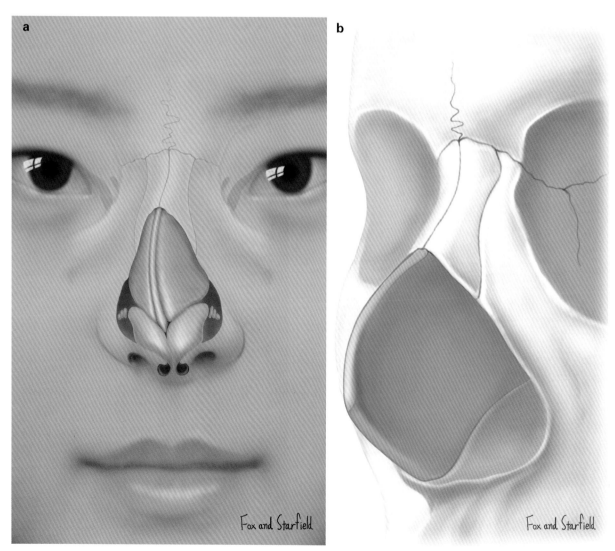

图15.1 （a、b）歪鼻。鼻部偏曲可发生在鼻部结构的任何部分：鼻骨、上外侧软骨、下外侧软骨和鼻中隔

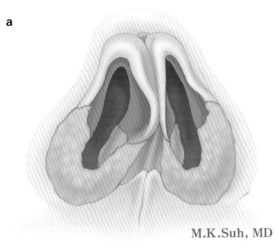

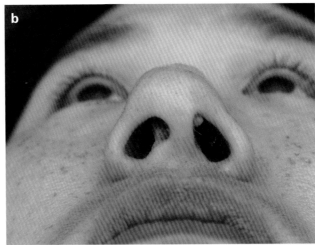

M.K.Suh, MD

图15.2　（a、b）大多数歪鼻伴发鼻尖和鼻孔不对称

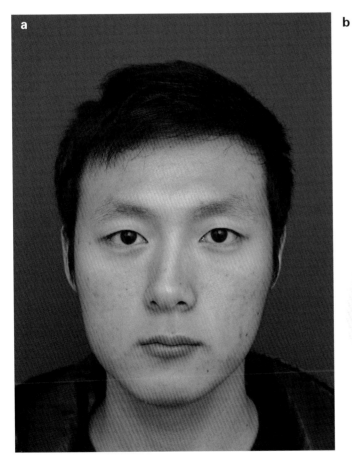

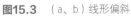

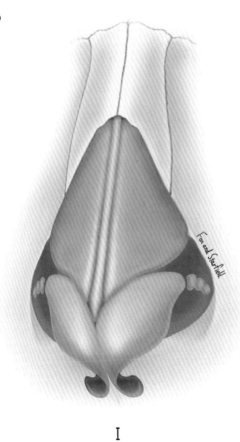

图15.3　（a、b）线形偏斜

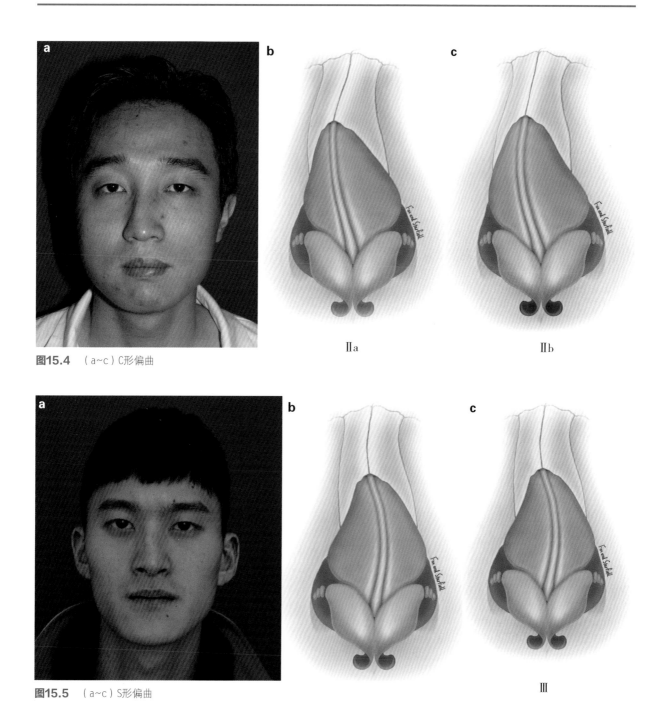

图**15.4**　（a~c）C形偏曲

图**15.5**　（a~c）S形偏曲

Ⅳ：仅软骨偏曲（图15.6）。该类型仅有上外侧软骨偏斜，而不涉及鼻骨。

并非所有歪鼻都能通过该分类法准确分型。偏曲分型中，C形偏曲最常见。此外，鼻中隔尾侧端偏曲引起的鼻尖不对称可能会使整个鼻部外观偏斜。

正面观中，鼻骨偏斜方向/形状并不总是与鼻中隔偏曲方向/形状一致。但是，上外侧软骨和鼻中隔背侧的偏曲方向始终相同。鼻小柱偏斜与鼻中隔尾侧端偏曲一致，引起鼻孔不对称。

几位学者提出了不同的鼻中隔偏曲分类。然而，并非每种鼻中隔偏曲都可以归类为单一类型，而且鼻中隔偏曲的特定分类可能只会使手术计划的决策过程复杂化。因此，笔者认为应简化鼻中隔偏曲的分类，具体如下（图15.7）。

　　Ⅰ：软骨或骨突起（Spur，棘或嵴），无弯曲。该型定义为软骨性或骨性鼻中隔局部突出，这是导致鼻塞的一个原因（图15.7a）。

　　Ⅱ：鼻中隔直线形偏斜，无弯曲。整个鼻中隔从上颌骨嵴脱位（图15.7b）。

　　Ⅲ：鼻中隔中间部偏曲（图15.7c）。

　　Ⅳ：鼻中隔尾侧端偏曲（图15.7d）。

　　Ⅳa：鼻中隔尾侧端偏曲但无脱位（图15.7d），可呈C形或S形。

　　Ⅳb：鼻中隔尾侧端偏曲并与前鼻棘（ANS）脱位（图15.7e）。

　　Ⅴ：鼻中隔背侧偏曲，伴或不伴有弯曲（图15.7f）。前后位呈C形或S形，头尾方向呈C形或S形。

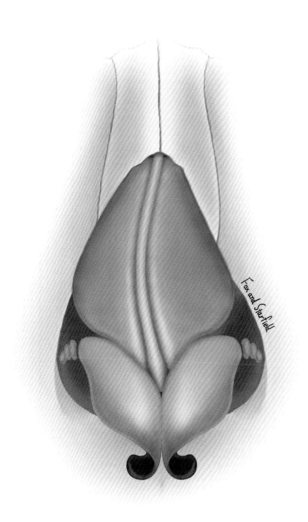

图15.6　仅软骨偏曲

Ⅳ

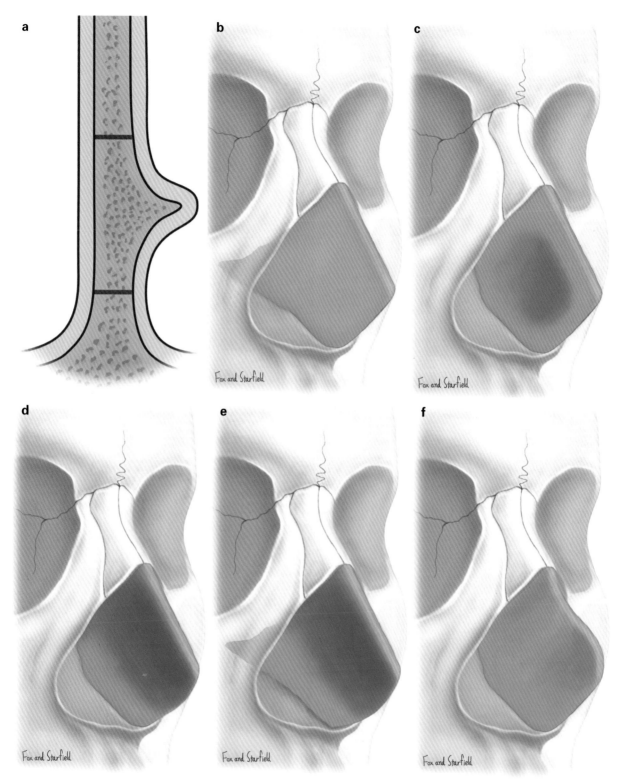

图15.7 鼻中隔偏曲分型。（a）鼻中隔软骨或骨突起（棘或嵴），无弯曲。（b）鼻中隔线形偏斜，无弯曲。（c）鼻中隔中间部偏曲。（d）鼻中隔尾侧端偏曲但无脱位（C形和S形）。（e）鼻中隔尾侧端偏曲并与前鼻棘脱位。（f）鼻中隔背侧偏曲，伴或不伴有弯曲

通过内侧截骨术和外侧截骨术联合诱发的鼻骨向外断裂和向内断裂可以矫正复杂的鼻偏斜（图15.17）。

如果鼻中隔黏膜下切除术（SMR）和完全截骨术无法使骨节段充分移动到所需位置，以下因素可能限制了其移动。

首先，高位骨性鼻中隔（即犁骨的垂直板）仍处于偏曲状态。在大多数情况下，鼻中隔黏膜下切除术后剩余的L形支架在软骨-骨连接处偏曲。高位鼻中隔偏曲的矫正将在鼻中隔偏曲的矫正部分讨论。

其次，下鼻甲肥大也可能影响鼻中隔的移动。有关下鼻甲的操作将在第16章中讨论。

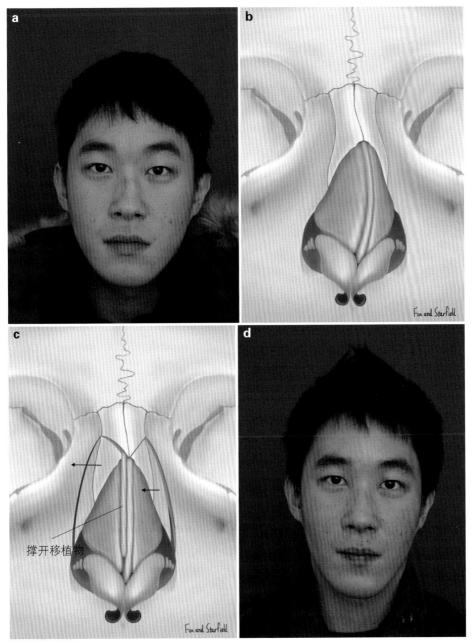

图15.17 内侧和外侧截骨术诱发的鼻骨向外断裂和向内断裂矫正鼻骨歪斜。（a）该患者鼻骨偏斜：右侧凹，左侧凸。（b、c）右侧鼻骨向外断裂、左侧向内断裂的示意图。在鼻中隔和右侧上外侧软骨之间放置一个长的撑开移植物。（d）术后照片

单侧截骨术

并非所有歪鼻矫正都需施行双侧截骨术。鼻骨偏斜可只由两侧鼻骨中单侧鼻骨凹陷或凸起引起，而对侧鼻骨相对笔直。这种情况下，单侧截骨术即可解决偏斜问题（图15.18）。

如果单侧出现C形凸状偏斜，仅截骨不足以矫正偏斜。这种情况下，可通过双平面截骨术或使用骨弯折器（Bone bender）将骨的凸出部分断裂并变平以使凸度降低。

陈旧性骨折的局灶性凹陷不能常规行外侧和内侧联合截骨术。使用软骨移植物的掩饰技术可改善该情况。另一种方法是将凹陷的鼻骨部分的鼻腔衬里黏膜解剖分离后将凹陷鼻骨抬起。陈旧性骨折所致凹陷通常经纤维连接愈合，因此即使不施行截骨，骨节段也易抬高。而后通过鼻内填塞支撑抬高的鼻骨节段。

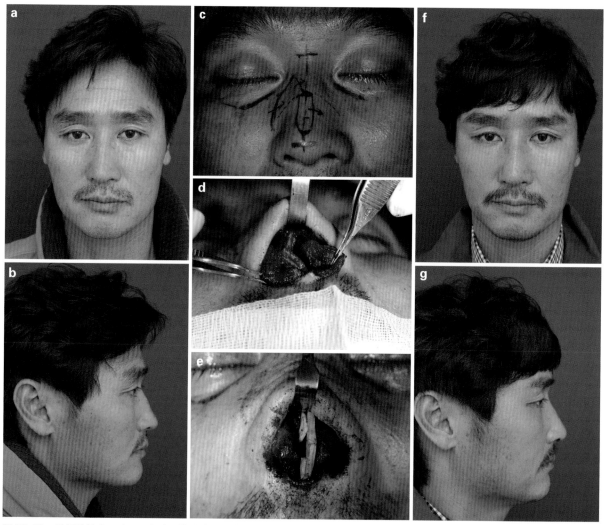

图15.18 单侧截骨术。（a、b）该男性患者鼻部外伤后出现歪鼻和鞍鼻畸形。（c）右侧单侧截骨术的设计。（d）探查发现鼻中隔尾侧和背侧偏曲。（e）使用延伸的撑开移植物（肋软骨，榫卯式）矫正鼻中隔偏曲并重建塌陷的中鼻拱。该患者还接受使用肋软骨的鼻根增高术。（f、g）术后照片显示鼻轴笔直，鼻根和鼻尖上区较之前更清晰

矫正中鼻拱（鼻背软骨）和鼻中隔偏曲

中鼻拱的偏曲由上外侧软骨偏曲导致，和鼻中隔背侧偏曲同义。

由于鼻中隔偏曲是导致中鼻拱偏曲以及鼻尖和鼻小柱偏斜的核心病理结构，因此矫正鼻中隔偏曲是歪鼻矫正中最重要的部分。莫里斯·科特尔（Maurice Cottle）的格言完美地解释了鼻中隔的重要性，"鼻子随着鼻中隔的移动而移动"。鼻中隔偏曲是鼻外观偏斜的核心原因。如果鼻中隔偏曲未得到充分矫正，则无法完全改善偏斜的鼻外观。

此外，鼻中隔偏曲是气道阻塞的主要原因。因此，矫正鼻中隔对拉伸鼻背和矫正偏斜的鼻尖/鼻小柱以及功能改善至关重要。

鼻中隔矫正的目的如下：

（1）矫正鼻中隔使其处于中线，为矫正鼻背软骨和鼻小柱偏斜提供根基。

（2）改善鼻气流（即鼻塞）。

（3）提供撑开移植和额外的鼻尖成形术中所需要的软骨移植物。

鼻中隔的入路

如果仅为改善鼻塞而矫正鼻中隔中段或鼻中隔尾侧端偏曲，则宜采用鼻内入路，使用Killian（或改良的Killian）入路、贯穿切口或半贯穿切口。

但是，若还要进行鼻中隔背侧偏曲矫正和鼻尖成形术，则开放式入路更有用。这种情况下，经内侧脚间入路（前入路）进入鼻中隔。

上述方式中，将黏软骨膜瓣从鼻中隔前部上方开始剥离，至中部，再至头后侧鼻中隔，最后至软骨/犁骨交界处。操作时，使用D形刀或外科手术刀将上外侧软骨从鼻中隔背侧分离。

黏软骨膜与鼻中隔尾侧缘后部附着紧密。如果从鼻孔进入该区域，则黏膜易撕裂。从头后侧鼻中隔到尾侧端的方向更为安全。黏软骨膜附着必须广泛剥离。如果鼻中隔尾侧偏曲，则解剖分离应扩展至前鼻棘。

鼻中隔矫正原则

一旦鼻中隔从上外侧软骨和黏软骨膜游离，术者即可评估鼻中隔偏曲的真实程度（即鼻中隔偏曲的内在构成）。

鼻中隔的任何区域都可发生偏曲：鼻中隔中部、背侧和尾侧（图15.19）。此外，鼻中隔偏曲有各种类型，包括鼻中隔倾斜、骨突起（棘或嵴）、局灶性偏曲、C形偏曲和S形偏曲。

无论何种偏曲类型，笔者遵循以下鼻中隔矫正原则。

鼻中隔偏曲的矫正顺序如下：黏膜下切除术（SMR），矫正鼻中隔尾侧端偏曲，矫正鼻中隔背侧偏曲。

上外侧软骨剥离和黏膜下切除术消除了鼻中隔偏曲的外在因素，这将明显减少鼻中隔背侧和尾侧的偏曲程度。这种状态下，对鼻中隔尾侧偏曲的矫正通常足以将鼻中隔背侧伸直。鼻中隔背侧任何残留的偏曲可作为最后一步进行矫正。

黏膜下切除术是唯一需要在鼻骨截骨前施行的操作。鼻中隔矫正中的其余步骤在截骨术后进行。

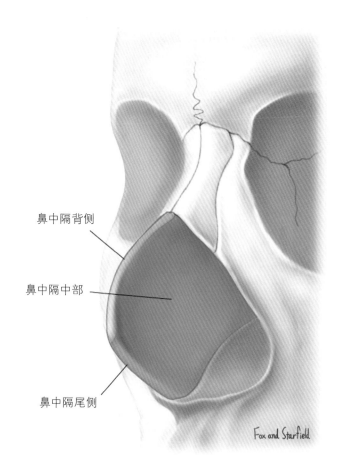

鼻中隔背侧

鼻中隔中部

鼻中隔尾侧

Fox and Starfield

图15.19　鼻中隔的任何部位均可发生偏曲：中部、背侧和尾侧

矫正鼻中隔中段偏曲

黏膜下切除术是矫正鼻中隔中段偏曲的传统方法，仍是最受欢迎的选择，该操作在完整保留背侧和尾侧端L形支架的同时切除偏曲的软骨性和骨性鼻中隔（图15.20）。切下的软骨用于鼻尖成形术或用作撑开移植物。

在充分保护黏软骨膜的前提下，在四边形的鼻中隔软骨上做L形切口，至少保留10～12mm宽度的L形支架。但是L形支架的宽度应与鼻中隔软骨的强度成反比。坚固的L形支架是防止鞍鼻畸形的唯一方法，L形支架的背侧比尾侧更重要。薄弱的L形支架在术后早期可能不会引起任何问题，但可在数年后引起鼻中隔背侧和上外侧软骨塌陷及鼻小柱退缩。

L形支架的背侧与尾侧之间的过渡应为弧形，筛骨垂直板与L形支架背侧之间的过渡也应为弧形。因为与直角相比，弧线可更稳定地支撑中鼻拱（图15.21）。应使用锋利的剪刀从头侧到尾侧的方向做L形切口（图15.22）。四边形的鼻中隔软骨在D形刀或鼻中隔剥离子的轻微压力下易与垂直板和犁骨分离。使用相同工具再将软骨从榫卯连接处剥离。随后可将鼻中隔的软骨部分取出。如果切取的软骨不用作移植物，则应尽量少切除软骨，以降低鼻塞的风险。

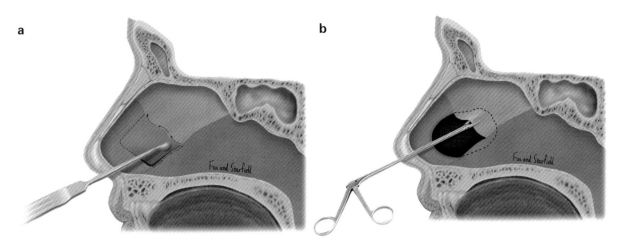

图15.20　（a、b）黏膜下切除术（SMR）

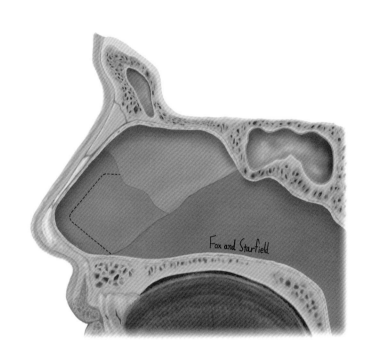

图15.21　建议使用弧形过渡，以更稳固地支撑中鼻
拱。L形支架的背侧与尾侧之间以及在L形支架的背
侧与筛骨垂直板之间采用弧形过渡

　　软骨切除后，使用鼻中隔钳或咬骨钳少量多次切除骨性鼻中隔的偏曲部分（筛骨、犁骨、上颌骨嵴）。使用钳子处理筛骨垂直板时若用力过大，会将应力传递到筛板，可能导致筛板断裂和脑脊液鼻漏。有些外科医生使偏曲的骨性鼻中隔形成微骨折以矫正偏曲。但笔者不推荐该法，因为会导致筛板断裂。

　　若在切除软骨性或骨性鼻中隔时遇到阻力，通常是由于软组织附着阻碍了该操作。强行取出鼻中隔软骨或骨节段可能会导致黏软骨膜撕裂。因此，遇到阻力时应进一步剥离黏软骨膜。

　　任何不用作移植物的多余的软骨（Extraneous cartilage）均可置于支架尾侧后面的黏软骨膜瓣之间。

　　应保留键石区鼻中隔背侧软骨和骨性鼻中隔之间的连接处，以避免鼻中隔塌陷，这一点非常重要。

鼻中隔倾斜是指鼻中隔直线形歪斜，没有任何弯曲，鼻中隔从犁骨和上颌骨嵴脱位并偏向一侧。如果鼻中隔倾斜，应将鼻中隔软骨后部脱位的部分完全切除，以减少受累鼻腔发生鼻塞的风险。

鼻中隔成形术是可将鼻中隔软骨切除量减少至最低水平的方法。将鼻中隔软骨从犁骨和上颌骨嵴脱位，头侧和后侧仔细修剪多余的软骨，并以键石区为轴旋转（图15.23）。此外，可通过鼻中隔划痕切开（Scoring incision）和楔形切除法将鼻中隔软骨的偏曲部分弄直（图15.24）。

在临床实践中，由于以下原因，亚洲鼻整形医生不常施行鼻中隔成形术。对于每个患者，鼻中隔成形术能在多大程度上矫正偏曲的鼻中隔背侧并不清楚，远期可预测性低。在亚洲患者中，通常在矫正歪鼻的同时进行鼻尖成形术，后者需要切取大量鼻中隔软骨。

骨突起（棘或嵴）

如果鼻阻塞是由局灶性骨突起（棘或嵴）引起的，则单纯切除骨棘/嵴足以消除鼻塞。一般可用Takahashi钳去除骨棘/嵴，但较大的骨突起（骨嵴）需用带保护套的骨凿去除。骨棘/嵴通常出现在犁骨和上颌骨嵴附近，去除前需先剥离黏软骨膜。黏软骨膜紧密附着于骨，在骨棘/嵴周围易撕裂。因

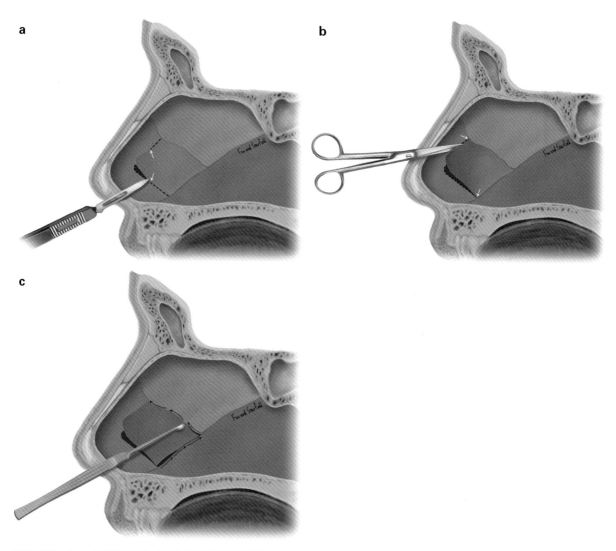

图15.22　（a～c）黏膜下切除术操作步骤（软骨部分）

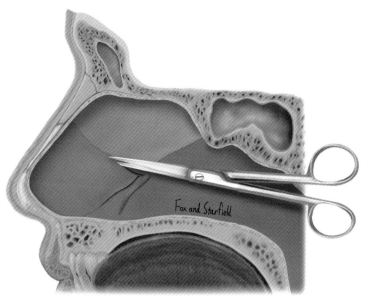

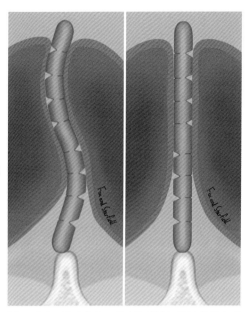

图15.23　行鼻中隔成形术，将软骨性鼻中隔从骨性鼻中隔脱位，而后切除多余的软骨

图15.24　通过鼻中隔划痕和楔形切除法行鼻中隔成形术

此，从凹面剥离黏软骨膜更容易且更安全。

矫正鼻中隔尾侧端偏曲

　　鼻中隔尾侧端是歪鼻的鼻中隔矫正中最重要的部分。鼻中隔尾侧端偏曲会导致内、外鼻阀狭窄，从而引起鼻塞。还会导致小柱偏斜，以及鼻孔和鼻尖不对称。

　　鼻中隔尾侧端偏曲可表现为前后位偏曲和头尾方向偏曲。

鼻中隔尾侧端的前后位偏曲

　　鼻中隔尾侧端的前后位偏曲存在多种类型，所用的矫正技术取决于具体类型。

　　1.鼻中隔在前鼻棘上且鼻中隔尾侧端软骨过长而呈C形或S形偏曲的类型（图15.25）

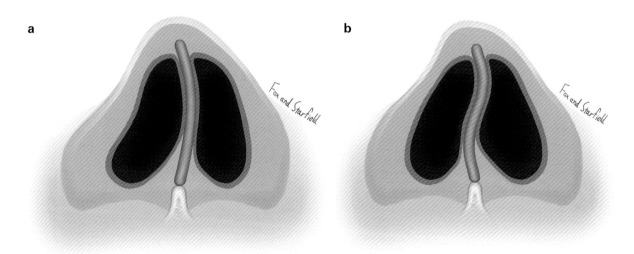

图15.25　（a、b）鼻中隔在前鼻棘上，同时鼻中隔尾侧端软骨过长

双重褥式缝合

如果L形支架的尾部略长，则1~3针水平褥式缝合（凸度控制缝合）足以弄直鼻中隔尾侧端偏曲。但该技术效果不稳定（图15.26）。

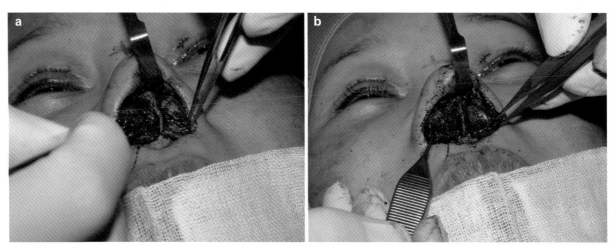

图15.26　（a）鼻中隔偏曲的术中照片。（b）使用凸度控制缝合（双重褥式缝合）拉直偏曲的鼻中隔

鼻中隔划痕及板条移植物（Batten graft）

鼻中隔软骨尾侧端凹面划痕切开。然后用软骨移植物或PDS板（一种可吸收植入物）固定柔韧的鼻中隔（图15.27）。

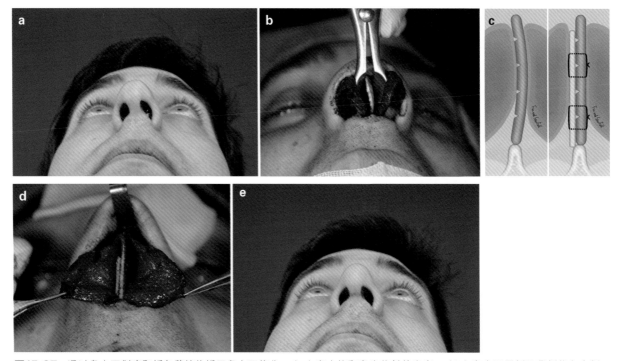

图15.27　通过鼻中隔划痕和板条移植物矫正鼻中隔偏曲。（a）鼻小柱和鼻尖偏斜的患者。（b）鼻中隔尾侧及背侧偏向右侧。（c、d）在鼻中隔尾侧端的右侧做划痕切口并放置板条移植物，以使鼻中隔尾侧端变直。（e）术后照片示鼻小柱和鼻尖偏斜得到矫正

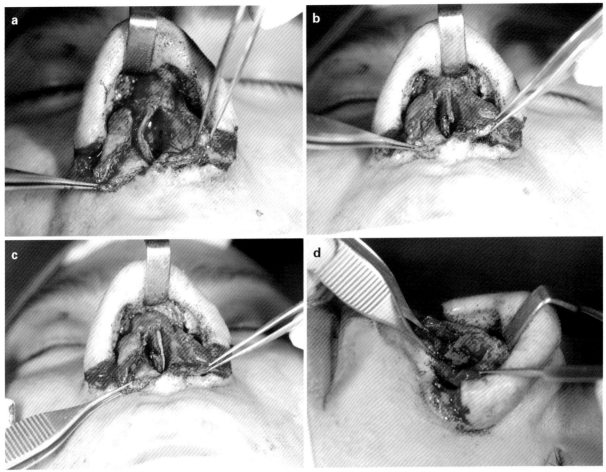

图15.32　切开缝合技术加板条移植物（Batten graft）。（a）鼻中隔尾侧偏曲的术中照片。（b）切开鼻中隔尾侧，重叠后再缝合。（c、d）在鼻中隔尾侧的左侧放置板条移植物以提高稳固性

2.鼻中隔尾侧从前鼻棘和上颌骨嵴脱位的类型

将鼻中隔尾侧缘后部切至适当长度，用5-0 PDS缝线将鼻中隔断端固定在前鼻棘骨膜上（图15.33）。若要保证该操作的效果，前鼻棘必须位于中线。如果前鼻棘不在中线上，则可用以下3种方法来解决该问题。

第一，将缩短的鼻中隔尾侧重新定位，并固定到前鼻棘更靠近中线的一侧（图15.34）。第二，可将前鼻棘经青枝骨折法截骨后，重新定位至中线。第三，去除前鼻棘，然后将鼻中隔缝合固定到上颌骨的骨膜上。但必须注意不要去除过多的前鼻棘，以便最大限度减少上颌前神经（Anterior maxillary nerve）损伤的风险（上唇麻木）。

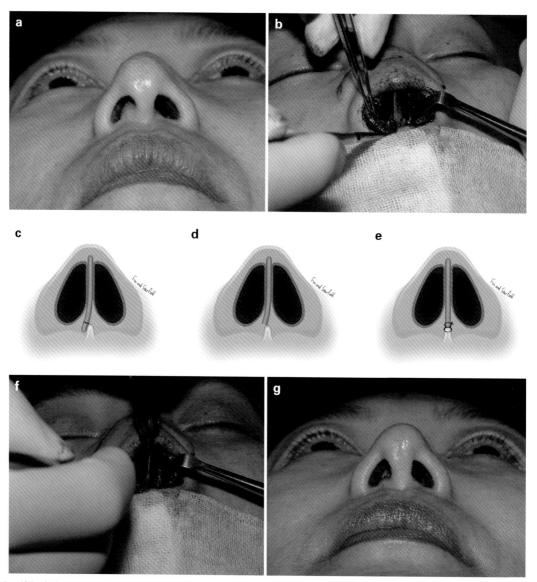

图15.33　缩短鼻中隔尾侧并重新定位到前鼻棘上。（a）鼻中隔尾侧偏曲、鼻孔不对称。（b）将鼻中隔尾侧从前鼻棘脱位。（c～e）缩短和重新定位鼻中隔尾侧的示意图。（f）按此方法拉直鼻中隔尾侧。（g）术后照片显示鼻中隔偏曲和鼻孔不对称得到矫正

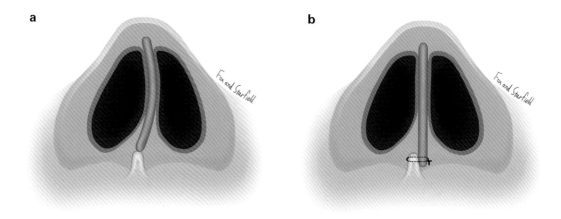

图15.34　（a、b）前鼻棘位置远离中线

鼻中隔尾侧 S 形偏曲

如果鼻中隔尾侧的前后位偏曲呈S形，则首先缩短鼻中隔尾侧，而后在凹面划痕切开并用夹板移植物拉直鼻中隔（图15.35）。如果前鼻棘不在中线上，则应通过青枝骨折截骨术将前鼻棘移至中线或将其切除。

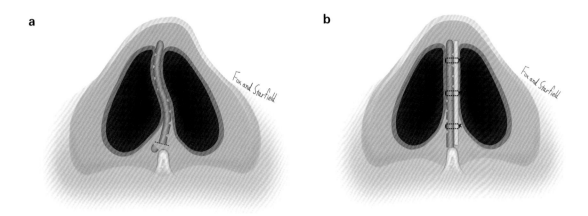

图15.35 （a、b）鼻中隔尾侧的S形偏曲。除了缩短鼻中隔尾侧之外，在鼻中隔凹面上划痕切开。用夹板移植物支撑矫正后变直的鼻中隔软骨

鼻中隔尾侧的头尾方向偏曲

鼻中隔尾侧的头尾方向偏曲通常有C形凸起或是因鼻中隔骨折呈锐角。此类鼻中隔偏曲通常伴发鼻中隔背侧偏曲、鼻中隔倾斜或鼻中隔从犁骨沟脱位。头尾方向偏曲可通过垂直袖状切除术或摇门技术（Swing-door technique）矫正。

沿着笔直部分（鼻中隔头侧）和偏曲部分（鼻中隔尾侧）之间的分界线切开。随后将偏曲的软骨移至中线。为了有利于该操作，可沿着最初切口行楔状切除术或朝向基底部行部分切除术（图15.36）。将鼻中隔的移动部分固定到前鼻棘。通过双重褥式缝合或板条移植物（Batten graft）修复鼻中隔头侧与尾侧之间的切口（图15.37、图15.38）。

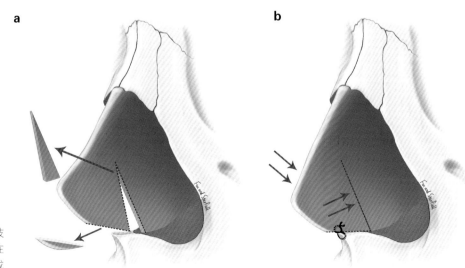

图15.36 （a、b）摇门技术。为了便于摆动，可以在切口附近行楔形切除术，或切除基底附近的多余软骨

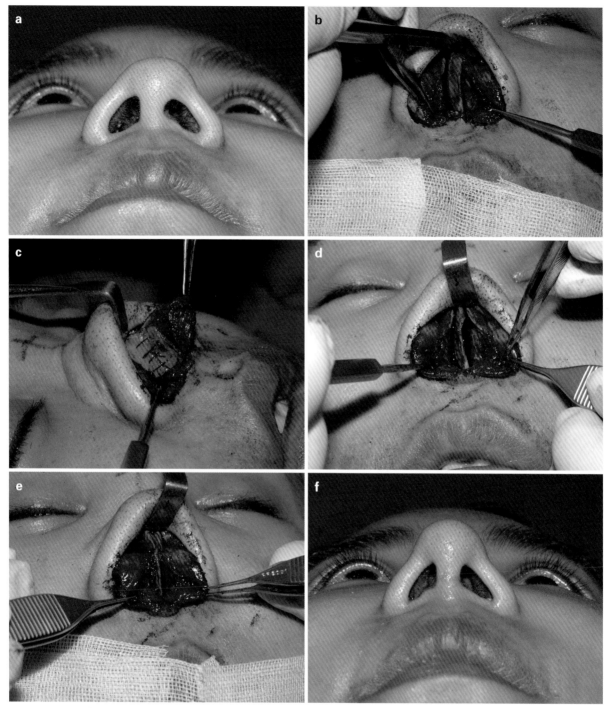

图15.37　矫正鼻中隔尾侧偏曲。（a）该患者鼻中隔尾侧偏曲，导致鼻孔不对称。（b）陈旧性骨折是鼻中隔尾侧偏曲的原因。（c）沿陈旧性骨折切开后，行双重褥式缝合。（d）鼻中隔尾侧偏曲已矫正，鼻中隔背侧仍偏曲。（e）行Clocking缝合（鼻中隔旋转缝合）将鼻中隔背侧拉直。（f）鼻孔不对称得到矫正

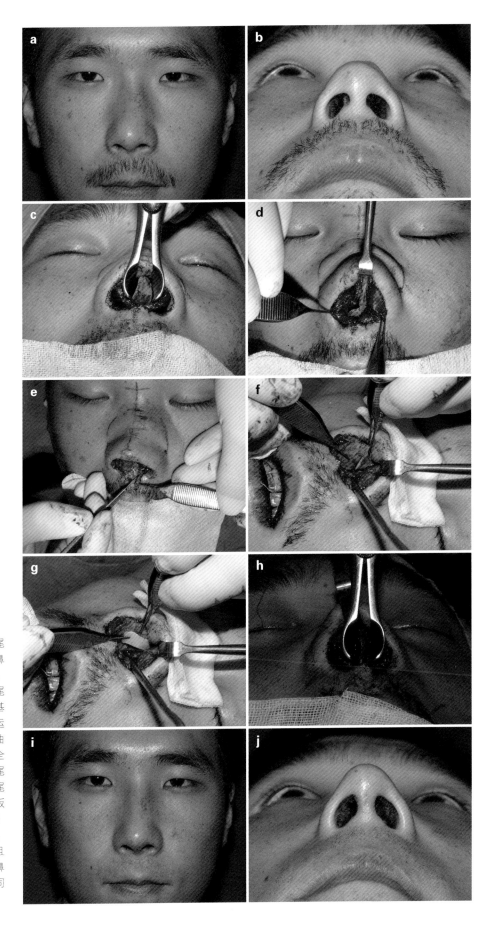

图15.38　矫正鼻中隔尾侧偏曲。（a、b）该患者鼻轴歪斜，鼻中隔尾侧偏曲。（c、d）探查发现鼻中隔尾侧重度偏曲。（e）切除基底多余的软骨以利于摇门运动。（f）沿鼻中隔的偏曲部分和笔直部分的交界线全厚度切开，随后将鼻中隔尾侧和背侧弄直。将鼻中隔尾侧移到中线。（g）利用板条移植物（Batten graft）支撑已变直的鼻中隔。（h）重建的鼻中隔笔直且位于中线。（i、j）通过鼻骨截骨术矫正鼻轴偏斜，同时矫正鼻中隔尾侧偏曲

鼻中隔尾侧重度畸形

鼻中隔尾侧端重度偏曲的矫正方法是去除鼻中隔软骨的不规则部分并利用鼻中隔软骨的平直部分或耳软骨重建鼻中隔（图15.39）。

a
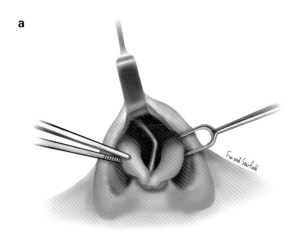

b
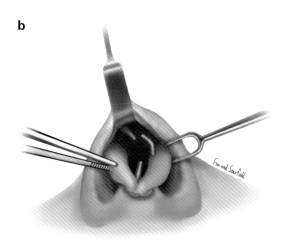

c
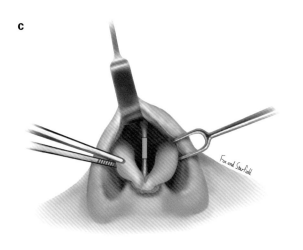

图15.39 （a~c）矫正鼻中隔尾侧重度畸形

矫正鼻中隔背侧（高位）偏曲（矫正上外侧软骨偏斜）

中鼻拱偏曲（上外侧软骨偏斜）也提示鼻中隔背侧偏曲。鼻中隔背侧偏曲表现为中鼻拱不对称或上外侧软骨偏曲，并可能有内鼻阀狭窄和气道阻塞表现。

行黏膜下切除术和矫正鼻中隔尾侧偏曲后鼻中隔背侧偏曲将改善，因此，应只在施行这些操作后再矫正鼻中隔背侧偏曲。

双重褥式缝合

该技术适用于轻微的鼻中隔背侧偏曲。

划痕切开联合使用夹板移植物（Splinting graft）

在鼻中隔背侧凹面上划多个切口，然后将鼻中隔移至中线（图15.40）。若仅通过划痕切开进行矫正，其术后重建效果可预测性低。为了增强鼻中隔背侧的力量，将夹板移植物放在划痕切口的对侧（图15.41、图15.42）。该夹板移植物还充当撑开移植物。

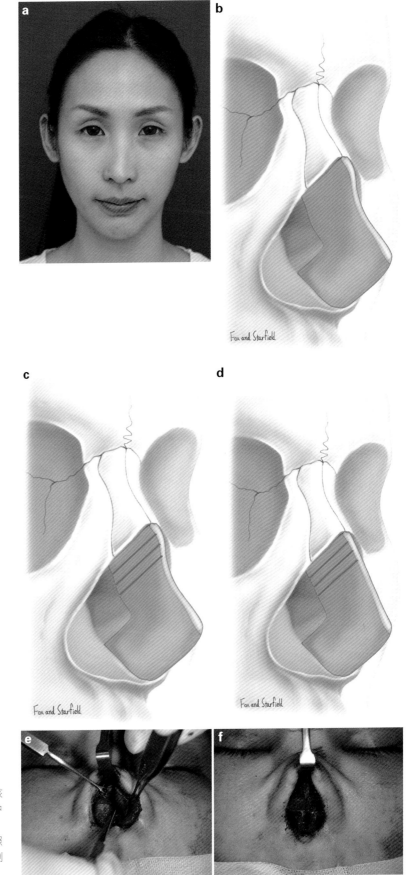

图15.40　鼻中隔背侧划痕。（a）该患者鼻中隔背侧偏曲。（b~d）鼻中隔背侧划痕切开矫正法示意图。（e）非穿透（部分厚度）划痕切术中照片。（f）划痕切开操作后鼻中隔背侧变直

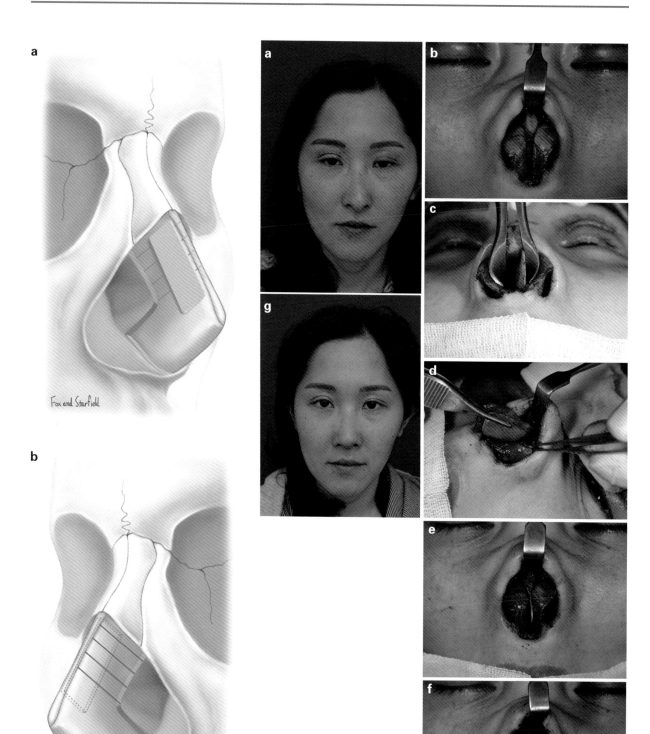

图15.41 （a、b）鼻中隔划痕切开联合使用夹板移植物（Splinting graft）

图15.42 鼻中隔划痕切开及使用撑开移植物。（a）该患者鼻轴歪斜。（b）上外侧软骨向左偏曲。（c）鼻中隔背侧和尾侧也向左偏曲。（d）在左侧的鼻中隔背侧上行划痕切开。（e）行划痕切开后鼻中隔背侧变得更直。（f）将夹板撑开移植物（Splinting spreader graft）放到鼻中隔右侧。通过截骨术移动鼻骨（未显示）。（g）鼻骨和上外侧软骨已矫正变直

通常在前后方向上做划痕切开，但也可根据鼻中隔背侧偏曲的方向行头尾方向划痕切开（图15.43）。

摇门技术

切除鼻中隔软骨的后角和尾侧，将释放的鼻中隔向中线旋转。正如在鼻中隔尾侧偏曲的讨论中所提到的，需从前鼻棘释放鼻中隔尾侧，并且必须切除多余长度的鼻中隔。

大多数鼻中隔背侧偏曲可通过上述各种技术矫正。但是，鼻中隔背侧偏曲伴长度过长及曲率明显时，需行以下操作。

楔形切除术

鼻中隔背侧软骨过长可行楔形切除术（图15.44）。该技术与双重水平褥式缝合或夹板移植物（Splinting graft）联合使用。

切开缝合技术

除了切除，可在背侧支架的最凸处切开，然后将切口端重叠，再用5-0 PDS缝线缝合在一起（图15.45）。

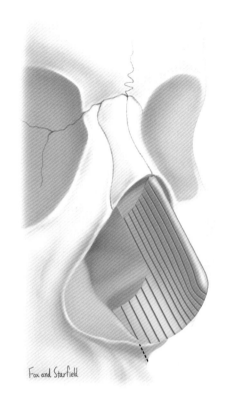

图15.43 头尾方向划痕

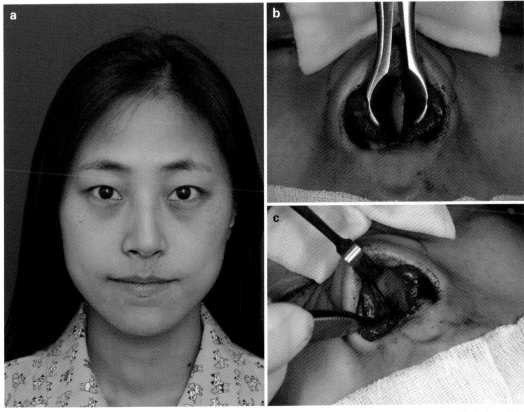

图15.44 楔形切除联合褥式缝合或夹板移植物。（a、b）该患者鼻中隔背侧和尾侧偏曲。（c、d）在鼻中隔背侧行楔形切除。（e）行3针双重褥式缝合。（f）鼻中隔笔直并在中线上。（g）联合使用夹板移植物

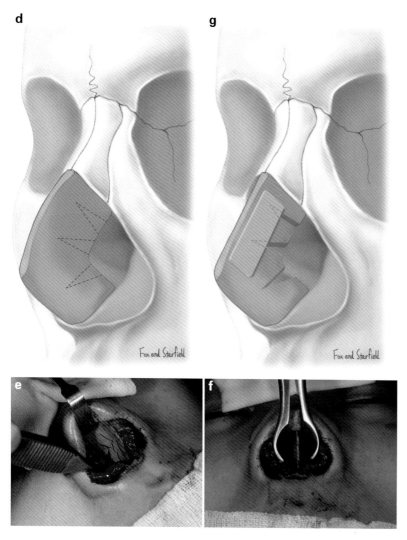

图15.44（续）

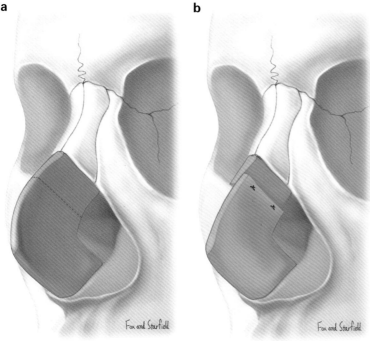

图15.45 （a、b）切开缝合技术矫正鼻中隔背侧偏曲

鼻中隔背侧的稳定性比鼻中隔尾侧的稳定性更重要。因此该技术需要联合使用夹板移植物（该移植物还充当撑开移植物）。

撑开移植物

矫正偏曲的软骨性鼻中隔背侧时，撑开移植物与上述诸多技术联合使用。该移植物已在第9章中详细讨论。

将移植物放置在凹面鼻中隔背侧与上外侧软骨之间（图15.46）。撑开移植物最重要的功能是可以使鼻中隔背侧变直。该移植物还通过撑开上外侧软骨凹陷来改善鼻背凹陷。该移植物的辅助作用是加强因切开划痕、楔形切除或切开缝合等操作变薄弱的鼻中隔背侧软骨。该移植物可改善眉–鼻尖–鼻背的美学线条，避免或矫正倒V形畸形，加宽内鼻阀。

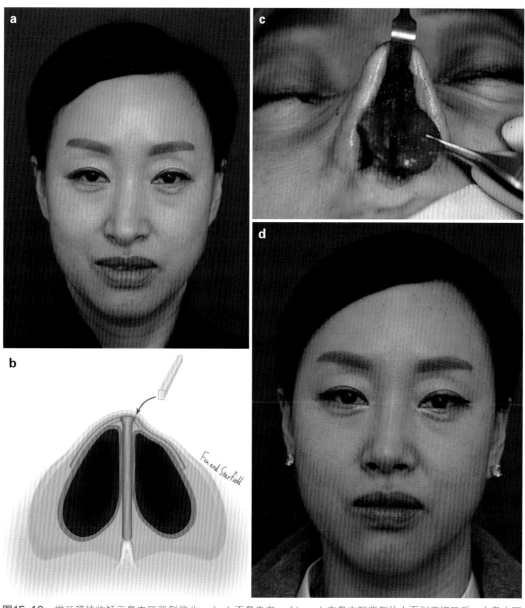

图15.46　撑开移植物矫正鼻中隔背侧偏曲。（a）歪鼻患者。（b、c）在鼻中隔背侧的右面划痕切开后，在鼻中隔背侧的左面放置撑开移植物（鼻中隔软骨）。（d）术后2个月照片

　　该移植物的最理想的供体是鼻中隔软骨，其次是耳软骨和肋软骨。矫正歪鼻时，撑开移植物通常放在单侧，但在矫正倒V形畸形以及将鼻中隔背侧重新移位到中线后偏曲对侧的上外侧软骨宽度不足时，双侧都需放置。

　　如果双侧均放置撑开移植物，凹侧移植物应更宽。根据移植物厚度和不对称程度，可能需要在每侧放置多个软骨。使用5-0 PDS缝线将移植物先固定至鼻中隔背侧，再固定到上外侧软骨上。

　　凹侧放置撑开移植物可展开凹陷的鼻中隔背侧。相反，鼻中隔背侧过度凸出可通过切除横翼来矫正（图15.47）。

　　矫正鼻中隔背侧偏曲时，该技术与其他方法联合使用。

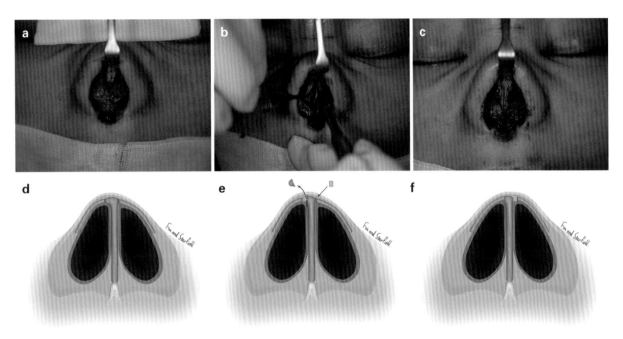

图15.47　修剪鼻中隔背侧的横翼。（a）上外侧软骨/鼻中隔背侧偏向右侧。（b）修剪鼻中隔软骨背侧的右侧以减少右侧凸度。（c）鼻中隔背侧的左侧放置撑开移植物（鼻中隔软骨），以矫正凹陷。（d~f）修剪横翼（右侧）和植入撑开移植物（左侧）的示意图

Clocking 缝合（鼻中隔旋转缝合）

　　这是位于上外侧软骨头部的水平褥式缝合。缝线穿过撑开移植物和偏曲的鼻中隔软骨背部的尾端。通过缝线的张力将鼻中隔背侧拉向中线。根据情况行1~2针Clocking缝合（图15.48）。调节张力并将偏曲的上外侧软骨拉至中线后，将对侧的上外侧软骨缝合到已矫正变直的鼻中隔上。

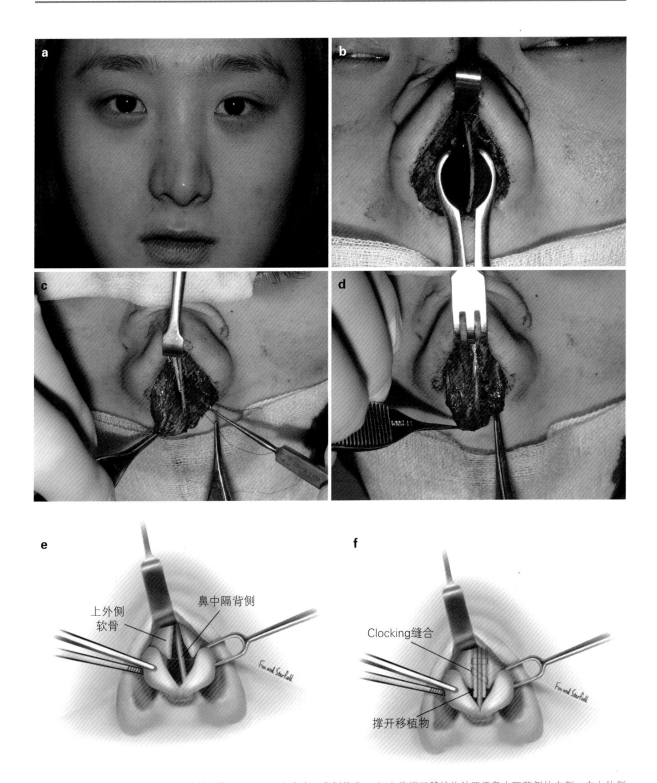

图15.48　Clocking缝合（鼻中隔旋转缝合）。（a、b）鼻中隔背侧偏曲。（c）将撑开移植物放置于鼻中隔背侧的右侧。右上外侧软骨和鼻中隔背侧之间行Clocking缝合。（d）打结时，将鼻中隔背侧向中线牵拉并重新定位。（e、f）Clocking缝合示意图

上述多种方法联合使用

　　鼻中隔软骨背侧的偏曲可联合使用上述多种方法来矫正（图15.49）。大多数鼻中隔背侧偏曲伴有鼻中隔尾侧偏曲，需同时矫正鼻中隔背侧和尾侧（图15.50）。

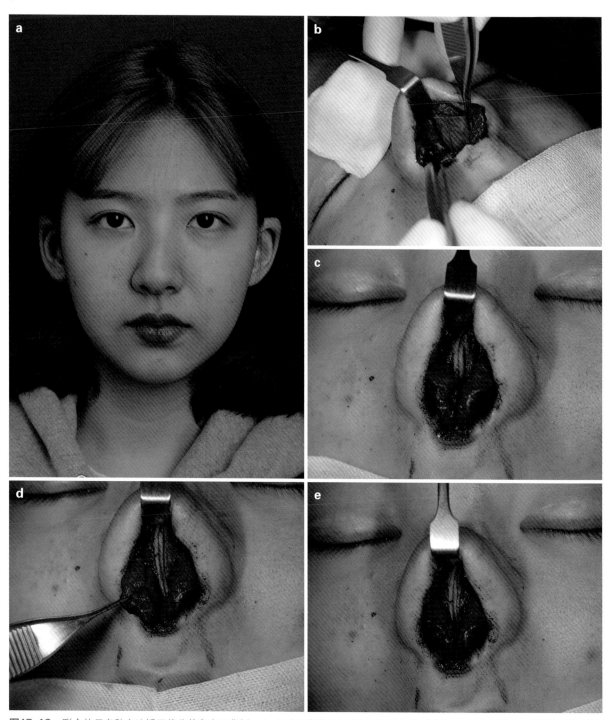

图15.49　联合使用多种方法矫正偏曲的鼻中隔背侧。（a）该患者鼻中隔背侧和上外侧软骨偏曲。（b）在鼻中隔背侧右面划痕切开。（c）将撑开移植物放置在鼻中隔背侧的左侧。（d）第1针Clocking缝合。（e）第2针Clocking缝合

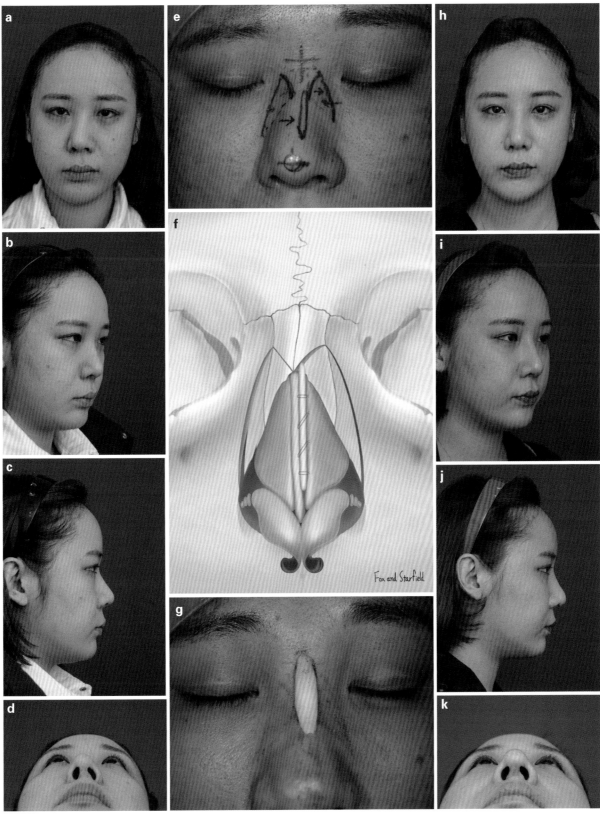

图15.62　歪鼻矫正及鼻背增高。（a~d）该患者鼻子歪斜并伴有低鼻背。鼻小柱也偏斜，伴鼻孔不对称。（e~g）该患者接受双侧外侧和内侧截骨术、长撑开移植物植入术、Clocking缝合、双重褥式缝合矫正鼻中隔尾侧端偏曲，缝合法鼻尖修复术以及同种异体真皮移植物（MegaDerm®，L&C Bio，韩国首尔）鼻背增高术。（h~k）术后照片显示鼻背直，鼻根清晰，鼻孔对称

矫正歪鼻中的鼻尖及鼻小柱偏斜

几乎所有歪鼻都伴有鼻尖和鼻小柱偏斜及鼻孔不对称（图15.64）。对于此类歪鼻，由于鼻子的任意部位不对称都将破坏所有其他部分的对称性，因此术者应从上到下矫正所有偏曲。

鼻孔和鼻尖不对称不仅仅是下外侧软骨不对称的结果，还可由鼻中隔偏曲引起。大多数偏斜的鼻尖和鼻小柱以及鼻孔不对称与鼻中隔背侧及尾侧端偏曲密切相关。因此，若要矫正鼻小柱和鼻孔不对称，则除了矫正下外侧软骨不对称性之外，还要矫正鼻中隔背侧及尾侧（图15.65）。

矫正内侧脚扭曲和偏曲的最有效方法是放置鼻小柱支撑移植物（图15.66），供体来源首选鼻中隔软骨。将鼻小柱支撑移植物放置于内侧脚之间，并固定到内侧脚。操作时，确认鼻孔对称性的最重要的参考点是鼻孔顶点。因此，将内侧脚与支撑移植物固定时应确保双侧鼻孔顶点等高。随后再通过缝合技术或节段性切除来矫正余下的穹隆或外侧脚不对称（图15.67）。如果首先矫正穹隆或外侧脚不对称，则中线两侧的鼻孔高度可能不对称，而这将无法进行回溯矫正。

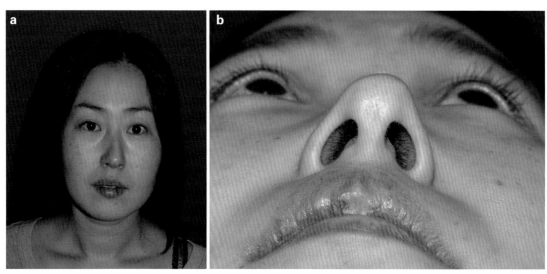

图15.64 （a、b）几乎所有歪鼻病例都伴有鼻尖和鼻小柱偏斜以及鼻孔不对称

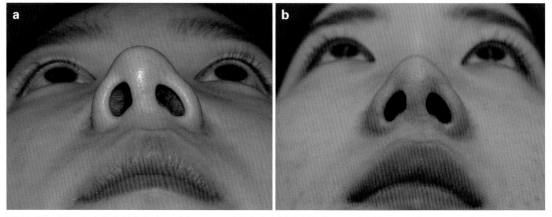

图15.65 矫正鼻小柱偏斜和鼻孔不对称。（a）该患者鼻小柱偏斜和鼻孔不对称的原因为鼻中隔尾侧端偏曲。她接受鼻中隔尾侧端偏曲矫正和鼻小柱支撑移植物（鼻中隔软骨）植入术。（b）术后3年，鼻小柱保持笔直并处于中线，鼻孔对称

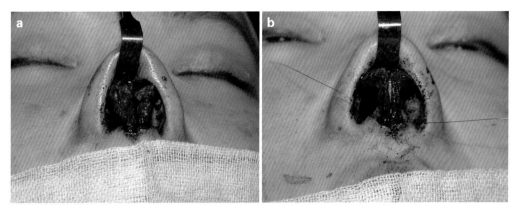

图15.66　（a、b）使用鼻小柱支撑移植物（鼻中隔软骨）矫正内侧脚扭曲

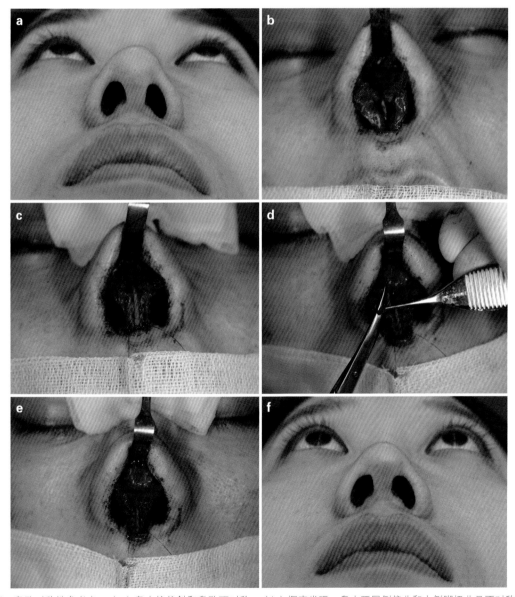

图15.67　鼻孔对称性参考点。（a）鼻小柱偏斜和鼻孔不对称。（b）探查发现，鼻中隔尾侧偏曲和内侧脚扭曲且不对称是鼻小柱偏斜和鼻孔不对称的原因。（c）放置鼻小柱支撑移植物（鼻中隔软骨）以拉直内侧脚。患者双侧鼻孔顶点等高。（d）首先使双侧鼻孔顶点高度相同后，再通过缩短右侧外侧脚来矫正双侧外侧脚不对称。（e）两侧鼻孔顶点和外侧脚均对称。（f）术后照片显示鼻孔对称且鼻小柱偏斜得到矫正

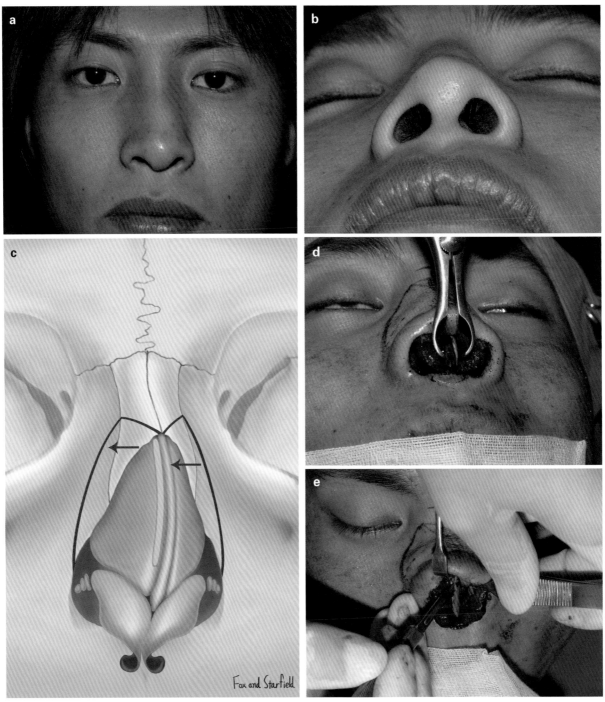

图15.68 歪鼻、鼻尖/鼻小柱偏斜和鼻孔不对称。（a、b）该患者鼻轴偏斜、鼻尖/鼻小柱偏斜且鼻孔不对称。（c）该患者接受的手术步骤示意图：外侧和内侧截骨术以及使用撑开移植物（鼻中隔软骨）。（d）术中视图。（e）切除鼻中隔软骨鼻背部左侧的横翼。（f）在鼻中隔背侧的左面划痕切开。（g）将撑开移植物放在鼻中隔背侧的右侧。（h）鼻中隔尾侧偏曲。（i、j）缩短鼻中隔尾侧端，而后固定于前鼻棘。（k、l）术后照片显示鼻背和鼻小柱笔直，鼻尖和鼻孔对称

低温消融（Coblation）的温度（60~70℃）较低，不会造成热损伤，是射频热凝（400℃）的替代方法。

黏膜下切除术（鼻甲成形术）

黏膜下切除术可在切除肥大的骨部分的同时最大限度地保留鼻甲黏膜。该方法可能是治疗骨性肥大的长期效果最佳的技术。

注射局部麻醉剂，鼻腔填塞以使血管收缩后，在鼻甲前端黏膜做一小切口。从该切口开始，用Freer剥离子剥离黏膜。切除肥大的鼻甲骨。多余黏膜可切除，但应保留足够的黏膜，以充分覆盖鼻甲骨。切除骨时应尽可能保守。

微型切削器（Microdebrider）是一种用于切除骨的圆柱形器械。仪器的末端装有切割组织的往复式刀片，其下方有吸引器，用于吸出切除的组织。微型切削器可快速、轻松地去除肥大的黏膜下组织及骨组织。缩小肥大的鼻甲这一方法其长期效果最佳。

肥大的中鼻甲可以使用上述方法行向外骨折并部分去除。

泡状鼻甲的治疗

泡状鼻甲指中鼻甲气腔（图15.74）。这是非常常见的解剖变异，可见于多达50%的人群。大多数泡状鼻甲不会导致鼻窦问题。有时，大的泡状鼻甲可能导致鼻甲明显隆起而阻塞鼻窦引流，引起鼻窦反复感染。一侧的大泡状鼻甲通常导致鼻中隔偏向另一侧，后者可成为鼻塞的原因。

泡状鼻甲的最佳诊断方法是CT扫描。在CT扫描中，鼻甲通常表现为中密度影，而泡状鼻甲表现为鼻甲组织中的气体囊（低密度影）。

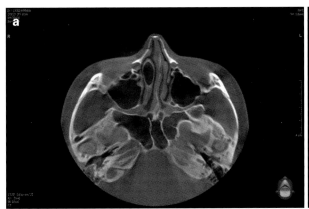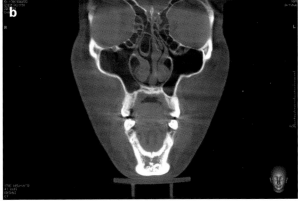

图15.74 （a、b）泡状鼻甲（右侧中鼻甲）

从最小范围切除鼻甲基板（Basal lamella）的内侧或外侧，到碾碎泡状鼻甲，再到完全切除中鼻甲，鼻内镜手术在泡状鼻甲治疗中应用广泛。

矫正内鼻阀塌陷

内鼻阀是鼻中隔与上外侧软骨尾侧边缘之间的裂隙样空间。内鼻阀功能不良可为静态性，也可为动态性。静态性功能不良可由高位鼻中隔偏曲、黏膜瘢痕和上外侧软骨塌陷引起（图15.75）。动态性功能不良在用力吸气时出现，鼻阀无法承受负压而塌陷。内鼻阀功能不良的原因已在第1章中讨论。

可以使用多种技术来矫正内鼻阀功能不良。

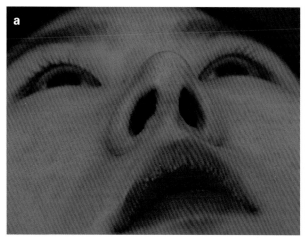
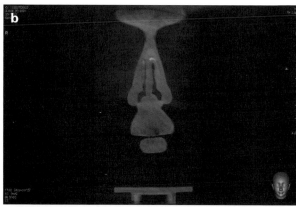
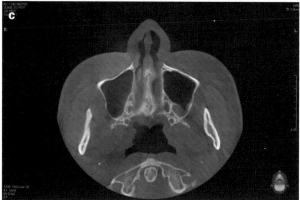

图15.75 （a～c）瘢痕挛缩导致右侧内鼻阀狭窄

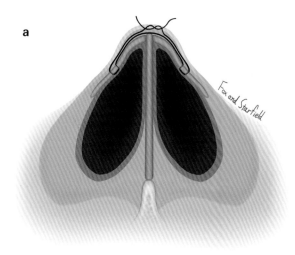
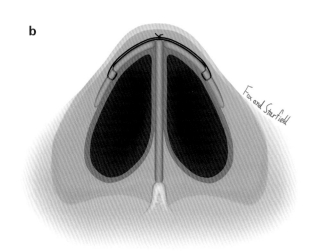

图15.76 （a、b）扩张缝合

扩张缝合

扩张缝合是在上外侧软骨上施行的水平褥式缝合。该缝合悬吊上外侧软骨并增宽内鼻阀。该缝合技术单独使用效果不稳定，故用作其他技术的辅助技术（图15.76）。

板条移植物（Batten graft）

用于改善内鼻阀功能的板条移植物可由鼻中隔软骨、耳软骨和肋软骨制备。将软骨切割成（8~10）mm×（15~20）mm的长椭圆形，置于卷轴区。移植物的凹面向内朝向气道，凸面朝外，以使鼻腔外侧壁塌陷的部分尽可能外扩（图15.77）。

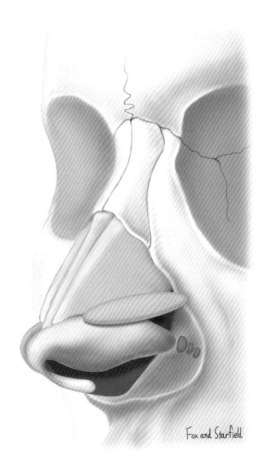

图15.77 板条移植物用于矫正内鼻阀功能不良

撑开移植物

撑开移植物植入是修复内鼻阀功能最常用的技术。

该技术由Sheen在1984年描述，通过增大狭窄的鼻阀区域矫正倒V形畸形和内鼻阀塌陷。撑开移植物是一块被插入鼻中隔背侧和上外侧软骨之间的长而细的软骨。该移植物充当间隔片，向外推上外侧软骨并增大鼻中隔和上外侧软骨之间的角度，从而增加鼻气道横截面积。将上外侧软骨从鼻中隔背侧剥离后插入该移植物（图15.78）。移植物必须从骨-软骨交界处放至鼻中隔角。通常不需要多块撑开移植物。植入单个撑开移植物后气道横截面积的小幅变化通常足以增加鼻阀的通畅性。

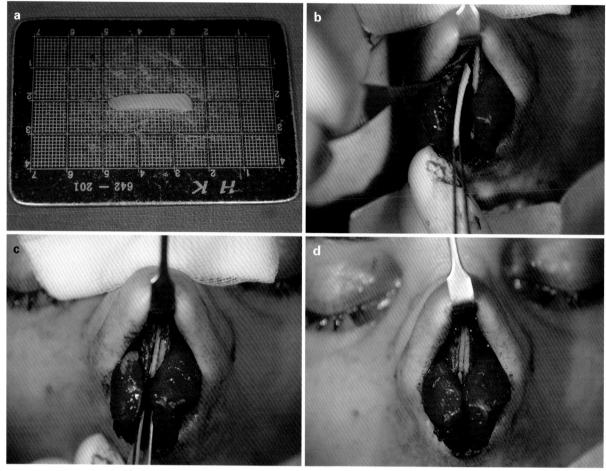

图15.78　（a~d）撑开移植物（鼻中隔软骨）用于改善右侧内鼻阀功能不良

　　移植物的两端应制备成斜边，以便最大限度地减少可触及的阶梯状改变（Step-off）。用5-0 PDS缝线进行双重水平褥式缝合固定移植物。首选的移植物材料是鼻中隔软骨，必要时可使用耳软骨和肋软骨。也可用经辐射处理的同种异体（同源）肋软骨，但不如自体移植物可靠。

　　撑开移植物经开放鼻整形切口放置相对更容易，但也可经闭合式入路放置。采用闭合式入路时，在软骨间交界处的顶部做一小切口。使用D形刀或鼻中隔剥离子在鼻中隔背侧和上外侧软骨之间进行剥离，一直向下达鼻骨。植入腔高度应与支撑移植物相近或略高于支撑移植物。解剖分离时用非优势手的食指在鼻中隔背部感知剥离子尖端。剥离形成隧道时，应向头侧轻轻剥离直到鼻骨尾侧缘。移植物插入植入腔即可，无须固定。用可吸收缝线封闭切口。

张开移植物（Splay graft）

　　仅当上外侧软骨严重塌陷时才使用张开移植物，最常用的是耳软骨（图15.79）。该法外扩并增宽上外侧软骨。移植物被放到两个上外侧软骨的深处，如同弹簧升高上外侧软骨，从而矫正中鼻拱塌陷并扩大内鼻阀。移植物长度应足够长，可以从一侧梨状孔缘延伸到另一侧梨状孔缘。

　　解剖分离黏软骨膜与其上方的上外侧软骨后，将移植物插入黏软骨膜与上外侧软骨之间形成的腔隙。已有的鼻中隔背侧塌陷或缺损，可使用较厚的张开移植物填充。如果鼻中隔背侧不低，则张开移植物所产生的额外厚度会引起鼻背驼峰。因此，应在放置张开移植物之前先降低鼻中隔背侧。

　　先将移植物缝合到鼻中隔背侧，然后将上侧软骨缝合至移植物上。

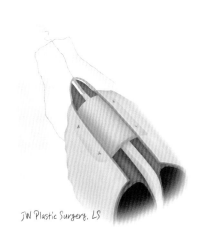
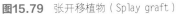

图15.79　张开移植物（Splay graft）

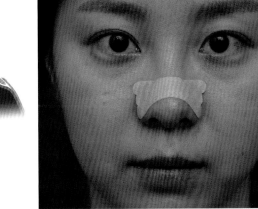

图15.80　外部鼻腔扩张器

矫正外鼻阀塌陷

　　与内鼻阀相比，外鼻阀占据更大空间。外鼻阀的上边界是内鼻阀，内侧边界是鼻中隔和鼻小柱，外侧边界是鼻翼软骨和纤维脂肪组织，尾侧边界是鼻孔开口。

　　在皮肤薄且鼻孔呈前后方向的白色人种患者中，鼻尖整形术中过度切除软骨很容易导致外鼻阀塌陷。这种外鼻阀动态塌陷在亚洲人中不太常见。但在皮肤薄且下外侧软骨薄弱的亚洲患者中可以观察到同样的问题。

　　用力吸气时，外鼻阀塌陷加重。根据伯努利原理（Bernoulli's principle），气流会随着横截面积的减小而加速并降低气压。在外鼻阀的狭窄区域，气流速度增加并产生相对负压。如果功能不良的外鼻阀中的气流增加，则鼻内负性压力相对于鼻腔外部压力降低，从而导致鼻阀塌陷。用力吸气时这种效应会加重（图1.65）。

非手术治疗

　　非手术治疗方面，许多患者使用外部鼻腔扩张器（例如，可弹性回缩的鼻贴）或鼻内支架来扩大鼻外侧壁并改善气流（图15.80）。

手术治疗

　　外鼻阀塌陷的治疗中可产生永久效果的治疗方法主要是外科治疗。

　　手术技术的选择会根据外鼻阀塌陷的原因而不同，但某些基本原则是相同的。首先，应将偏曲的鼻中隔尾侧复位至中线。其次，将软骨移植物用作外鼻阀的支架，支撑薄弱的鼻外侧壁（即鼻翼

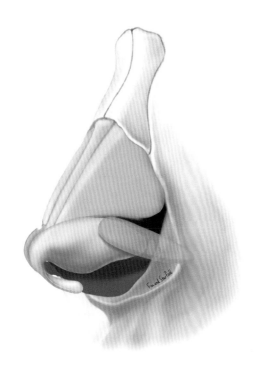

图15.81 鼻翼缘移植物

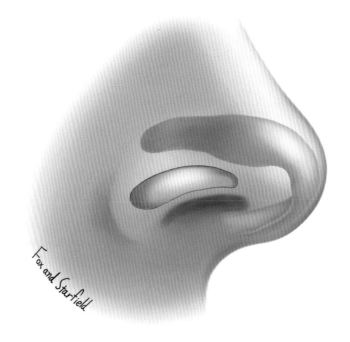

图15.83 板条移植物用于矫正外鼻阀功能不良

缘、下外侧软骨的外侧脚，以及外侧脚与上外侧软骨之间的软组织区域）。如有需要，可沿着移植物施行扩张缝合。

有各种结构性软骨移植物可用于支撑外鼻阀区域薄弱的鼻侧壁，包括鼻翼缘移植物、外侧脚盖板移植物、外侧脚支撑移植物和鼻翼板条移植物（Batten graft）。

鼻翼缘移植物可能是解决薄弱的鼻翼缘的最简单方案（图15.81）。移植物取自鼻中隔或耳郭。鼻翼缘移植物作为鼻整形术的一部分通常通过边缘切口放置。也可以通过翼面沟中的外切口放置。鼻翼缘移植物本身强度通常不足以完全矫正外鼻阀塌陷，但与其他操作一起施行时，可为鼻翼缘提供额外的支撑（图15.82）。

鼻翼板条移植物也很常用。板条移植物可加固鼻侧壁并防止吸气时塌陷。将移植物植入精确定位的植入腔中或缝合至侧壁塌陷最大处。用于改善外鼻阀功能不良的板条移植物应放置在外侧脚水平或外侧脚的尾侧方向（图15.83）。板条移植物操作难度不大，但会增加鼻外侧壁体积，从而加剧鼻塞。因此，应避免在鼻前庭非常狭窄的鼻子中植入板条移植物。关于移植物的后端是否应达梨状孔存在争议，但是笔者发现，板条移植物到达梨状孔时在功能上是有效的。植入腔应建立在远离外层皮肤的深部组织中。如果植入腔过于接近皮肤，软组织会向气道移位，导致移植物通过皮肤显形。

当鼻外侧壁薄弱由下外侧软骨的外侧脚薄弱引起时，可采用外侧脚盖板移植物或外侧脚支撑移植物。

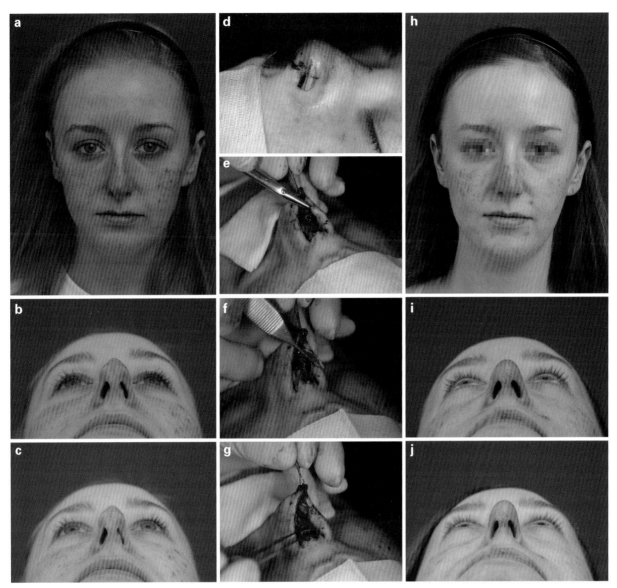

图15.82　鼻翼缘移植物用于矫正外鼻阀塌陷。（a）该患者有先天性薄弱的鼻翼缘。（b、c）用力吸气会导致鼻翼缘塌陷，尤其是左侧。（d~g）鼻翼缘移植物用于加强和支撑扩张薄弱的鼻翼缘。（h~j）术后10个月，用力吸气期间外鼻阀不再塌陷

参考文献

[1] Deroee AF, Younes AA, Friedman O. External nasal valve collapse repair: the limited alar-facial stab approach. Laryngoscope. 2011;121:474–479.

[2] Toriumi DM, Josen J, Weinberger M, Tardy ME Jr. Use of alar batten grafts for correction of nasal valve collapse. Arch Otolaryngol Head Neck Surg. 1997;123(8):802–808.

[3] Jameson JJ, Perry AD, Ritter EF. High septal osteotomy in rhinoplasty for the deviated nose. Ann Plast Surg. 2006;56(1):40–45.

[4] Jang YJ, Wang JH, Lee B-J. Classification of the deviated nose and its treatment. Arch Otolaryngol Head Neck Surg. 2008;134(3):311–315.

[5] Rohrich RJ, Gunter JP, Deuber MA, Adams WP Jr. The deviated nose: optimizing results using a simplified classification and algorithmic approach. Plast Reconstr Surg. 2002;110(6):1509–1523.

[6] Teixeira J, Certal V, Chang ET, et al. Nasal Septal deviations: a systematic review of classification systems. Plast Surg Int. 2016:1–8.

[7] Jang YJ, Yeo NK, Wang JH. Cutting and suture technique of the caudal septal cartilage for the management of caudal septal deviation. Arch Otolaryngol Head Neck Surg. 2009;135(12):1256–1260.

[8] Constantine FC, Ahmad J, Geissler P, Rohrich RJ. Simplifying the management of caudal septal deviation in rhinoplasty. Plast Reconstr Surg.2014;134(3):379e–388e.

[9] Mau T, Mau ST, Kim DW. Cadaveric and engineering analysis of the septal L-strut. Laryngoscope. 2007;117:1902–1906.

[10] Howard BK, Rohrich RJ. Understanding the nasal airway: principles and practice. Plast Reconstr Surg. 2002;109:1128–1146.

[11] Guyuron B, Behmand RA. Caudal nasal deviation. Plast Reconstr Surg. 2003;111:2449–2457. discussion 2458

[12] Guyuron B, Uzzo CD, Scull H. A practical classification of septonasal deviation and an effective guide to septal surgery. Plast Reconstr Surg.1999;104:2202–2209. discussion 2210

[13] Stallman JS, Lobo JN, Som PM. The incidence of concha bullosa and its relationship to nasal septal deviation and paranasal sinus disease. Am J Neuroradiol. 2004;25(9):1613–1618.

[14] Hatipoğlu HG, Cetin MA, Yüksel E. Concha bullosa types: their relationship with sinusitis, ostiomeatal and frontal recess disease. Diagn Interv Radiol. 2005;11(3):145–149.

[15] Mehta R, Kaluskar SK. Endoscopic turbinoplasty of concha bullosa: long term results. Indian J Otolaryngol Head Neck Surg. 2013;65(Suppl 2):251–254.

[16] Guyuron B, Michelow BJ, Englebardt C. Upper lateral splay graft. Plast Reconstr Surg. 1998;102(6):2169–2177.

[17] Jang YJ, Wang JH, Sinha V, et al. Percutaneous root osteotomy for correction of the deviated nose. Am J Rhinol. 2007;21(4):515–519.

[18] Fischer H, Gubisch W. Nasal valves--importance and surgical procedures. Facial Plast Surg. 2006;22(4):266–280.

[19] Byrne PJ, Walsh WE, Hilger PA. The use of "inside-out" lateral osteotomies to improve outcome in rhinoplasty. Arch Facial Plast Surg.

[20] Soni RS, Choudhry OJ, Lui JK, et al. Postoperative cerebrospinal fluid leak after septoplasty: a potential complication of occult anterior skull base encephalocele. Allergy Rhinol (Providence). 2013;4:e41–e44.

[21] Thakar A, Lal P, Verma R. Delayed cerebrospinal fluid leak following septoplasty. Ann Otol Rhinol Laryngol. 2009;118(9):636–638.

[22] Onerci TM, Ayhan K, Ogretmenoglu O. Two consecutive cases of cerebrospinal fluid rhinorrhea after septoplasty operation. Am J Otolaryngol. 2004;25:354–356.

[23] Passali D, Loglisci M, Politi L, Passali GC, Kern E. Managing turbinate hypertrophy: coblation vs. radiofrequency treatment. Eur Arch Otorhinolaryngol. 2016;273(6):1449–1453.

[24] Hegazy HM, ElBadawey MR, Behery A. Inferior turbinate reduction; coblation versus microdebrider - a prospective, randomised study. Rhinology. 2014;52(4):306–314.

[25] Acevedo JL, Camacho M, Brietzke SE. Radiofrequency ablation turbinoplasty versus microdebrider-assisted turbinoplasty: a systematic review and meta-analysis. Otolaryngol Head Neck Surg. 2015;153(6):951–956.

[26] Chen YL, Tan CT, Huang HM. Long-term efficacy of microdebrider-assisted inferior turbinoplasty with lateralization for hypertrophic inferior turbinates in patients with perennial allergic rhinitis. Laryngoscope. 2008;118(7):1270–1274.

[27] Moss WJ, Lemieux AJ, Alexander TH. Is inferior turbinate lateralization effective? Plast Reconstr Surg. 2015;136(5):710e–711e.

[28] Rohrich RJ, Krueger JK, Adams WP, et al. Rationale for submucous resection of hypertrophied inferior turbinates in rhinoplasty: an evolution. Plast Reconstr Surg. 2001;108:536–444.

[29] Motamedi KK, Stephan SJ, Ries WR. Innovations in nasal valve surgery. Curr Opin Otolaryngol Head Neck Surg. 2016;24(1):31–36.

[30] Park SS. The flaring suture to augment the repair of the dysfunctional nasal valve. Plast Reconstr Surg. 1998;101:1120–1122.

[31] Kang JM, Nam ME, Dhong HJ, et al. Modified mattress suturing technique for correcting the septal high dorsal deviation around the keystone area. Am J Rhinol Allergy. 2012;26(3).227–232.

[32] Ballert JA, Park SS. Functional rhinoplasty: treatment of the dysfunctional nasal sidewall. Facial Plast Surg. 2006;22(1):49–54.

二次鼻整形术

第 16 章

概论

与整形外科的其他领域相比，鼻部美学整形包含多种多样的手术技术、使用植入物（即假体）材料和移植物类型。因此，根据外科医生的技能和经验的不同，术后效果千差万别。

鼻子占据面部中间位置，且软组织相对较薄，因此不能掩盖其下方骨骼架构的轻微不规则。手术干预后1～2年期间外观会继续发生变化。在亚洲人鼻整形术中，假体植入物使用比例高，因此出现很多并发症。

由于这些原因，与其他美容整形手术相比，鼻整形的修复率更高。除并发症外，鼻整形的患者在主观上不满意的程度也更高，这也使修复率更高。

据报道，初次鼻整形后修复率为8%～15%。随着手术经验的增加和技术的提高，修复率会降低，但是存在即使很有经验的鼻整形外科医生也不得不接受的基线并发症发生率和患者不满意率。

由于初次鼻整形术后，鼻部解剖结构已改变，以软组织问题为主且存在大量的瘢痕组织，因此二次鼻整形术对技术的要求比初次鼻整形术高得多。此外，供区软骨量有限，而且患者通常因既往鼻整形术有心理阴影。

医生必须通过详细的面诊和鼻部检查来了解鼻部的实质性问题以及患者的愿望和期望值。修复手术前，患者也必须了解并放弃期望中不切实际的方面。在给予手术知情同意时，患者和医生必须就实际的手术目标和进一步发生并发症的可能性达成一致。

为了获得令人满意的手术效果，鼻整形外科医生必须根据科学的原则进行手术。术者必须全面掌握正常的解剖结构及其变异、正确的鼻部检查技能、手术技术、切口愈合过程以及术后长期变化。

鼻整形既是一门科学，也是一门艺术。许多患者因主观上不满意而寻求二次鼻整形术。若要解决这种主观上不满意的问题或者识别患者不切实际的期望，鼻整形医生必须具有对鼻部的敏锐的艺术鉴赏力。尽管科学层面决定鼻整形手术的成功，但鼻整形的艺术层面也不可忽视。对鼻部的艺术鉴赏力基于鼻子与面部其余部分之间的和谐、鼻部老化过程中的变化以及不同种族的标准，这也是鼻整形外科医生必须在其职业生涯中致力培养的技能。

© Springer Nature Singapore Pte Ltd. 2018

M. K. SUH, Atlas of Asian Rhinoplasty, https://doi.org/10.1007/978-981-10-8645-8_16

咨询和鼻部检查

患者面诊

患者与外科医生之间充分沟通极为重要，这一点再强调也不为过。完整的面诊包括全面识别并探知患者的愿望和期望值，与患者建立非常融洽的关系以减少术后问题。二次手术之前的沟通中最重要的方面是要明确理解拟定的手术目标和局限性，并筛选出不适合进行手术的患者。

考虑进行二次鼻整形的患者术前往往会咨询多名外科医生，并通过互联网研究各种手术方法。因此，这些患者通常对自己的鼻部状态或问题有很好的了解和见解。但同时，患者也可能摄取错误信息，并且对手术结果的看法往往会夸大。如果患者有心理问题或者期望值不符合其身体实际情况的问题，鼻整形外科医生有权利和义务拒绝对此类患者施行手术，以维护自身的心理健康。

倾听是一种非常重要的技能。如果没有真正倾听患者诉说的内容，术者将无法发现患者通过再次手术想达到的确切目的。单纯基于医学观点的手术方案极有可能导致患者不满意。除了病史和手术史之外，术者还必须探索并了解患者认为先前手术有哪些不合理或不满意之处。通过此过程，外科医生将了解患者的性格和偏好以及期望值是否切合实际。

心理评估是术前评估的一个非常重要的方面。在选择进行二次鼻整形术的患者中，一部分人患有潜在的精神疾病。尚无有关鼻整形人群中精神疾病的发生率的公开数据，但是大多数鼻整形医生都认为这并不少见。在各种疾病中，体像障碍症（身体畸形恐惧症）尤为常见。患有这种精神障碍的患者尽管具有正常的解剖结构或者正常的变异，通常会感知并相信他们身体的某些部分已毁损或变成畸形。

鼻整形外科医生不是精神科医生，因此不应对精神疾病进行诊断和治疗。但是，外科医生应能够识别为鼻整形而就诊的患者是否患有需要精神科医生会诊的潜在的精神疾病。

对鼻塞等功能性问题应予以鉴定并记录。

在咨询期间，外科医生应避免批评或评价既往对患者施行鼻整形手术的外科医生或既往鼻整形手术的效果，因为以前的术者很可能是同事或医生本人。对于患者而言，很难尊敬绯议其他医生的医生，并且患者出于一种或多种原因而隐瞒大量信息的情况并不罕见。患者可能不会透露完整的鼻整形史，也可能弄错他们所接受的手术类型。患者提供的病史应有助于指导咨询和医疗决策过程，但不能将其视为对过去的绝对完整和真实的回忆。

使用照片和模拟程序有助于和患者进行交流，但不能作为保证。而且，出于多种原因，不应打印模拟的术后外观并将其提供给患者。

鼻部检查

基于上述原因，既往手术史应作为参考，而不是绝对化。对于二次鼻整形，全面仔细的检查尤为重要，可获取有关先前手术的信息。

与初次鼻整形手术一样，重要的是要基于整个面部检查鼻部。患者的"异常"感受可能不仅是由于鼻本身，还可能由鼻与面部其余部分的不和谐所致。此外，所期望的二次鼻整形术的结果也可能与面部不协调。检查前额、下颌和嘴的突出情况尤其重要。另外，对于面部，应检查内眦间距离、面部宽度和高度以及面部不对称性。

皮肤

　　鼻尖皮肤厚是导致鼻尖整形术后效果不佳的一个因素，同时也会导致二次鼻整形术的结果不太理想。因此，术者必须向患者解释皮肤厚带来的手术局限性，并据此调整患者的期望。相反，鼻背皮肤薄会增加鼻背假体显形的可能性。因此，对于鼻背皮肤薄的患者，不建议植入假体。此类患者应使用颞筋膜、乳突筋膜、肋软骨膜、自体真皮移植物或同种异体真皮移植物增高鼻背。

　　鼻背植入假体后皮肤发红是由软组织张力增加引起的（图16.1）。软组织张力增加则是由假体过高或将假体放置在骨膜上方引起的。这些情况下，应将假体植入腔转移到骨膜下平面。无论是否放置颞筋膜，都可降低假体高度。将假体植入骨膜下平面和放置颞筋膜可能无法完全解决皮肤发红的问题，此时将需要去除假体，并用自体软组织（例如，真皮脂肪移植物）增高鼻背。

　　通过降低假体高度或用真皮脂肪移植物替代假体可以解决皮肤变薄和假体显形的问题。但是，毛细血管扩张不会改善，可能会变得更糟。此时，应通过血管激光治疗（585nm）处理皮肤发红和毛细血管扩张。

　　对于重度皮肤发红，首先要去除植入物，待2～6个月鼻子愈合后再行后续的增高手术。

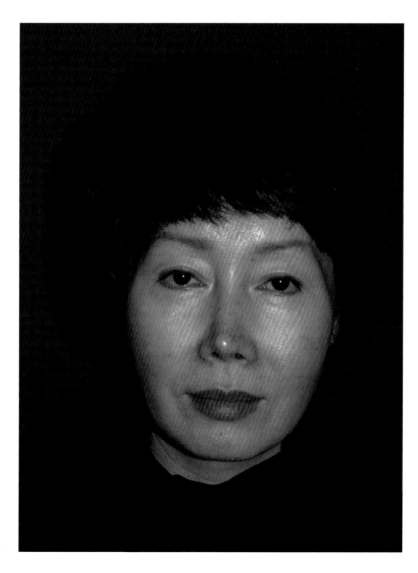

图16.1　假体致鼻背皮肤发红

外鼻框架

从鼻根到鼻尖检查鼻部框架。大多数亚洲人喜欢适中的鼻根高度（图16.2）。鼻背增高术后鼻根过高是鼻整形修复术的常见原因。女性患者更喜欢稍微弯曲的鼻背轮廓，而男性患者更喜欢笔直的鼻背线。

对于植入鼻背假体的患者，鼻部检查应包括评估假体的宽度、假体透过皮肤可见情况，以及假体尖端与鼻尖盖板移植物之间是否有任何凹陷。

如果未植入假体，应评估鼻背的不规则性、是否有倒V形畸形以及内鼻阀的功能。还应评估鼻骨是否有截骨后阶梯样畸形和骨性不对称。

对于鼻尖上区域，应评估是否有任何凹陷或隆起。与白色人种不同的是，在亚洲人中清晰的鼻尖上转折看起来不自然，这也是患者抱怨的一个原因。

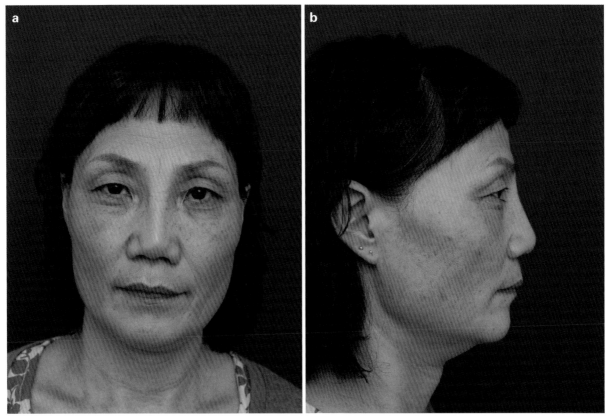

图16.2　（a、b）该患者的鼻背假体导致鼻根过高，使鼻形态极度不自然，呈现"手术样外观"和攻击性的面容

鼻尖

对于鼻尖，应评估鼻尖的高度、体积和比例。

增高低平的鼻背并不是亚洲人鼻整形术的全部内容，对于亚洲患者，鼻尖美学也极为重要。在亚洲国家，因鼻尖整形效果不理想而进行的二次鼻整形手术的发生率正在增加。毫不夸张地说，鼻整形手术的成功与否是由鼻尖的状态决定的。在笔者的实践中，鼻尖低是修复手术的最常见原因，其次是球形（钝圆）鼻尖、不对称鼻尖和夹捏鼻尖。

"鼻尖低"或"鼻尖呈球形"的主诉应根据影响患者对鼻尖的看法的因素来理解。例如，抱怨球形鼻尖的患者实际上可能有夹捏鼻尖。此类患者其鼻尖体积不大，但鼻尖上区体积相比于鼻尖下区–鼻翼缘明显更大。鼻尖–小叶–鼻翼比例的差异给人以球形鼻尖的印象。

对于坚硬的鼻尖，应区分由哪种原因引起：固定型鼻小柱支撑移植物、鼻中隔延伸植物或L形假体。

鼻小柱和鼻翼基底

鼻子的美学评价还包含一些要考量的指标：鼻唇角、鼻小柱的悬垂/退缩程度，以及鼻翼基底宽度。

在亚洲患者中，向头侧旋转的鼻尖和过大的鼻唇角不受欢迎。因为迷信，鼻孔外露也不宜过多。对于鼻翼，需评估是否有悬垂以及薄厚情况。评估鼻翼–鼻小柱关系时，在悬垂或退缩方面应区分真性悬垂和假性悬垂。

对于鼻小柱偏斜，应区分是由下外侧软骨偏斜引起的还是由鼻中隔尾侧端偏曲引起的。

鼻功能检查

鼻镜、内镜、X线片和/或CT成像可以评估鼻的功能性异常，例如鼻中隔偏曲、鼻中隔穿孔、鼻甲肥大或萎缩、黏膜粘连和鼻窦问题。患者可能对功能性问题认识不清，但术者应在手术前记录所有异常并将其告知患者。

还应评估内外鼻阀是否有功能不良。有关鼻阀功能的检查已在第1章中介绍。

二次鼻整形时机

通常，二次鼻整形的时间至少要在最后一次鼻整形术后1年。其依据是要等到术后水肿消退以及瘢痕组织重塑过程相对完成。但是，若有感染史或多次手术史，等待时间应更长（1.5～2年）。

尽管通常来讲等待整整1年是比较明智的做法，但以下情况下可进行早期修复：

（1）不进行鼻尖手术，只施行假体置换或假体偏斜矫正。

（2）假体即将透过鼻尖皮肤或前庭黏膜外露。

（3）存在功能性问题。

（4）影响社交活动的严重畸形。

（5）术后早期（<2周）立即修复明确且显著的问题与经过整整1年的等待问题恶化后再修复相比，患者可能会受益更多。这种情况下，手术医生必须充分与患者沟通，并且让患者了解这种早期修复的必要性。患者还必须接受手术效果可能不理想并可能需要进一步施行其他手术的事实。

如何选择切口和入路

简单的修复可通过闭合式入路施行。采用闭合式入路时水肿少、恢复快。在以下情况下可考虑采用闭合式入路：

（1）假体置换。

（2）截骨术。

（3）保守的鼻尖修复术，包括鼻尖盖板/盾牌移植物。

用于闭合式入路的切口包括边缘下切口、软骨间切口和软骨内切口。

对于更复杂的手术，需要采用贯穿鼻小柱切口联合边缘下切口的开放式入路：

（1）骨性和软骨性框架偏斜。

（2）鼻尖和鼻小柱不对称。

（3）挛缩鼻。

（4）中度至重度中鼻拱塌陷。

（5）需要使用复杂的结构性移植物的修复手术。

开放式入路可以完全暴露术野，并准确评估鼻畸形。通过开放式入路，外科医生可以更精确地进行缝合、放置移植物以及操作组织。然而，该入路导致水肿持续时间延长，使得手术时间和恢复时间均增加。

外科医生应通过评估每个患者的解剖结构、临床问题和先前手术的细节来确定合适的入路。

鼻小柱切口与初次开放鼻整形术相同。在鼻小柱的最狭窄部位或沿着已有的切口瘢痕做倒V形切口。

假体相关并发症

据报道，硅胶假体的并发症发生率为2.2%～3.6%，与报道的膨体聚四氟乙烯（e-PTFE，以下简称膨体）假体的并发症发生率相似。但是，根据外科医生的经验和技术，假体相关并发症的发生率必定相差很大。

鼻整形医生必须了解假体的缺陷，并采用可最大限度减少假体相关并发症的手术技术。当这些并发症确实发生时，外科医生必须具备处理这些并发症的能力。

假体相关并发症与每种假体材料的特性有关，但最常见的原因是植入的假体尺寸不合适或使用L形假体。

假体移动

在骨膜下植入腔内放置的硅胶或膨体假体不会移动或移动很少。如果在错误的位置创建植入腔，植入的假体很容易从期望的位置移位。这种假体轻触（例如化妆）即可移位，这可能是引起患者心理困扰的一个最大原因（图16.3）。

假体移动的原因

鼻骨骨膜薄弱或撕裂会使假体移动。但是，大部分的假体移动情况是由将假体放置在骨膜上植入腔引起的。

矫正

将假体植入腔从骨膜上平面转到骨膜下平面，可以解决假体移动的问题。骨膜撕裂可能是假体迁移的原因。如果假体活动范围很小，应向患者解释很小的活动无须进行手术干预，使其安心。如果假体移动明显，则可以将假体放置在假体的后包膜深处，但将假体的后包膜完整地剥离而不出现撕裂是一项困难的任务。与硅胶假体相比，膨体假体对鼻骨及其下方软骨的附着力更强，并且组织向内生长降低假体迁移的风险。基于以上原因，手术医生可以考虑将硅胶假体更换为膨体假体。

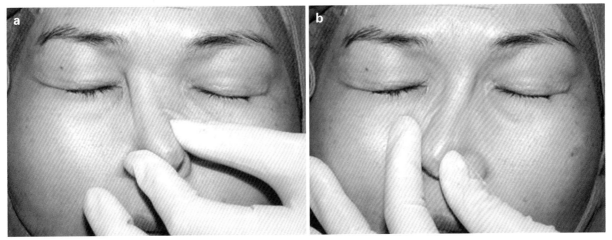

图16.3 （a、b）硅胶假体移动

假体偏斜

大多数假体偏斜是由准备的植入腔不合适引起的。经右侧鼻腔的闭合式入路分离出植入腔，则植入腔容易在鼻根处向左偏斜。为了避免此问题，应通过双侧边缘下切口采用对称入路创建植入腔。

一方面，植入腔过大会导致假体活动度过大。另一方面，若植入腔的大小为植入物的确切大小则更可能偏斜或偏离中线。因此，植入腔应该比假体稍大，假体植入后可以适当调整位置而又不会产生太大的移动即可。

如果鼻背基底不规则，则应通过骨锉锉平。或者，应雕刻假体底面以适应鼻背表面的不平整（图16.4）。

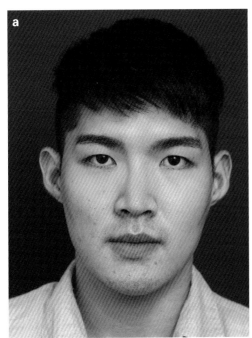
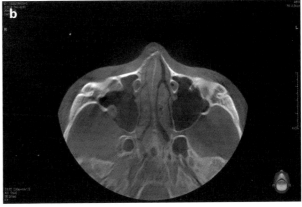

图16.4 硅胶假体偏斜。（a）该患者植入的硅胶假体偏斜。（b）面部CT图像显示鼻骨偏斜（鼻骨倾斜度不对称）

矫正

单侧假体包膜切开术

　　硅胶假体偏斜可通过单侧纵向侧切开假体包膜的外侧来治疗。在假体偏斜方向的对侧纵向切开假体包膜，这将打开与包膜相邻的额外腔隙。然后将偏斜的假体手动移位至中线并加压包扎固定（图16.5）。包膜切开应尽可能靠近假体外侧缘底部。

　　该技术简单，容易操作，但不能更换假体。此外，该技术不适用于有多次假体歪斜史或假体移动的患者。

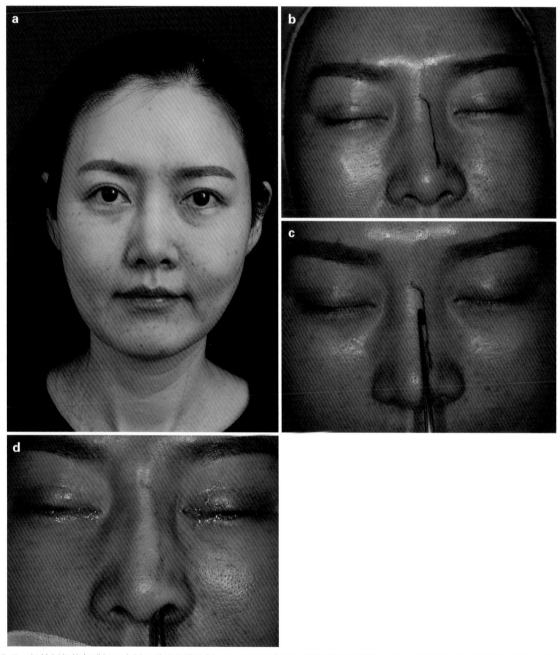

图16.5　行单侧假体包膜切开术矫正硅胶假体偏斜。（a）该患者植入的硅胶假体偏斜。（b）术前照片显示沿假体包膜左侧边缘设计的包膜切开线。（c）使用D形刀施行包膜切开术。（d）通过闭合式入路将D形刀插入植入腔，并在植入腔中切开包膜

在假体的后包膜深面创建新植入腔

取出先前偏斜的假体后，在现有的后包膜深面创建新的植入腔。然后将假体植入该新腔隙。这是矫正假体偏斜更可靠的方法，复发率低（图16.6）。

由于膨体假体不会诱导包膜形成，因此膨体假体偏斜的矫正相对更容易。使用剥离子将膨体假体与鼻骨和上外侧软骨解剖分离，为膨体假体偏斜的矫正创造空间。然后将游离的膨体假体矫正至正确的中线方向。根据情况，可用新假体更换旧假体。

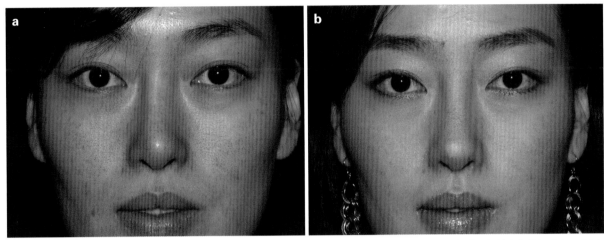

图16.6　矫正硅胶假体偏斜。（a）该患者的硅胶假体偏向右侧。移除该假体，并将新假体放入后包膜深部创建的植入腔中。（b）术后照片显示鼻背对称

鼻背皮肤颜色改变

鼻背假体植入后最常见的肤色改变是鼻背皮肤发红。其他类型的皮肤改变包括鼻背透光和光反射异常（图16.7）。鼻背皮肤的颜色变化由假体产生的压力、张力和皮肤变薄引起。

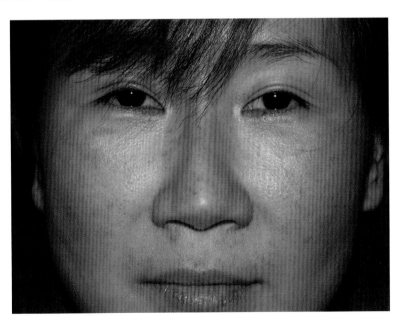

图16.7　硅胶假体使鼻背部皮肤发红

矫正

矫正肤色改变的确切方法是用真皮或真皮脂肪移植物替代假体（图16.8）。

骶尾部的真皮比身体其他任何部位的真皮都要厚，且其皮下脂肪层相对致密。骶尾部软组织的这些解剖学特性使其成为真皮脂肪移植物的良好来源。第7章详细介绍了真皮脂肪移植物的获取和植入技术。

真皮脂肪移植物会吸收，因此术后结果不易预测。但该移植物可使皮肤薄的患者鼻背增高后的形态自然，还可对既往有感染的鼻部进行即刻或早期增高，并能够矫正与假体有关的肤色变化。

比真皮脂肪移植物吸收更少但增高幅度更大的方法是垂直方向折叠真皮移植物技术。该技术也在第7章中介绍过。

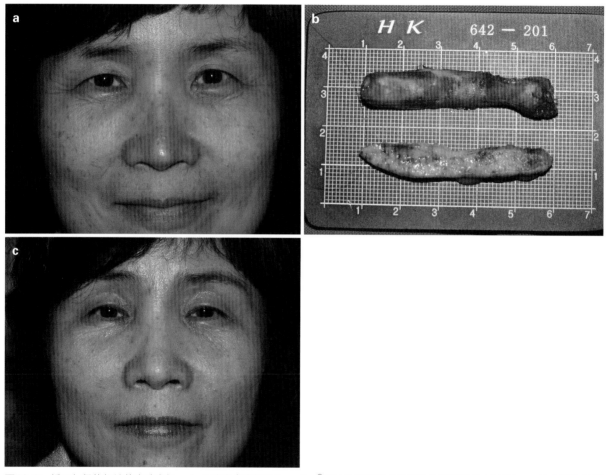

图16.8　矫正与假体相关的皮肤发红。（a）该患者在接受Gore-Tex®假体鼻背增高术后出现鼻背和鼻尖皮肤发红。（b）移除该假体（上方），并使用真皮脂肪移植物（下方）行鼻背增高术。（c）术后6个月，皮肤发红完全消退

对于硅胶假体，取出假体后不应将真皮脂肪或真皮移植物放入所产生的空包膜中，而应将移植物放置在前包膜与鼻背皮肤之间的空隙中（图16.9）。对于膨体假体，移除后将没有包膜。这种情况下，可将移植物放置在之前由膨体假体占据的植入腔中。

尽管真皮脂肪或真皮移植物将显著改善鼻背皮肤发红，但患者应了解，去除假体并放置移植物并不能保证完全消除发红（图16.10）。

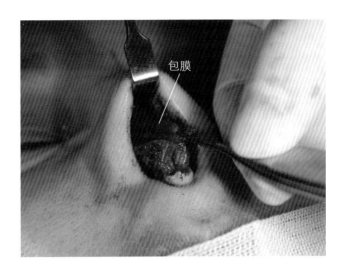

图16.9　应在前包膜和鼻背皮肤之间放置真皮脂肪或真皮移植物

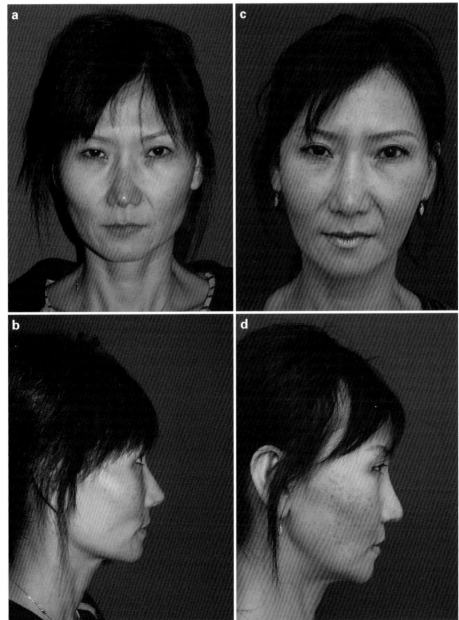

图16.10　矫正与假体相关的皮肤发红。(a、b)该患者有5次鼻整形术史，就诊时的表现为鼻背皮肤发红。取出假体(Gore-Tex®)，更换为真皮脂肪移植物。鼻尖使用耳软骨进行修复。(c、d)1年后，鼻背皮肤明显改善，但鼻背和鼻尖皮肤仍存在轻微的发红

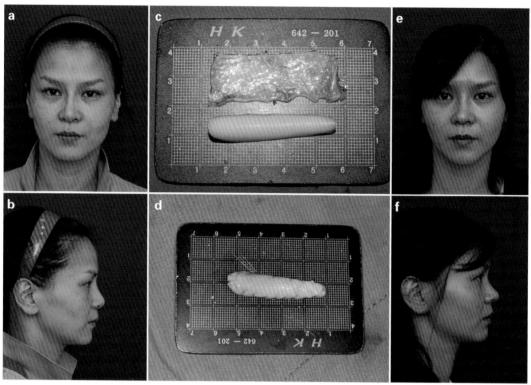

图16.11 用颞筋膜覆盖假体以改善假体轮廓显形。（a、b）术前照片显示假体轮廓显形，鼻小柱悬垂。（c、d）去除原先的假体（未显示）。雕刻新硅胶假体，并用颞深筋膜覆盖。使用鼻小柱支撑移植物（鼻中隔软骨）修复鼻尖（未显示）。（e、f）术后6个月，假体轮廓不再明显，鼻小柱悬垂改善

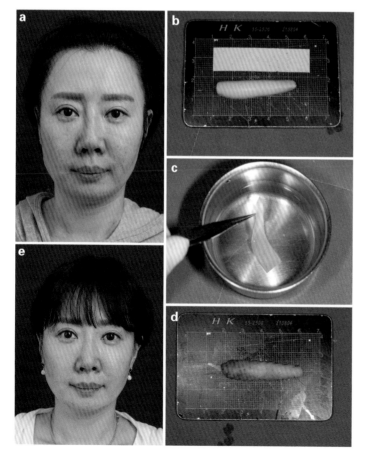

图16.12 同种异体真皮移植物覆盖硅胶假体。（a）术前照片显示鼻背皮肤发红，假体轮廓显形。（b）同种异体真皮移植物（上）（MegaDerm®，L&C Bio，韩国首尔）和新假体（下）；脱细胞真皮基质（ADM）的尺寸为0.7mm×5cm×1.2cm。（c、d）同种异体真皮移植物经水化后覆盖新假体。（e）术后5个月，鼻背皮肤发红和假体轮廓显形得到改善

自体组织（例如，软骨移植物）不能改善鼻背部皮肤发红。

如果患者只考虑使用假体，则可使用高度降低的假体来减少皮肤张力。可将新假体放置在原假体形成的后包膜的深处，以便在假体和鼻背皮肤之间保留更多的软组织。此外，也可使用颞深筋膜覆盖假体，这有助于减少皮肤发红和假体透过薄皮肤显形（图16.11）。可用脱细胞真皮基质（Acellular dermal matrix, ADM）代替筋膜覆盖假体（图16.12）。最近一项研究中，笔者报道了如何使用该技术形成薄而细的包膜从而降低包膜挛缩的风险的例子。

假体透过变薄的鼻背皮肤显形

假体显形可发生于鼻背皮肤薄的患者，也可能因假体过高引起。可以使用与矫正皮肤发红的技术相同的一套技术来矫正此问题。

将硅胶假体换为膨体假体无法解决此问题。实际上，膨体假体不会形成包膜，而是黏附在皮肤罩上，这使得该假体轮廓更可能透过皮肤显形。因此，皮肤薄的患者应避免使用膨体假体（图16.13）。

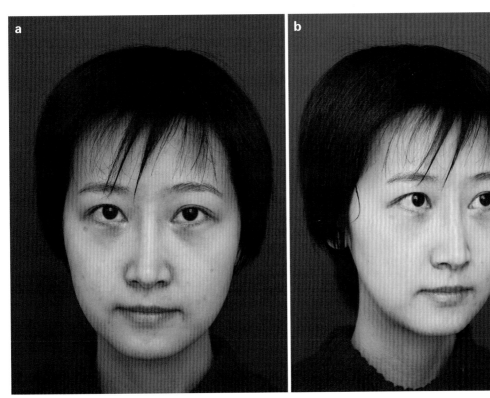

图16.13　（a、b）该患者的Gore-Tex®假体边缘和轮廓明显

假体呈"手术样外观"

鼻背假体呈现不自然的、手术样外观的原因可能是：鼻根和/或鼻背过高，鼻背皮肤发红，假体透过薄的鼻背皮肤可见，以及假体边缘显形。在大多数情况下，"手术样外观"鼻可能具有这些特征中的多种特征。

白色人种的鼻子中可能看起来自然的鼻根高度在亚洲人鼻子中会显得极其格格不入。因此，鼻根增高应谨慎，增高鼻根的需求与保留种族特征之间应保持平衡。使用较低的假体置换高的假体可大幅度改善不自然的外观。

鼻背部皮肤发红和假体显形可以使用前面几章中讨论的方法来修复。

假体边缘显形

假体边缘显形有5种类型（图16.14）：

Ⅰ型：假体过宽。

Ⅱ型：假体过窄。

Ⅲ型：鼻背表面和假体侧壁之间的过渡突兀。

Ⅳ型：鼻背皮肤变薄。

Ⅴ型：包膜挛缩。

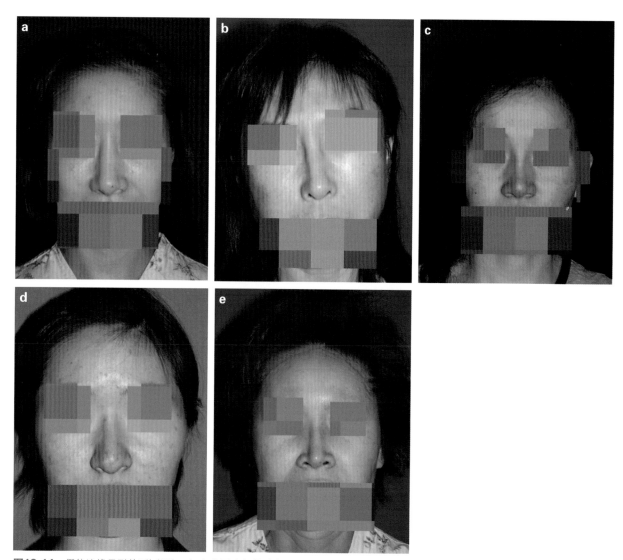

图16.14 假体边缘显形的5种类型。（a）Ⅰ型（假体过宽）。（b）Ⅱ型（假体过窄）。（c）Ⅲ型（鼻背表面和假体侧壁之间的过渡突兀）。（d）Ⅳ型（鼻背皮肤变薄）。（e）Ⅴ型（包膜挛缩）

图16.14（续）（f）Ⅰ型（假体过宽）。（g）Ⅱ型（假体过窄）。（h）Ⅲ型（鼻背表面和假体侧壁之间的过渡突兀）。（i）Ⅳ型（鼻背皮肤变薄）。（j）Ⅴ型（包膜挛缩）

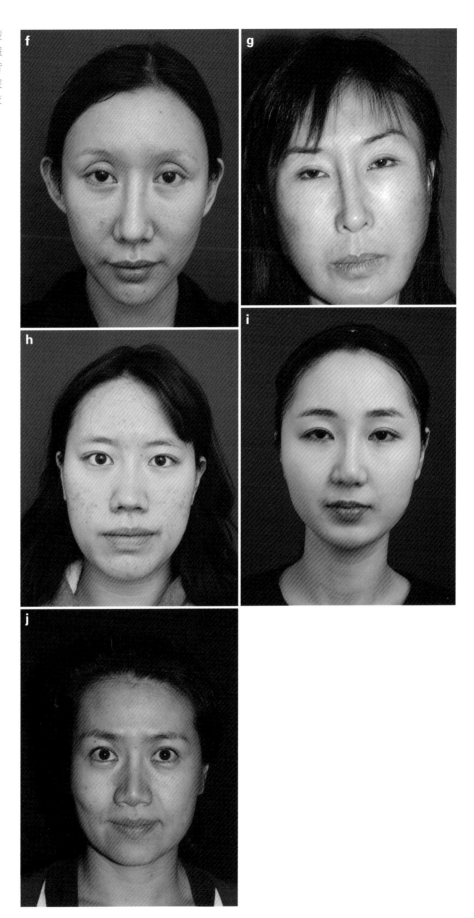

矫正假体边缘显形

假体宽度（Ⅰ型和Ⅱ型）的问题可通过置换尺寸更合适的假体来矫正。假体侧壁过渡突兀（Ⅲ型）应通过置换雕刻得更美观的假体来解决。

对于因鼻背皮肤变薄而引起的假体边缘显形（Ⅳ型），最合理的矫正方法是用真皮脂肪移植物代替假体。如果必须使用假体，则可以用颞筋膜或同种异体真皮移植物覆盖假体。对于此类情况，沿假体两侧边缘植入额外的颞筋膜或同种异体真皮移植物会有改善（图16.15）。颞筋膜移植物也可用于掩盖膨体假体边缘显形（图16.16）。

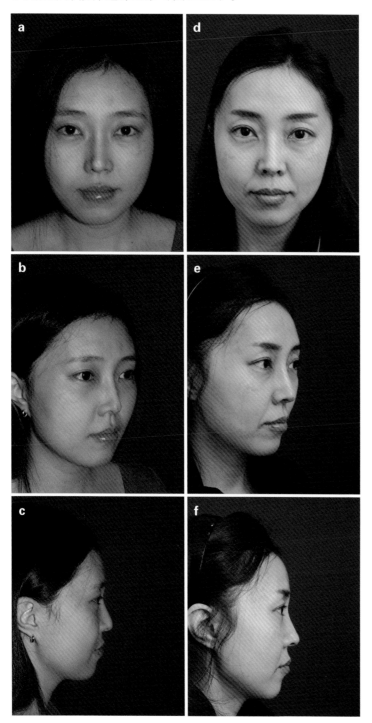

图16.15 矫正假体边缘显形。（a~c）该患者植入的假体边缘显形，进行假体去除术，并放置用同种异体真皮移植物覆盖的新假体。（d~f）11年后，假体边缘仍保持不明显

　　包裹假体边缘的包膜挛缩会沿假体边缘牵拉鼻背皮肤，从而使假体轮廓显形（Ⅴ型）。此问题需要以下解决方案。

　　首先，沿着假体边缘注射脂肪或填充剂可以掩饰可见的假体轮廓（图16.17）。应在皮肤和包膜之间注射。微粒脂肪移植注射后脂肪会被大量吸收，因此需重复注射2~3次。与脂肪注射相比，颞筋膜移植物的吸收程度较低。

　　其次，可以沿假体两侧边缘打开包膜，然后用颞筋膜包裹的膨体假体（该假体不会形成包膜）置换硅胶假体。或者，包膜切除术后可将假体换成真皮脂肪或真皮移植物（图16.18）。

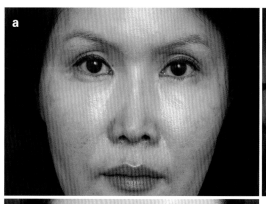
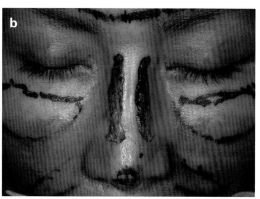
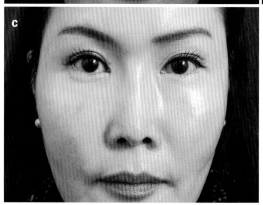

图16.16　使用颞筋膜移植物矫正假体边缘显形。（a）该患者植入Gore-Tex®假体后边缘显形。（b）沿假体两侧边缘植入颞深筋膜移植物。（c）术后3年，假体边缘不明显

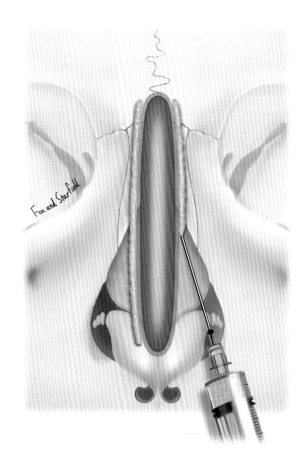

图16.17　沿假体边缘注射脂肪

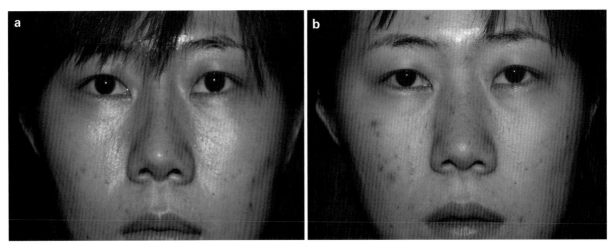

图16.18　包膜挛缩引起假体边缘显形。（a）术前照片显示包膜挛缩导致假体边缘显形。该患者接受了包膜去除术，而后用真皮脂肪移植物（未显示）更换硅胶假体。（b）9个月后，鼻背非常自然

哪种假体植入物看起来更自然

　　传统观念认为，与硅胶假体相比，膨体假体可减轻皮肤变薄并显得更自然。但现在经验丰富的鼻整形医生的观念已改变。

　　与硅胶假体不同，膨体假体不会留下包膜，但该材料黏附在鼻背皮肤上，可能导致植入物轮廓透过薄皮肤明显可见。此外，膨体假体不一定能消除鼻背皮肤发红（图16.19）。因此，笔者不认同对鼻背皮肤薄的患者施行鼻背增高时使用膨体假体的提议。对于薄的鼻背皮肤，如果使用筋膜或同种异体真皮移植物覆盖硅胶假体，则该硅胶假体所形成的包膜会对薄皮肤有益。

　　假体相关并发症取决于假体的大小和鼻背皮肤的厚度，而假体的材料类型对这些并发症的发生所产生的作用很小。

　　植入假体的鼻子看起来是否自然取决于以下因素：

　　（1）假体高度：过高会导致鼻背外观不自然。

　　（2）鼻背皮肤厚度：薄的鼻背皮肤可能导致假体显形或其轮廓变得清晰。无论皮肤原本薄还是植入物过高导致皮肤萎缩，都可能出现这些情况。

　　（3）皮肤张力：鼻背增高和鼻尖延长会通过鼻背软组织使鼻背皮肤张力明显增大，从而导致皮肤发红和变薄。

　　（4）植入腔平面：大量的软组织易于掩盖皮肤下的假体。因此，应在骨膜下平面创建假体的植入腔。为了补充软组织体积，可使用同种异体真皮移植物来填充假体和鼻背皮肤之间的空间。

　　（5）对假体精细雕刻，以使其美观：雕刻假体时应使其侧壁和底部之间的过渡平滑。

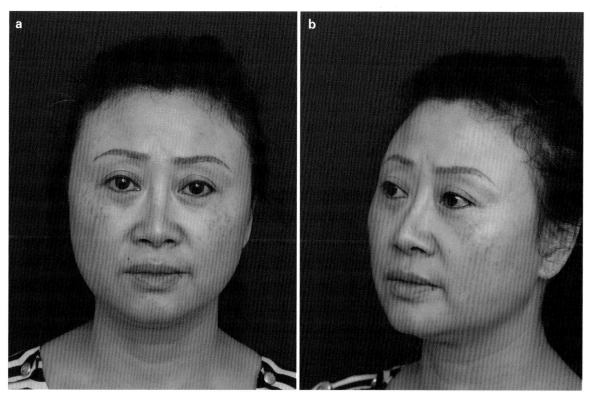

图16.19　（a、b）该患者鼻背皮肤薄，很容易看到膨体假体与皮下组织之间的粘连

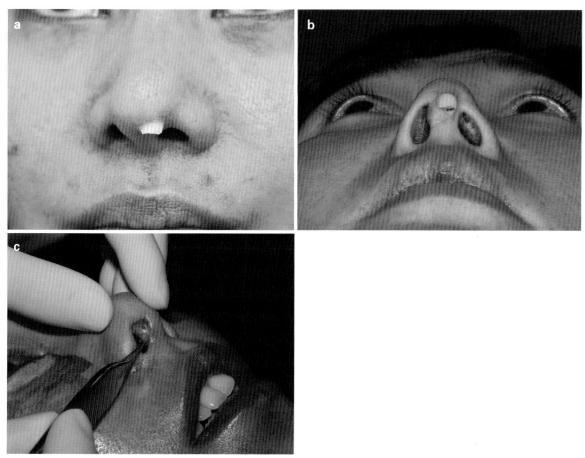

图16.20　（a~c）硅胶假体外露

假体透过皮肤 / 黏膜外露

据报道，假体经鼻尖皮肤或前庭皮肤/黏膜暴露率为0.5%～10%。临床中这种并发症极为罕见，除非使用的假体是L形的或是延伸到鼻尖的长假体。

若确实发生此类并发症，假体通常经鼻尖、鼻小柱或鼻前庭皮肤/黏膜外露（图16.20）。假体经鼻前庭皮肤/黏膜外露的患者很长一段时间内无法察觉到这个问题。当患者发现时，很可能已发生感染和挛缩。

原因

尺寸合适的假体其远端将位于比下外侧软骨穹顶更靠头侧的位置。假体外露通常是由于假体过长延伸到鼻尖所致。L形植入物尤其如此，该假体所致鼻尖皮肤变薄和破裂率极高，因此在任何情况下都不应使用。

如果假体远端硬或呈锐角，则假体尖端会穿过卷轴区，暴露于鼻腔（图16.21）。

有时，假体外露可能是由软组织炎症引起的。

即使用短的I形硅胶假体，若底面较滑，也会向尾侧滑动并外露于鼻尖（图16.22）。硅胶假体表面若有纹理可最大限度地减少移动和偏斜。如果担心假体移动，则可以将假体缝合到上外侧软骨上。与硅胶假体相比，膨体假体移动的可能性较小。

症状

假体经鼻尖皮肤暴露之前的症状很明显，患者容易发现。除可以触及鼻尖明显变硬，皮肤还会变得苍白或发红，伴或不伴疼痛和压痛。继续发展，可观察到假体末端导致皮肤隆起（图16.23），假体穿透皮肤外露只是时间问题。

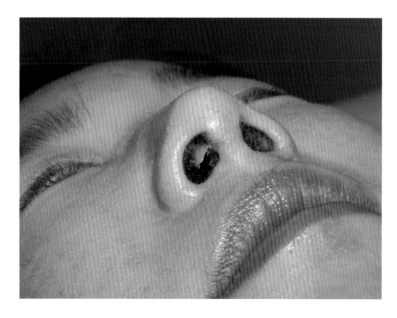

图16.21 假体从软骨间外露

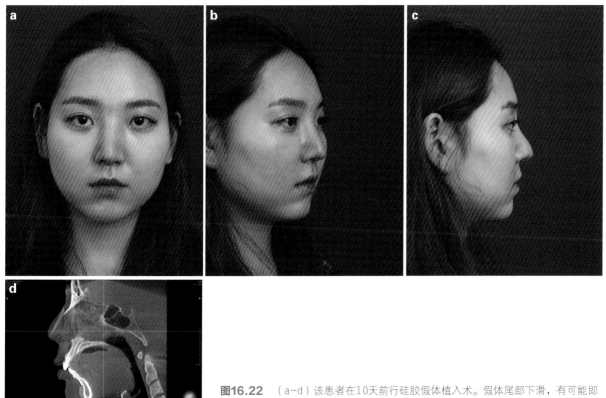

图16.22 （a~d）该患者在10天前行硅胶假体植入术。假体尾部下滑，有可能即将经鼻尖皮肤外露

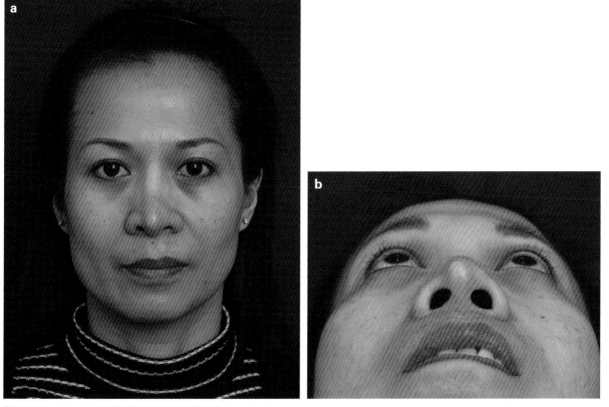

图16.23 （a、b）即将经鼻尖皮肤露出的假体

矫正

如果皮肤或黏膜尚未破裂，则矫正并不困难。去除假体后，由于真皮层和皮下层变薄，鼻尖皮肤将凹陷变形（图16.24）。使用盖板移植物重塑鼻尖突出度会导致移植物透过变薄的鼻尖皮肤可见。因此，应使用真皮移植物增厚变薄的皮肤区域（图16.25）。如用新假体，则远端不能进入鼻尖。

如果假体已穿透鼻尖皮肤或前庭黏膜而外露，应小心取出假体。破裂的皮肤或黏膜需要修复（图16.26）。如不能进行一期修复，则二期愈合，等待一段时间后再行二次手术。

修复后的鼻尖皮肤将回缩、凹陷，并伴有难看的挛缩瘢痕。为了最大限度地减少挛缩和回缩畸形，应用真皮脂肪或真皮移植物支撑萎缩的鼻尖软组织。移植物并不是矫正鼻尖缺损的确切方式，只是充当临时填充剂，以防止出现难看的后遗症。尽管使用软组织移植物，随着时间推移仍会出现凹陷畸形，必须尽可能早地告知患者这一情况。

许多学者报道了去除假体后立即用自体组织（如真皮脂肪或软骨移植物）进行鼻背增高的事例。这种做法可减少分次手术的压力，降低挛缩的风险，并且在没有感染的情况下是相对安全的。但是，对于假体植入腔感染的患者，应谨慎使用该方法。如需使用假体来增高鼻背，则应在去除外露假体后3～4个月再施行二次手术。

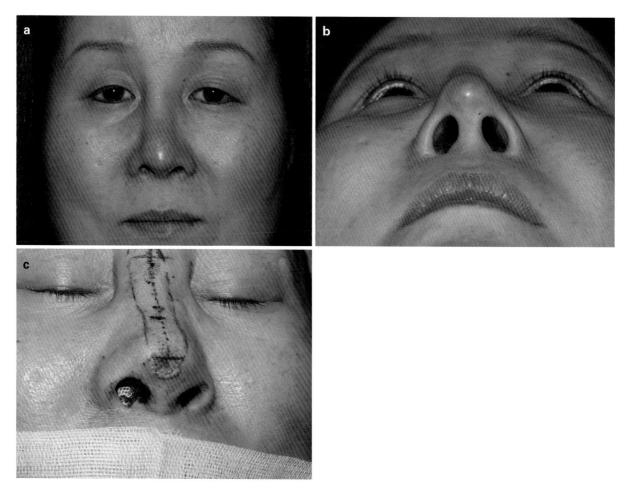

图16.24 假体去除后鼻尖凹陷畸形。（a、b）该患者植入的硅胶假体较长，发生偏斜，并且有穿透薄的鼻尖皮肤而外露的风险。（c）术中照片显示去除假体后的凹陷畸形

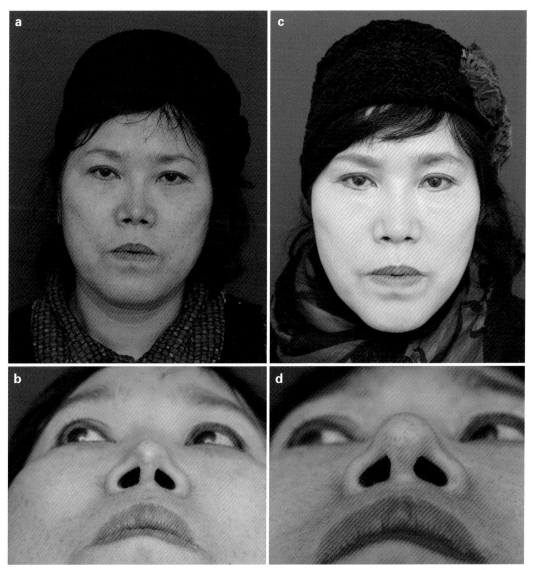

图16.25　用同种异体真皮移植物填充鼻尖皮肤。（a、b）长硅胶假体产生的压力使鼻尖皮肤萎缩。用较短的新假体代替原假体，并用同种异体真皮移植物填充鼻尖皮肤。（c、d）术后5个月，鼻尖无凹陷畸形，软骨移植物也未显形

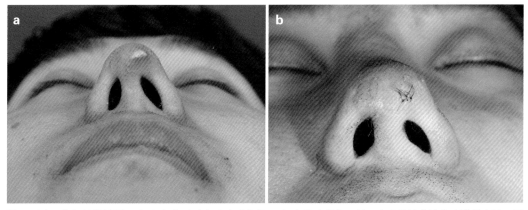

图16.26　修复假体外露。（a）假体透过鼻尖皮肤外露。（b）取出假体，并用真皮移植物填充破裂的皮肤，行一期修复

迟发性自发血肿

鼻背增高后数月至数年，可出现血液突然在假体包膜中积聚的情况。临床上表现为突然出现鼻水肿和淤青（图16.27）。皮下肿块抽吸显示深色血液，可与感染的表现区分。

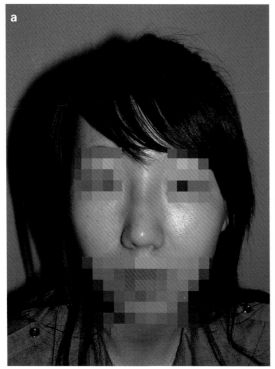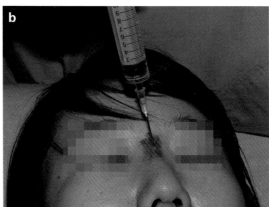

图16.27　迟发性自发血肿。（a）鼻背周围突然肿胀和淤青是迟发性自发血肿的典型表现。（b）抽吸显示皮下絮凝物为液化的深色血肿，与局部感染不同

原因

病因尚不明确，可能的一个解释是包膜内面腐蚀。假体表面的钙化沉积物可能划伤包膜内面。如果假体中有固定缝线的孔，当假体突然被牵拉时，长入该孔内的包膜组织会撕裂、出血。但是，自发血肿也可在其他情况下发生。

治疗

用注射器吸出积聚的血液。压迫包扎很有帮助。有时，患者可能需要使用去氨加压素或类固醇。大多数情况，保守治疗即可，但反复发生的血肿可通过将硅胶假体换成膨体假体或自体组织来解决。

钙化

随着时间的推移，硅胶假体会引起脂质或钙在其表面沉积，从而导致钙化。这通常发生在硅胶假体面向鼻背的一面，但也可能发生在整个假体的任何部位。触诊时触及小的驼峰可为钙化的表现（图16.28）。植入9年以上的假体中有50%发生局部钙化。

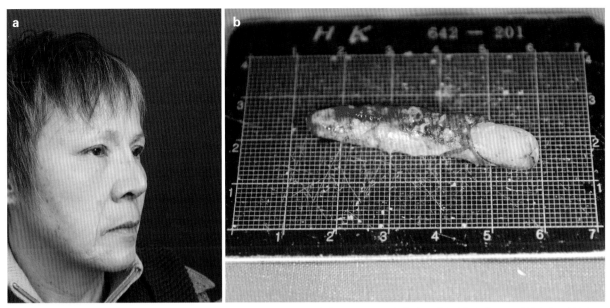

图16.28　假体表面钙化。（a）该患者鼻背有明显的不规则纹理和驼峰。（b）取出假体发现硅胶表面钙化是导致前述表现的原因

原因

鼻部假体上形成的钙化是营养不良性钙化。病因尚不清楚，但已有几种理论报道。

许多学者认为，长期的机械应力和炎症反应可能是钙化的原因。硅胶假体上的钙化最常发生在硅胶与骨膜和表浅肌肉腱膜系统（SMAS）接触区。所提出的钙化机制是骨原细胞受机械刺激后形成骨，骨膜的血液供应提供大量矿物质以及肌肉层的机械摩擦。对于膨体假体，钙化的发生率要低得多。

矫正

应该取出钙化的假体，并用膨体假体或者最好是用自体组织代替。如果包膜上也有钙化，则还应将包膜去除（图16.29）。

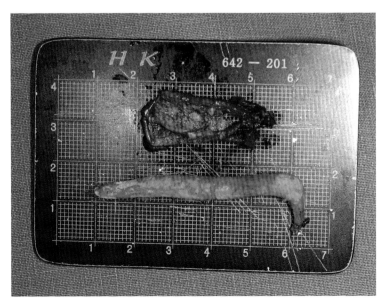

图16.29　钙化可在包膜表面以及假体上沉积

感染

据研究报道，假体相关感染率高达5.3%，但实际发生率因术者而异。笔者发现，接受以假体为基础的鼻背增高术的患者中约0.5%发生假体相关感染。

感染的早期症状和体征包括疼痛、肿胀、发红、发热感和压痛（图16.30）。

若发生感染，需去除假体，而鼻背再度降低会使患者和外科医生之间关系紧张。鼻整形术后感染还会破坏软骨和软组织，继而产生的挛缩可导致重度鼻畸形。而且，感染可能会演变成全身性感染，发展为威胁生命的并发症，如中毒性休克综合征、心内膜炎和脊髓炎。因此，使用假体时应始终采取周密的方法预防感染。

原因

除了免疫抑制、过度紧张和吸烟等患者因素之外，无菌操作不充分、出血、组织张力过大和无效腔也可引起植入后感染。外科医生应意识到在以下患者中植入假体后感染的风险会增加：接受复杂的鼻及鼻中隔成形术或患有鼻窦炎，近期鼻涕增加（例如，感冒、过敏季节），接受复杂的修复手术，或有细菌感染史。

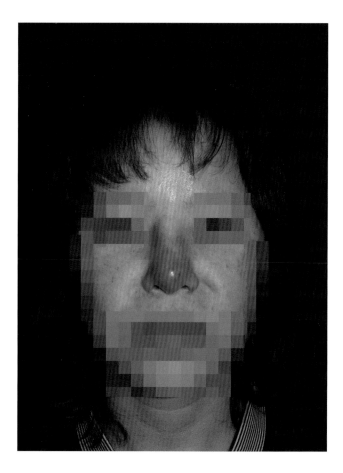

图16.30 鼻整形术后感染

鼻小柱短缩

　　鼻小柱短缩的情况下，单纯植入软骨盖板移植物很难增加鼻尖突出度，且增加的少许突出度会在短时间内消失（图16.35）。修复时，须采用鼻小柱支撑移植物或鼻中隔延伸移植物突出并延长鼻小柱。

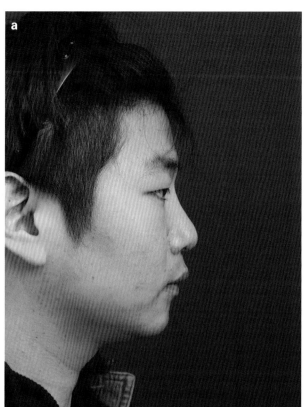
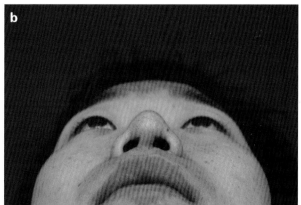

图16.35　（a、b）如未将短缩的鼻小柱矫正完全且稳固，鼻尖突出度的增加通常不会成功

结构性移植物（Structural graft）的强度不足

　　鼻尖植入稳固的结构性移植物（如鼻小柱支撑移植物或鼻中隔延伸移植物）后远期鼻尖下垂的情况并不罕见。

　　鼻小柱支撑移植物是亚洲人鼻整形术中增加鼻尖突出度的非常有用的技术。但随着时间的流逝，鼻尖纤维支撑组织断裂和瘢痕挛缩之类的因素会导致突出的鼻尖再次下垂。

　　鼻小柱支撑移植物只有在能抵消这些不利因素且最终能改善鼻尖突出度的情况下才可使用。该移植物适用于支撑可能弯曲或压缩的薄弱内侧脚。移植物材料必须足够厚才可提供足够的强度。用非常薄弱且薄的鼻中隔软骨制成的支撑移植物无法抵抗瘢痕的挛缩力。鼻小柱支撑移植物力度不足所导致的鼻尖下垂可通过从瘢痕组织中充分释放来解决，并且任何薄弱的支撑移植物都应替换为有力而稳固的移植物。

植入鼻中隔延伸移植物后经数月至数年，由于移植物的部分吸收，移植物无力和塌陷，移植物或L形支架偏斜，可能会发生鼻尖下垂（图16.36）。因此，移植物需要足够厚且坚固。其强度正好足以支撑所需鼻尖高度的移植物在术后早期可能有效，但最终会因瘢痕挛缩和塌陷的力量而失效，从而导致鼻尖突出度降低（图16.37）。修复时，应将薄弱且变薄的鼻中隔延伸移植物换成更坚固的移植物。L形支架的任何偏斜都应同时矫正。

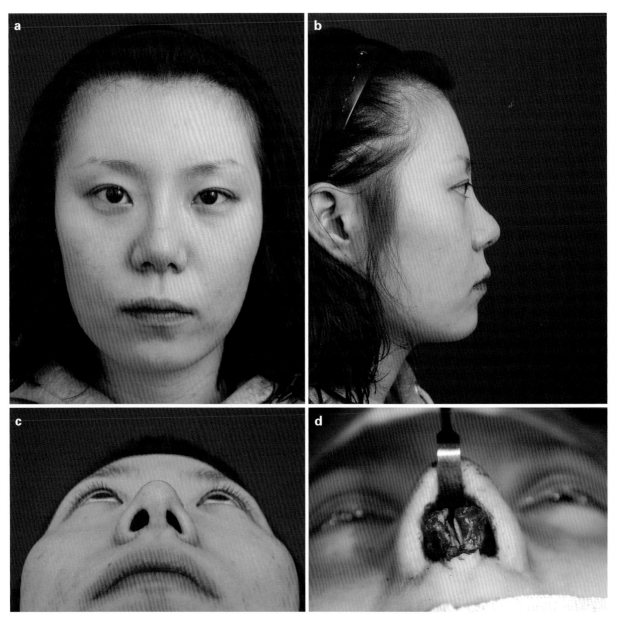

图16.36　鼻中隔延伸移植物植入术后鼻尖下垂。（a~c）该患者接受鼻中隔延伸移植物植入术后出现鼻尖下垂和鼻小柱偏斜。（d）这些问题由L形支架和移植物偏斜导致

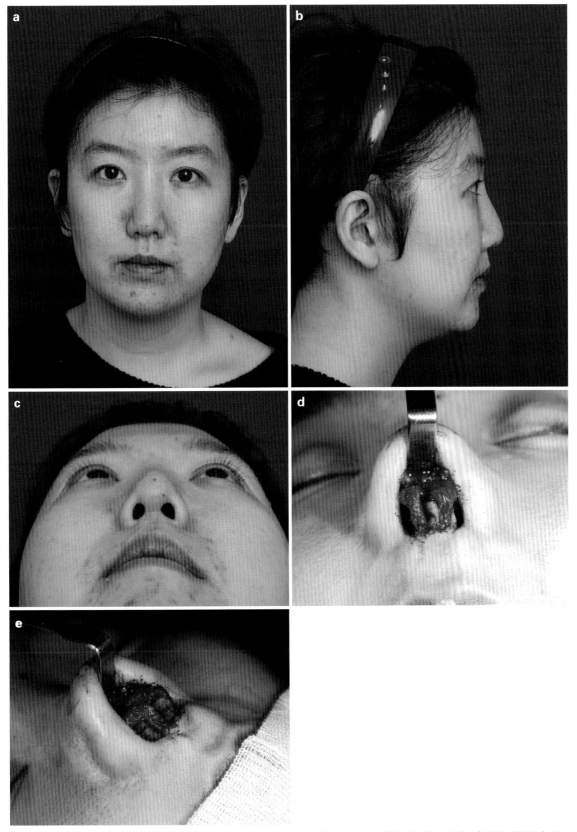

图16.37　鼻中隔延伸移植物植入术后鼻尖下垂。（a、b）该患者接受鼻中隔延伸移植物植入术后一段时间后出现鼻尖下垂。（c~e）术中探查发现，原因是延伸移植物近端经部分吸收后塌陷。塌陷的移植物位置远低于下外侧软骨穹隆

鼻尖皮肤厚而紧

亚洲人鼻尖皮肤通常厚而紧。这种厚皮肤在鼻尖组织缝合或软骨移植后抗拉伸力强。同时沉重的软组织会给薄弱的内侧脚造成很大负担，阻碍鼻尖突出操作，甚至导致鼻尖突出度降低。为了克服这种鼻尖皮肤的张力和重量，需使用稳固的结构性移植物来支撑鼻尖，例如固定型鼻小柱支撑移植物或鼻中隔延伸移植物。

降鼻中隔肌过度发达

对于有微笑鼻尖的患者，行鼻尖整形术后降鼻中隔肌活动可能导致鼻尖下垂。这些患者必须使用鼻小柱支撑移植物来克服该肌肉的拉力。此外，术中必须将该肌肉切除或重新定位（图11.52）。

鼻尖不对称和鼻小柱偏斜

鼻整形术失败所引起的鼻尖不对称总是伴有鼻小柱偏斜和鼻孔不对称（图16.38）。继发性鼻尖不对称由以下因素引起：

（1）鼻背假体长并偏斜。

（2）鼻尖盖板/盾牌移植物放置位置不当。

（3）下外侧软骨的缝合不当。

（4）内侧脚偏曲和外侧脚变形。

（5）鼻中隔延伸移植物放置不当。

（6）未矫正鼻中隔背侧/尾侧端偏曲。

（7）瘢痕挛缩。

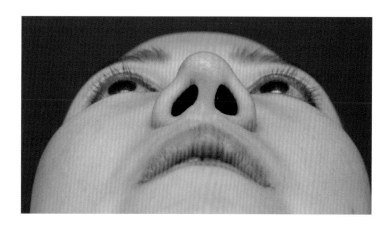

图16.38 继发性鼻尖不对称伴鼻小柱偏斜和鼻孔不对称

鼻背假体长并偏斜

在亚洲人鼻整形术中，用于增高鼻背的假体其长度从鼻根一直延伸到鼻尖上区。过去，外科医生使用的是长度直达鼻尖的假体。如果这种假体发生偏移，会下压一侧下外侧软骨，导致鼻尖和鼻孔不对称（图16.39）。

用较短假体替换问题假体并将移位的下外侧软骨重新定位至对称位置，可矫正此问题。鼻尖也可能需要采用缝合技术和鼻小柱支撑移植物（图16.40）。

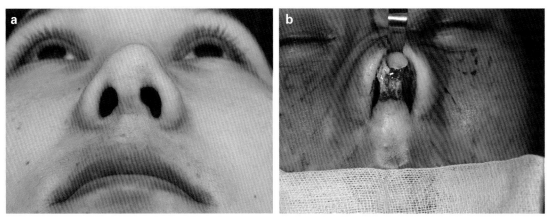

图16.39 （a、b）鼻背假体长并偏斜是导致鼻尖和鼻孔不对称的另一个原因

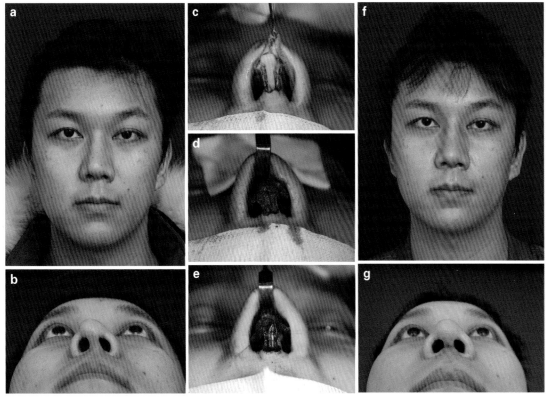

图16.40 矫正长并偏斜的鼻背假体所导致的鼻尖偏斜。（a、b）假体长并偏斜导致鼻尖、鼻小柱和鼻孔的偏斜和不对称。（c）L形假体偏向右侧。（d）去除假体后发现下侧软骨不对称。（e）植入鼻小柱支撑移植物（耳软骨）使下外侧软骨对称。（f、g）术后4周，鼻下半部分明显更对称

鼻尖盖板/盾牌移植物放置位置不当

鼻尖不对称可能是由软骨盖板/盾牌移植物在下外侧软骨穹隆上的放置位置不当所导致的。将移植物重置于穹隆上方中心位置可解决此问题（图16.41）。

缝合不当

缝合不当会导致下外侧软骨不对称。这需要重新对软骨进行操作。但若下外侧软骨变形和扭曲，可能需要添加移植物，例如鼻小柱支撑移植物和外侧脚盖板移植物（图16.42）。

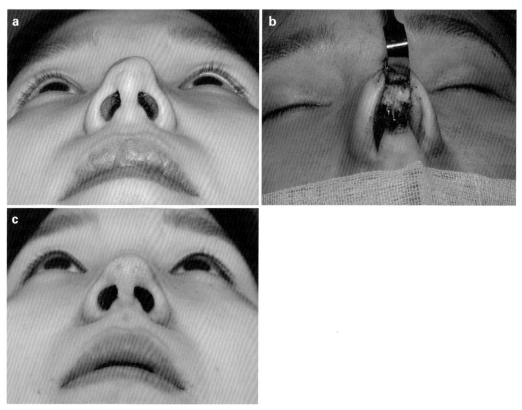

图16.41 软骨盖板移植物偏斜。（a）鼻尖偏斜。（b）软骨盖板移植物不在穹隆上方中心，术中将其重新放置（未显示）。（c）4年后，鼻尖保持对称

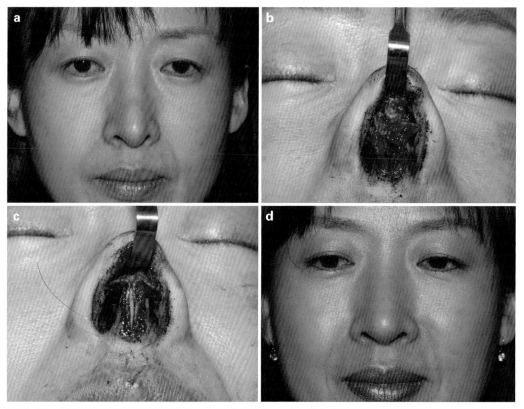

图16.42 下外侧软骨变形导致鼻尖偏斜。（a）鼻尖偏斜。（b）缝合不当是下外侧软骨不对称和变形的原因。（c）使用鼻小柱支撑移植物（鼻中隔软骨）重新定位下外侧软骨。（d）鼻尖偏斜得到矫正

内侧脚偏曲

内侧脚偏曲的原因是：手术操作不当，鼻小柱支撑移植物偏斜，假体长并偏斜，软骨盖板移植物置于薄弱的内侧脚上。通过解决这些因素，可以矫正内侧脚偏曲。鼻小柱支撑移植物或许是适用性最强的移植物（图16.43）。

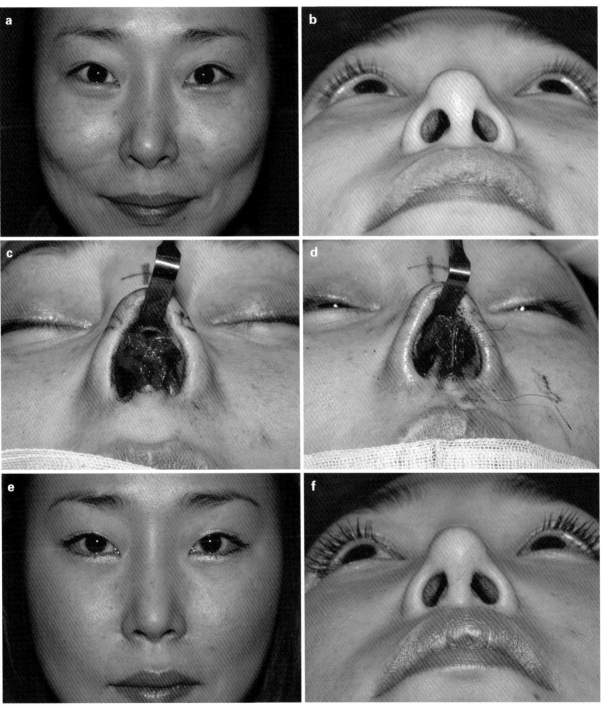

图16.43　矫正内侧脚偏曲。（a、b）该患者鼻尖、鼻小柱偏斜，鼻孔不对称。（c）内侧脚扭曲。（d）利用鼻小柱支撑移植物拉直内侧脚。（e、f）术后照片显示鼻尖、鼻小柱和鼻孔对称

外侧脚变形

外侧脚变形会引起鼻尖夹捏畸形和不对称以及鼻孔不对称（图16.44）。鼻整形术后外侧脚变形包括屈曲、断裂、不对称（Asymmetric alignment）和头侧移位。

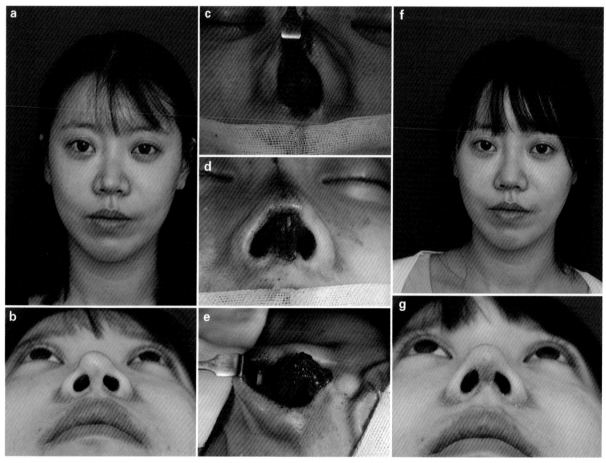

图16.44　外侧脚变形导致鼻尖偏斜。（a、b）该患者鼻尖偏斜伴夹捏。（c）两侧外侧脚未对位并屈曲。（d、e）使用L形的鼻小柱支撑移植物和外侧脚盖板移植物来矫正未对位及屈曲畸形。（f、g）术后早期（2周）照片显示鼻尖对称且无夹捏畸形

鼻中隔延伸移植物放置不当

鼻中隔延伸移植物植入术后，鼻尖和鼻小柱偏斜伴鼻孔不对称并不罕见，由若干原因导致。一是将移植物固定到已偏曲的鼻中隔尾侧端。二是移植物薄弱或鼻中隔L形支架的背侧和尾侧薄弱，此原因更常见且更相关。如果鼻中隔L形支架薄弱，则放置单侧鼻中隔延伸移植物会导致L形支架弯曲和移植物偏斜，继而导致鼻尖和鼻小柱偏斜（图16.45）。L形支架变形可在术中观察到，但也可能在术后很长时间才发生。

该问题可通过移除移植物并矫正L形支架偏斜来解决。鼻中隔尾侧和背侧偏曲的矫正在第15章中描述。偏斜的移植物可重复使用，但重复使用的移植物的对侧应放置板条移植物（Batten graft），以支撑L形支架。如果不能双侧都放置移植物，则应放弃鼻中隔延伸移植物，用鼻小柱支撑移植物或防旋转移植物替代（图16.46）。

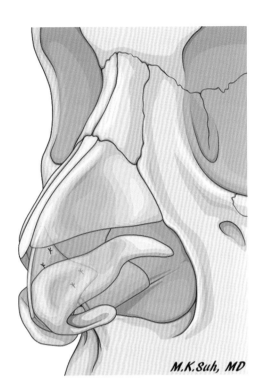

图16.45　单侧鼻中隔延伸移植物可导致薄弱的L形支架弯曲，而L形支架弯曲反过来又可导致移植物偏斜和鼻尖/鼻小柱偏斜

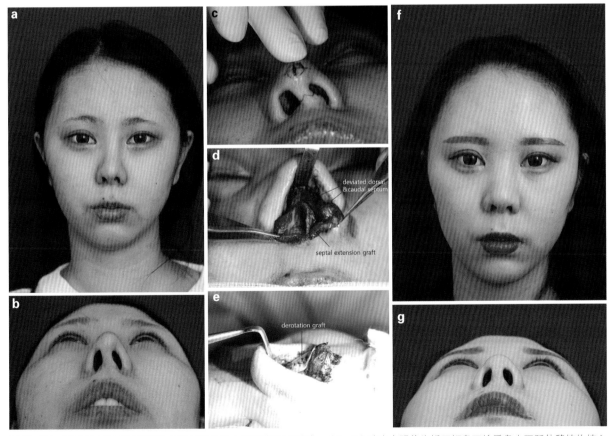

图16.46　矫正鼻中隔延伸移植物偏斜导致的鼻小柱和鼻孔不对称。（a、b）该患者既往为矫正短鼻而接受鼻中隔延伸移植物植入术，随后出现鼻小柱偏斜和鼻尖/鼻孔不对称。（c）该畸形由鼻中隔尾侧端和移植物偏曲引起，随着鼻尖受到来自后方的压力，症状加重。（d）移植物偏斜，鼻中隔尾侧端偏曲。（e）移除移植物后，使用防旋转移植物（耳软骨）矫正鼻中隔尾侧端偏曲和鼻尖长度。（f、g）术后9个月照片

鼻中隔尾侧端偏曲

对于有鼻小柱偏斜、鼻孔不对称和鼻尖偏斜的患者，修复术前必须对鼻中隔尾侧端进行评估。鼻中隔尾侧端偏曲通常是导致鼻小柱偏斜的根本原因。鼻中隔尾侧端偏曲的矫正已在第15章中描述。

鼻尖夹捏畸形

夹捏的鼻尖是不美观的鼻尖，其特征是鼻尖过窄，鼻翼沟深并延伸至鼻翼缘，鼻尖小叶和鼻翼之间形成阴影以及球形鼻尖（图16.47）。

鼻尖夹捏是由下外侧软骨的外侧脚无力、塌陷或位置不当引起的。这种畸形可能是先天性的，也可能继发于鼻整形术或者外伤。

原发性鼻尖夹捏是由下外侧软骨发育不全或头侧异位引起的。但大多数鼻尖夹捏是既往鼻尖整形术失败的并发症。

鼻尖夹捏不仅是美学问题，还可能伴发功能问题，例如，外鼻阀塌陷导致呼吸困难。

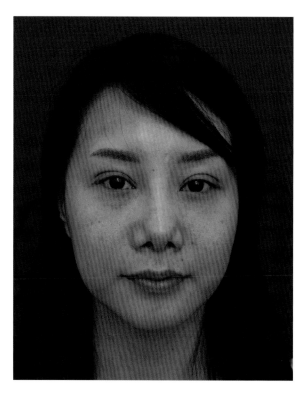

图16.47 鼻尖夹捏

继发性鼻尖夹捏的原因

继发性鼻尖夹捏由多种原因引起。

外侧脚头侧缘过度切除

鼻尖夹捏的最常见原因是医源性原因所致的外侧脚薄弱。外侧脚常常被修剪以矫正球形鼻尖。但是，过度切除外侧脚头侧缘会削弱外侧脚的其余部分，从而使软骨弯曲并导致鼻尖夹捏（图16.48）。

　　大多数球形鼻尖的亚洲患者其下外侧软骨并不大，并且球形（钝圆）鼻尖是由厚实的皮肤和丰富的软组织引起的。修剪相对正常的外侧脚头侧缘可能会导致鼻尖夹捏。因此，在矫正亚洲患者的球形鼻尖时应保守修剪外侧脚头侧缘。如需修剪头侧缘，则剩余的外侧脚宽度至少应为6mm，以保持其软骨支撑性。渐进性瘢痕挛缩引发外侧脚塌陷从而导致迟发性鼻尖夹捏的情况并不少见。

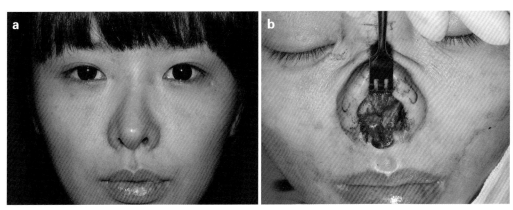

图16.48　（a、b）外侧脚屈曲导致鼻尖夹捏

外侧脚缝合不当

　　鼻尖夹捏也可能是由贯穿穹隆缝合或外侧脚跨越缝合引起的。缝线张力过大或缝合的间距过宽和深度过深可导致该问题。这些缝合技术操作不当可导致下外侧软骨穹隆区形成凹槽、外侧脚屈曲以及外侧脚头侧错位，而所有这些变化都会引起鼻尖夹捏（图16.49）。

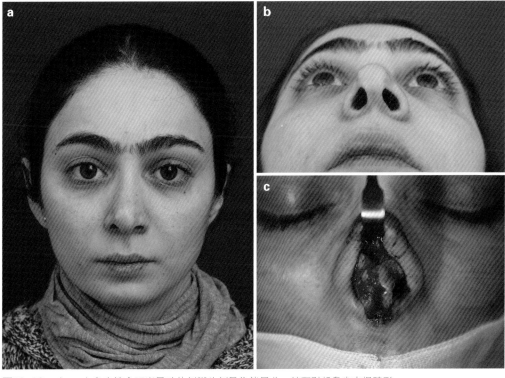

图16.49　（a~c）鼻尖缝合不当导致外侧脚头侧异位伴屈曲，继而引起鼻尖夹捏畸形

外侧脚断裂

　　既往鼻尖整形术中外侧脚断裂会导致鼻尖夹捏，伴发外鼻阀功能不良（图16.50）。

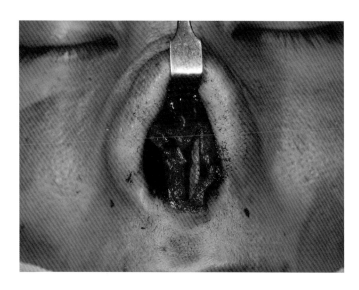

图16.50　外侧脚断裂

鼻尖突出度不理想

　　鼻尖夹捏的另一个原因是使用长L形假体或多层软骨盖板移植物导致鼻尖过度突出（图16.51）。

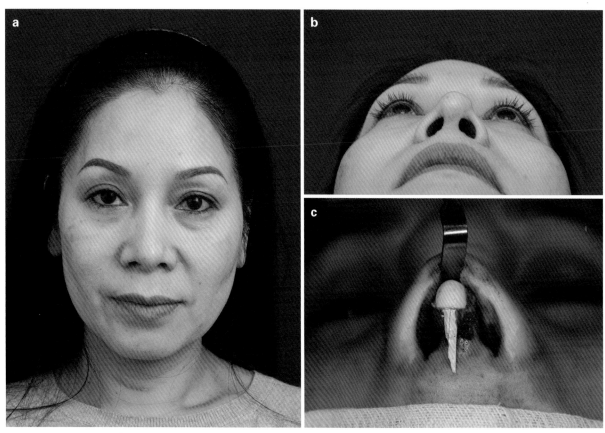

图16.51　（a~c）L形假体增高鼻尖导致鼻尖夹捏畸形

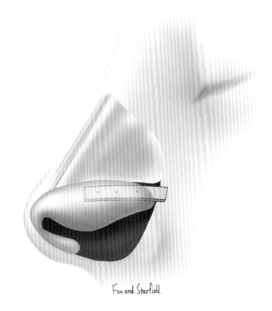

图16.56　外侧脚支撑移植物

鼻翼撑开移植物

鼻翼撑开移植物可有效矫正外侧脚过度切除或外侧脚跨越缝合过紧形成的鼻尖夹捏（图16.57）。该移植物最佳供体来源是鼻中隔软骨。如果没有鼻中隔软骨，也可以使用耳软骨。将矩形或三角形移植物置于两块下外侧软骨之间，以抬高并外移外侧脚。

如果鼻尖夹捏伴有上翘的短鼻，则可将防旋转移植物用作鼻翼撑开移植物，以便同时矫正短鼻畸形和鼻尖夹捏（图16.58）。

a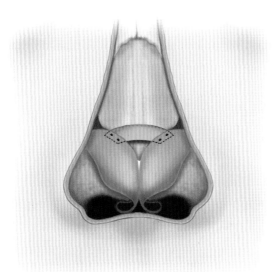

b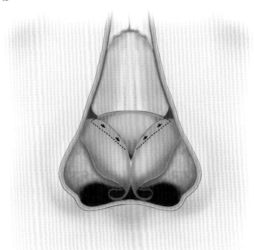

图16.57　（a、b）鼻翼撑开移植物

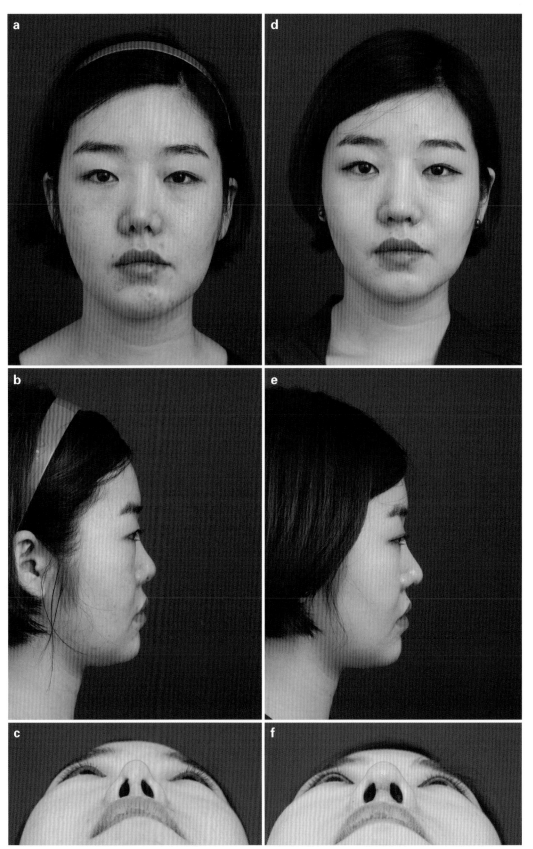

图16.58 使用防旋转移植物矫正夹捏且上翘的鼻尖。（a~c）该患者鼻尖夹捏且上翘，进行假体置换术、鼻翼撑开型防旋转移植物植入术和鼻翼缘移植物（耳软骨）植入术。（d~f）术后2个月，鼻尖不再呈夹捏或上翘外观

伞形移植物（Umbrella graft）

　　伞形移植物可修复外侧脚或穹隆断裂，还可修复外侧脚的任何屈曲。该移植物还可增加穹隆间距，从而解决鼻尖狭窄的问题（图16.59）。

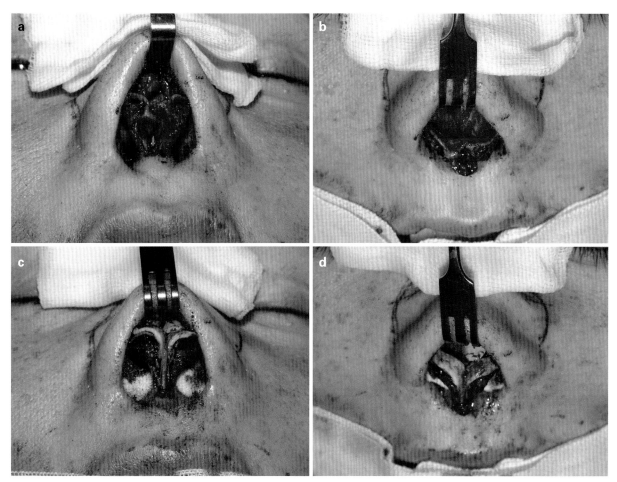

图16.59　伞形移植物。（a、b）内侧脚扭曲和外侧脚屈曲。（c、d）用伞形移植物（鼻中隔软骨和耳软骨）修复变形的内侧脚和外侧脚

矫正鼻尖突出度不当

　　穹隆顶上的鼻背假体应移除，任何过度堆叠的软骨移植物都应移除。然后植入鼻小柱支撑移植物升高穹顶，在穹顶上放置1~2层盖板移植物。如果鼻尖仍夹捏，则应加用鼻翼缘移植物，以防近端鼻翼缘向鼻孔凹陷。整体效果是鼻翼-鼻尖轮廓自然，无任何夹捏畸形。

鼻翼退缩

　　二次鼻整形术中常需矫正鼻翼退缩。后天性鼻翼退缩的原因如下：

（1）贯穿穹隆缝合及外侧脚跨越缝合不当。

（2）外侧脚头侧缘过度切除。

（3）瘢痕挛缩。

（4）穹隆顶植入多层软骨盖板移植物后，若紧密闭合边缘下切口，鼻尖/鼻翼皮肤相比于前庭皮

肤的突出度比例失衡（相比于鼻孔顶点高度，鼻尖下小叶过高），可能会导致鼻尖夹捏和鼻翼退缩。

矫正后天性鼻翼退缩

后天性鼻翼退缩的矫正方法与原发性鼻翼退缩的矫正方法无区别。

应将头侧旋转的下外侧软骨从瘢痕组织和卷轴区剥离，然后将游离的软骨向尾侧方向移位（图16.60）。

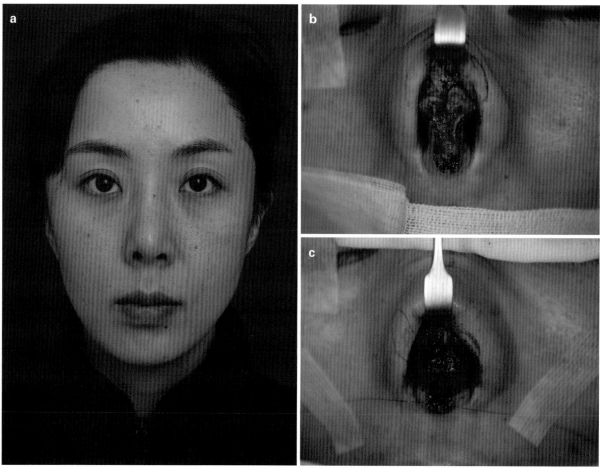

图16.60 矫正鼻翼退缩。（a）该患者鼻翼退缩。（b）探查发现下外侧软骨向头侧旋转，右侧更严重。（c）释放下外侧软骨，向尾侧移位。可用防旋转移植物将下外侧软骨固定在新位置（未显示）

鼻翼缘移植物是矫正轻度鼻翼退缩最简单的方法。中度鼻翼退缩需要使用鼻翼撑开移植物或鼻翼延伸移植物（图16.61）。重度鼻翼退缩或鼻翼缘远端退缩使用鼻翼延伸移植物联合V-Y推进皮瓣或复合移植物解决。这些技术已在第13章中介绍。

鼻尖上区减容及缝合

瘢痕组织过多导致的鼻尖上区隆起，需切除瘢痕组织（图16.64）。皮瓣与其下方软骨的直接接触对减少死腔和瘢痕形成的风险非常重要。为此，采用Guyuron建议的鼻尖上区缝合法，即将鼻尖上区皮肤罩缝合固定到其下方软骨上（图16.65）。临时缝合鼻小柱皮肤切口后，在皮肤上标记鼻尖上区隆起，还标记出其下方的相应的鼻中隔背侧位置。除去临时缝线，将5-0 Vicryl缝线穿过皮肤标记正下方的皮下组织，再疏松地缝合到鼻中隔背侧软骨上的标记点。为了避免鼻尖上区皮肤凹陷或坏死，线结不能太紧。

鼻尖上区缝合术后，在鼻尖上区使用压迫胶带和夹板。压迫胶带应使用3周以上。术中和术后均给予病灶内预防性注射曲安奈德。

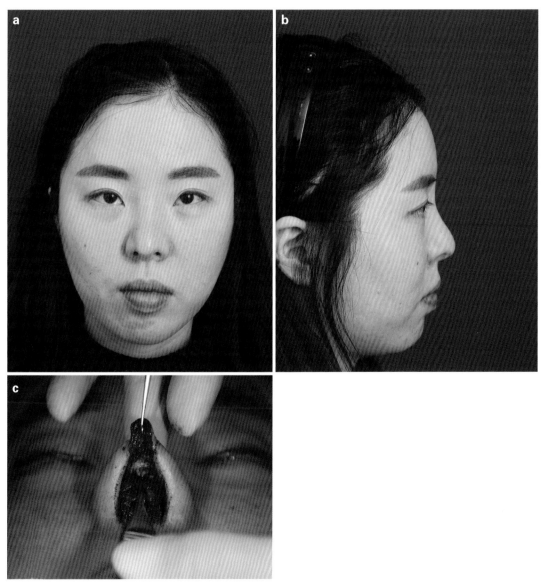

图16.64　（a~c）瘢痕组织导致的鼻尖上区隆起

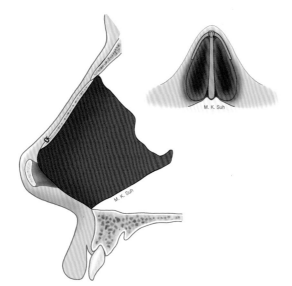

图16.65   鼻尖上区缝合

鼻尖突出度调整

通常使用结构性移植物（例如鼻小柱支撑移植物或鼻中隔延伸移植物）进行鼻尖突出度二次调整（图16.66）。

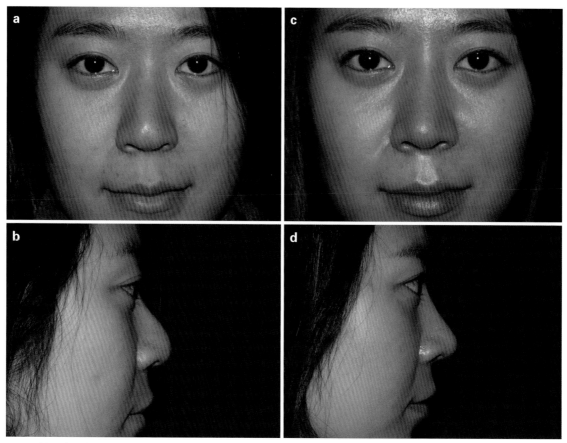

图16.66   矫正鹦鹉嘴畸形。（a、b）对于该患者，通过鼻中隔背侧驼峰截除术以及利用鼻小柱支撑移植物的鼻尖突出术来矫正鹦鹉嘴畸形。（c、d）术后照片

挛缩导致的短鼻

包膜的形成被认为是由巨噬细胞诱导的免疫反应引起的。硅胶假体的包膜形成是正常的生理反应，只有在包膜变厚并引起鼻畸形时才是病理反应。不涉及硅胶假体植入的鼻整形术也会引起鼻挛缩。

挛缩的常见原因包括多次手术、感染和血肿。但是，个体差异很大，有些患者尽管完全没有任何炎症的症状或体征，仍会出现鼻挛缩。

鼻挛缩是指瘢痕组织或包膜组织挛缩，通过以下形式导致鼻畸形（图16.67）：

（1）下外侧软骨变形（鼻尖上翘）：挛缩向头侧拉动下外侧软骨，导致鼻尖上翘和短鼻。鼻孔外露增加，鼻小柱–上唇角增大。

（2）膜性鼻中隔附近的瘢痕挛缩导致鼻小柱退缩。

（3）挛缩使鼻翼缘变形（单侧或双侧），后者导致鼻尖夹捏和/或鼻翼退缩。如果严重，外鼻阀塌陷会导致功能障碍。

（4）鼻背假体两侧边缘的挛缩会形成一对平行凹陷。

（5）软组织挛缩会增加假体远端受到的压力，从而导致鼻尖皮肤变薄和发红。这会使假体向头侧移位（图16.68）。

挛缩导致的短鼻的矫正是二次鼻整形术中最具挑战性的领域之一。挛缩导致的短鼻矫正困难的原因是：首先，大量的瘢痕组织严重妨碍松解下外侧软骨；其次，由于存在瘢痕组织，鼻部皮肤不易拉伸。在许多情况下，由于先前的鼻整形手术，软骨来源缺乏。

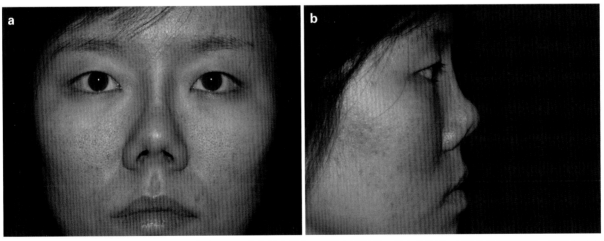

图16.67　（a、b）鼻挛缩的典型特征：鼻尖上翘，伴鼻唇角增大，鼻孔外露过多，鼻小柱退缩，以及鼻孔顶部夹捏。该患者的鼻背假体所形成的包膜沿假体边缘挛缩，致使假体边缘显形

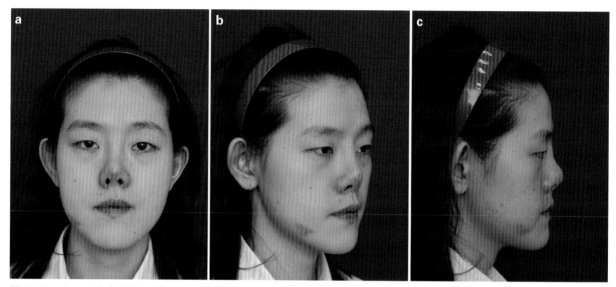

图16.68 （a~c）鼻挛缩将鼻尖拉向头侧。假体对鼻尖软组织产生巨大的压力，导致皮肤变薄、变红。挛缩也可使假体朝头侧移位

手术方法

　　挛缩导致的短鼻的矫正包括将下外侧软骨从周围的瘢痕组织和卷轴区松解游离，松解皮肤罩，以及固定重新定位的下外侧软骨。

松解下外侧软骨

　　松解下侧软骨是矫正挛缩导致的短鼻的最重要步骤（图16.69）。由于大量的瘢痕组织黏附在下外侧软骨上，术者需要极其耐心地操作。瘢痕组织主要黏附于卷轴区和膜性鼻中隔。

　　通过开放鼻整形切口，将皮肤/瘢痕组织瓣从下外侧软骨剥离。非常小心仔细地松解牢固黏附在下外侧软骨上的瘢痕/包膜组织（图16.70）。剥离皮肤/瘢痕组织后，从卷轴区松解下外侧软骨。大量的瘢痕组织使这一步骤具有挑战性，但是两侧下外侧软骨之间的所有纤维结缔组织都必须松解，仅留下发白的前庭黏膜。

　　离断铰链复合体的副韧带可增加下外侧软骨向尾侧的活动度，但不是必须操作。

　　膜性鼻中隔的松解对矫正挛缩导致的短鼻很重要，因此不能忽视。多数情况下挛缩鼻有膜性鼻中隔瘢痕。如果不松解该瘢痕组织，就无法矫正挛缩导致的短鼻。松解该瘢痕组织可显著增加下外侧软骨向尾侧移动的活动度（图16.71）。卷轴区和铰链复合体松解之后行膜性鼻中隔松解，应松解剩余的所有纤维瘢痕组织（黏膜除外）。由于在这个步骤中最细的瘢痕带也必须松解，将消耗大量的手术时间。该步骤中可能出现小的黏膜穿孔，必须予以修复。

松解皮肤罩

　　即使将下外侧软骨充分移向尾侧重新固定，紧密的皮肤罩也会影响鼻延长到所需长度。与原发性短鼻相比，挛缩鼻皮肤罩的松解要困难得多，但也更关键。

　　与在原发性短鼻中松解皮肤罩（SSTE）一样，挛缩鼻的SSTE需要进行广泛剥离。正如在第12章的原发性短鼻矫正一节中所描述，笔者解剖松解的SSTE范围超出梨状孔。

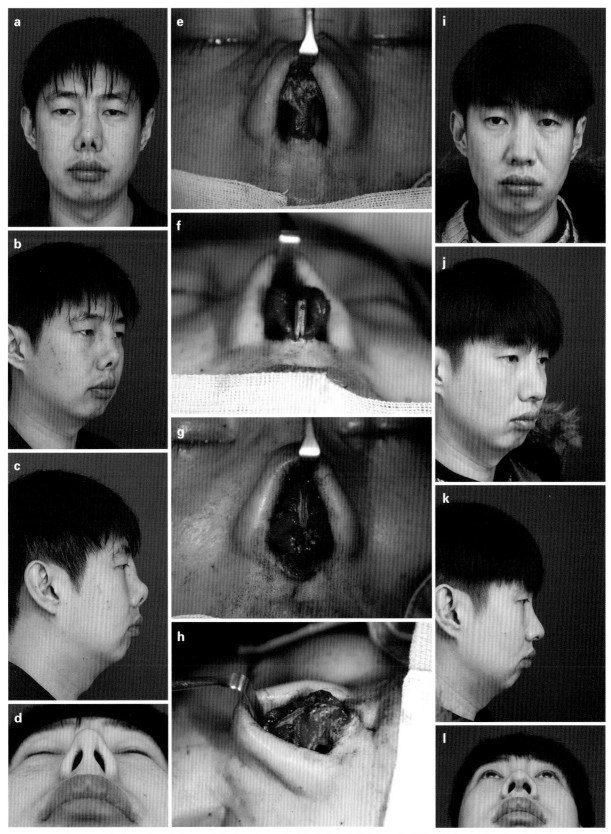

图16.77　鼻中隔延伸移植物矫正挛缩导致的短鼻。（a~d）该患者有鼻背增高和鼻尖成形手术史，就诊时表现为挛缩鼻和鼻尖上翘。（e）瘢痕挛缩将下外侧软骨拉向头侧。（f~h）去除硅胶假体（未显示）。双侧放置使用肋软骨制备的延伸的撑开移植物。双侧截骨矫正宽鼻骨。（i~l）术后18个月照片

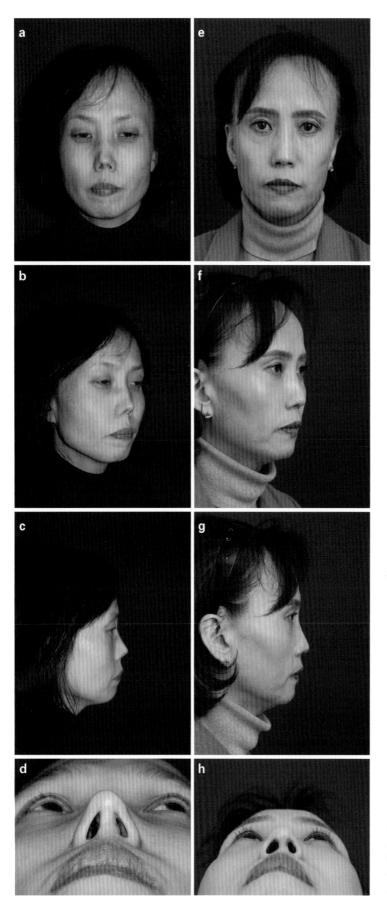

防旋转移植物

防旋转移植物取自耳软骨，插入鼻中隔背侧–上外侧软骨和下外侧软骨之间，作用于向头侧旋转的鼻尖（图16.79）。详细的操作步骤已在第9章和第12章讨论。

防旋转移植物的主要优点是延长鼻尖后仍可保持其柔软和活动度。另外，该技术不涉及鼻中隔，因此即使鼻中隔状况不理想也可使用。与鼻中隔延伸移植物相比，防旋转移植物对医生技术的要求降低。耳软骨柔软、易弯曲，因此部分外科医生怀疑其延长挛缩导致的短鼻的效果。但只要充分松解下外侧软骨和软组织罩，使用该移植物确实可以获得令人满意的效果（图16.80）。

图16.78 鼻中隔延伸移植物矫正挛缩导致的短鼻。（a~d）该患者多次鼻整形和感染后出现挛缩鼻畸形。植入鼻中隔延伸移植物（IHCC），右侧植入鼻翼缘移植物（耳软骨），鼻背植入真皮脂肪移植物。（e~h）术后7年照片

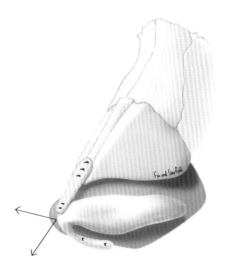

图16.79 防旋转移植物

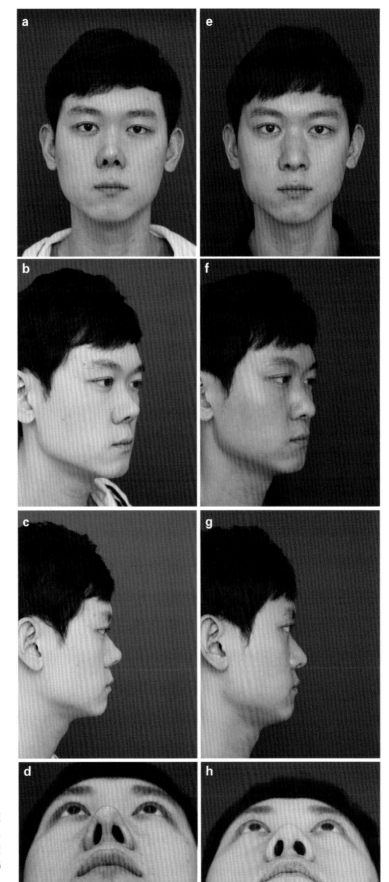

图16.80 防旋转移植物矫正挛缩导致的短鼻。（a~d）该患者有挛缩导致的短鼻、鼻尖上翘，接受防旋转移植物（耳软骨）植入术并在鼻背凹陷处植入耳软骨移植物。（e~h）术后5个月照片

鼻小柱挛缩

大部分挛缩导致的短鼻伴发鼻小柱挛缩（退缩）。轻度鼻小住挛缩可通过充分松解膜性鼻中隔瘢痕、使用鼻小柱支撑移植物和防旋转移植物矫正。但是，重度鼻小柱挛缩很难修复，需使用鼻中隔延伸移植物。切口张力过大可能会妨碍充分矫正鼻小柱挛缩，在这种情况下，手术中应尽量矫正鼻小柱挛缩，而后通过分阶段手术来改善鼻小柱。克服切口张力过大的另一种方法是积极动使用局部皮瓣和复合移植物。这是由于切口张力大将导致切口开裂和感染，继而导致移植物吸收和损耗。

对于重度鼻小柱短缩，可以考虑使用额部皮瓣，但取自耳郭的复合移植物很可能更容易接受。

松解包膜/瘢痕组织

通过双平面解剖，包膜/瘢痕组织得到松解并与其上覆皮肤罩分离。除非包膜不规则、肥大、硬化、出现感染性肉芽肿或钙化，否则应保留该皮瓣并用作一种软组织层（图16.81）。

沿后包膜的中线纵向切开包膜后，将包膜/瘢痕组织横向展开，覆盖新的假体或加固鼻背皮肤（图16.82）。

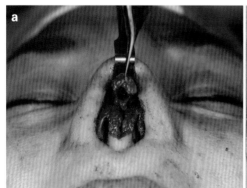
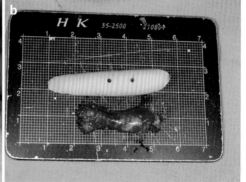

图16.81 （a、b）应去除肥厚硬化的包膜

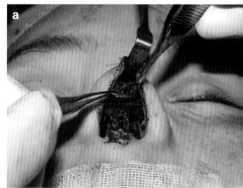
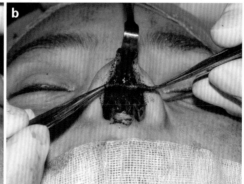

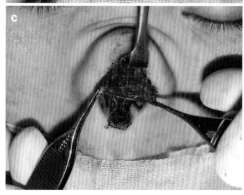

图16.82 （a~c）包膜瓣。首先沿中线将后包膜切开，使薄而光滑的包膜成瓣。随后将切开的包膜横向展开，覆盖新的假体或加固鼻背皮肤

中鼻拱修复术

倒 V 形畸形

倒V形畸形是鼻骨尾端和上外侧软骨之间形成的倒V形凹陷（图16.83）。去除鼻背驼峰后，若上外侧软骨相对于鼻中隔向下内侧塌陷，则可引起倒V形畸形。该畸形使鼻背美学线条中断（图16.84），还可能导致呼吸功能障碍。

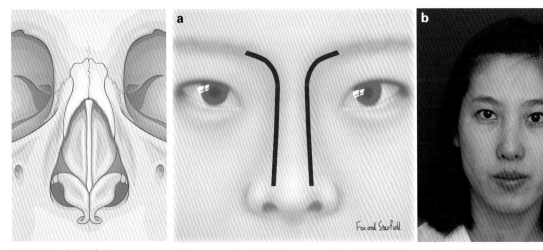

图16.83　倒V形畸形　　　　图16.84　鼻背美学线条。（a）正常的鼻背美学线条。（b）倒V形畸形导致鼻背美学线条中断

倒 V 形畸形的原因

进行驼峰截除术后在以下情况下会发生畸形：

（1）在鼻骨和上外侧软骨驼峰截除术中，上外侧软骨向内侧的移动度比鼻骨更大（图16.85）。

（2）即使在上外侧软骨从鼻中隔驼峰处游离后行复合（整块）切除，也可能因为切除鼻中隔驼峰中的鼻背中隔侧翼（例如，去除增厚的鼻背中隔）或缩窄鼻骨而导致这种畸形（图16.86）。

正确分段切除鼻背的大驼峰后，可能需要截骨以关闭开放的顶板或缩窄过宽的鼻骨。这会导致上外侧软骨向内侧移位，但并不一定导致鼻骨和上外侧软骨之间的倒V形畸形。上外侧软骨向内侧移位可减小内鼻阀宽度。即使驼峰分段切除术中保留了侧翼，术者也应做好使用撑开移植物的准备，以应对上外侧软骨向内侧移位。

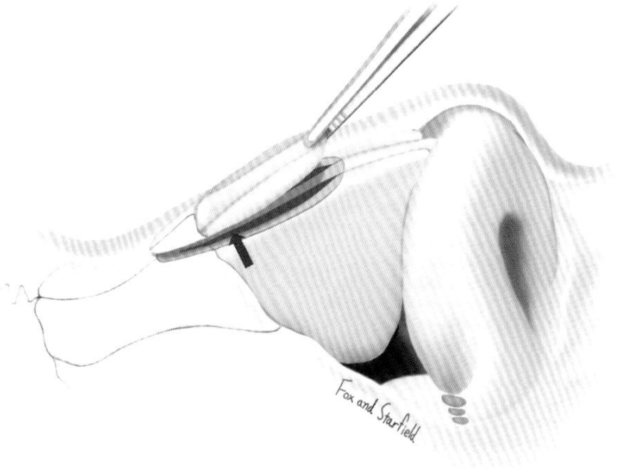

图16.85　驼峰复合（整块）切除术（Composite）

术后早期因水肿很难发现倒V形畸形。随着水肿逐渐消退，畸形会在术后数周至数年后出现。如果术者不确定术后情况，则建议植入撑开移植物。

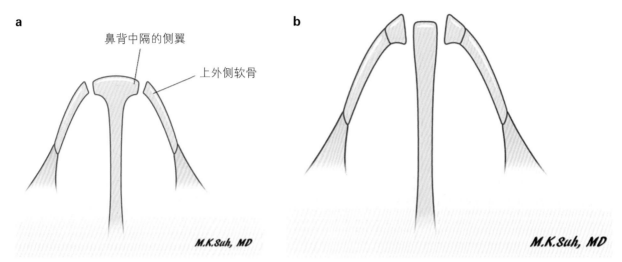

图16.86 驼峰分段切除术（component）。（a）分段切除时，鼻背中隔的侧翼可能被纳入鼻背驼峰的切除范围，这将减小鼻背宽度并导致倒V形畸形。（b）正确的分段切除术中，鼻背中隔的侧翼保留到上外侧软骨上

内鼻阀功能不良测试

倒V形畸形可能伴有内鼻阀功能不良。

两种方式可测试内鼻阀功能。一是Cottle试验，操作方法是侧向牵引面颊软组织。若该操作可以改善鼻阻塞的症状，则提示内鼻阀狭窄（请参阅第1章）。但是，Cottle试验无法区分内鼻阀功能不良与外鼻阀功能不良、鼻中隔偏曲或下鼻甲肥大。可检测内鼻阀功能不良的特异性更高的试验是改良的Cottle试验，操作方法是使用棉签从鼻腔内抬起上外侧软骨。如果该操作减轻鼻塞，则提示试验阳性即内鼻阀功能不良。

矫正方法

撑开移植物

撑开移植物通过扩大鼻中隔软骨和上外侧软骨之间的空间来矫正倒V形畸形和内鼻阀塌陷。该移植物为一块插入鼻中隔背侧和上外侧软骨之间的细长软骨。它充当隔离物，向外推动上外侧软骨并增大上外侧软骨与鼻中隔之间的角度（图16.87、图16.88）。该移植物的理想来源是鼻中隔软骨。也可使用耳软骨或肋软骨制备。制备的移植物高3mm，长1~2cm，宽1~3mm。

将上外侧软骨与鼻中隔背侧分离后，二者之间双侧插入撑开移植物。移植物长度从鼻骨达到上外侧软骨的尾侧缘。如果两侧上外侧软骨塌陷不均匀，则两侧撑开移植物的宽度也会不同，以弥补两侧差异。

使用5-0 PDS缝线行双重水平褥式缝合固定移植物。若无可用的鼻中隔软骨时，可使用肋软骨或耳软骨。

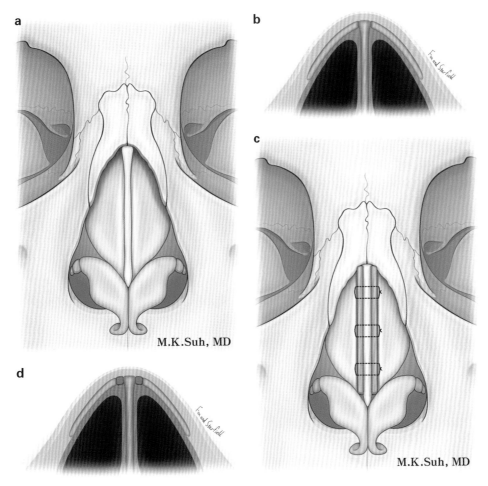

图16.87 撑开移植物矫正倒V形畸形。（a、b）倒V形畸形。（c、d）鼻中隔背侧和上外侧软骨之间双侧插入撑开移植物

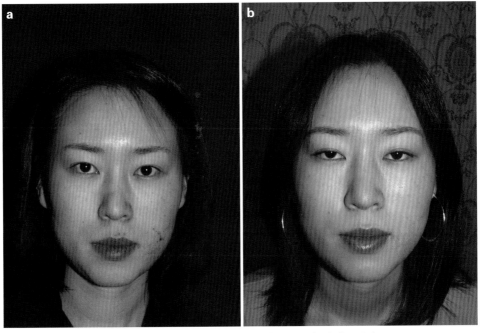

图16.88 双侧撑开移植物矫正倒V形畸形。（a）术前照片。（b）术后3个月照片

修饰

对于薄皮肤的患者，撑开移植物可改善内鼻阀功能不良的问题，但不能解决鼻骨和上外侧软骨之间可见的倒V形凹陷。从解剖学上讲，这种凹陷由上外侧软骨头侧缘与鼻骨尾侧缘的重叠引起（图16.89）。一些没有鼻整形史或没有功能问题的患者，透过其薄的鼻背皮肤可见倒V形凹陷，他们要求矫正这种凹陷。对于此类患者，撑开移植物不能解决问题，但沿凹陷线植入软骨移植物有助于修饰外观（图16.90、图16.91）。

此外，倒V形线可能会在植入撑开移植物后很长时间后才出现，可通过修饰技术解决（图16.92）。因此，患者术前应了解倒V形畸形矫正术后可能需要再次手术修复。对于薄皮肤的患者，修饰技术应与撑开移植物联合使用（图16.93）。

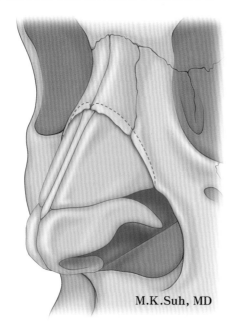 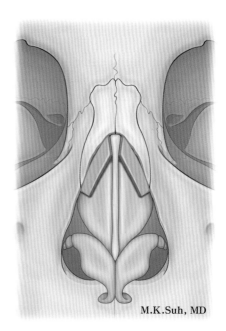

图16.89 解剖学上，鼻骨尾侧缘与上外侧软骨头侧缘重叠　　**图16.90** 倒V形凹陷的修饰技术

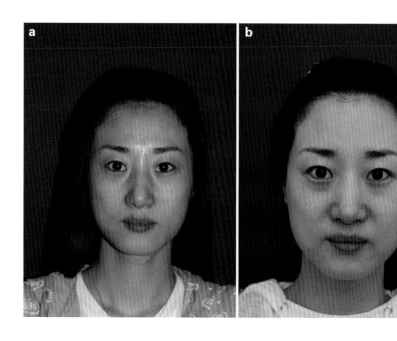

图16.91 明显的倒V形凹陷的矫正。（a）术前照片显示倒V形凹陷明显，使用同种异体真皮移植物修饰。（b）术后2年照片

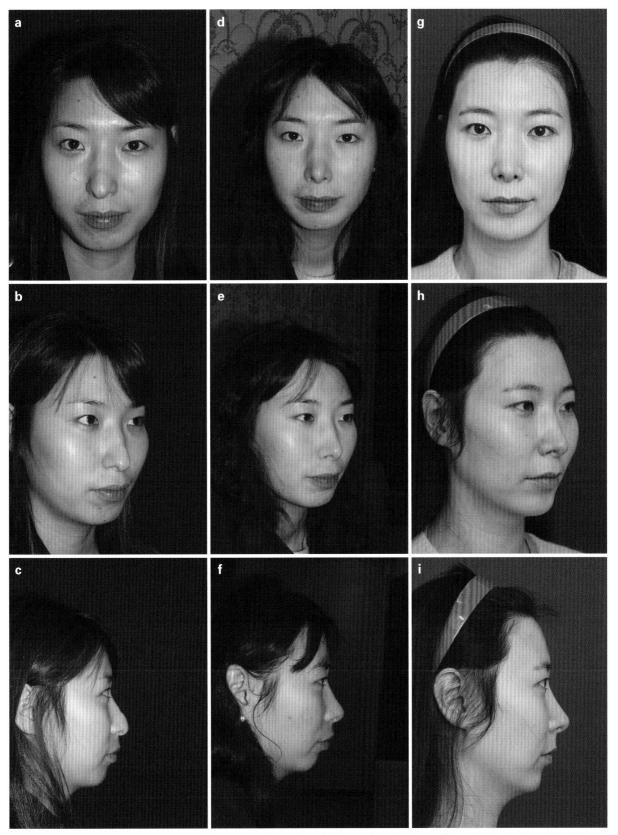

图16.92　矫正倒V形畸形。（a~c）该患者有驼峰截除术和鼻尖成形手术史，就诊时的表现包括倒V形畸形、鼻背不规则、鹦鹉嘴畸形和鼻尖下垂。施行撑开移植物植入术（鼻中隔软骨）、鼻背驼峰截除术和鼻尖修复手术（使用鼻中隔软骨制备的鼻小柱支撑移植物）。（d~f）术后4年，患者倒V形畸形复发但程度较轻，通过修饰技术（沿凹陷浅植入耳软骨盖板移植物）解决。（g~i）修饰术后6年

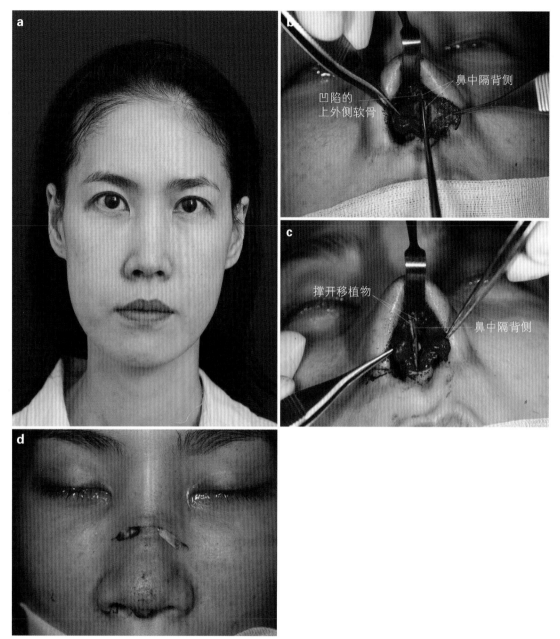

图16.93　联合使用撑开移植物和盖板移植物。（a）该患者有先天性倒V形凹陷，单纯为了美观，要求进行手术。（b）将上外侧软骨与鼻中隔背侧分离。（c）双侧植入撑开移植物（耳软骨）。（d）沿凹陷线植入耳软骨移植物

张开移植物（Splay graft）

　　张开移植物由耳软骨制备，用于上外侧软骨重度塌陷（图16.94）。从两侧上外侧软骨的下方（即腹侧）解剖剥离黏软骨膜。将移植物插入黏软骨膜与上外侧软骨下表面之间。如果鼻中隔背侧已存在塌陷或缺陷，则可使用张开移植物填充缺陷区。如果鼻中隔背侧不低，张开移植物会引起鼻背驼峰。因此，在放置张开移植物之前应先降低鼻中隔。

　　将张开移植物放置于左右上外侧软骨的深面，通过移植物的固有弹性抬高上外侧软骨，从而矫正中鼻拱塌陷并扩大内鼻阀。但是，该移植物的强大的张开作用可能会导致鼻背的尾部过度扩张。

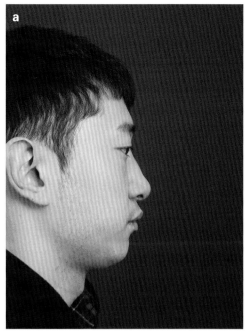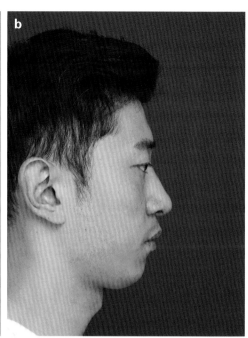

图16.103　鼻尖上区凹陷复发。（a）该患者鼻尖上区凹陷，利用耳软骨盖板移植物矫正。（b）术后5个月内凹陷复发，但程度较轻

修复解剖结构

Ⅱb型和重度鞍鼻即Ⅲ型需使用撑开移植物和鼻中隔支撑（肋软骨）重建中鼻拱（L形支架）（图16.104）。悬臂移植物（Cantilever graft）的缺点是骨性鼻背高度变化和鼻根螺钉内固定。为了避免这些问题，笔者倾向于重建鼻中隔L形支架，形式可以是一个整体或分成两部分（撑开移植物和鼻中隔支撑移植物）。

切取肋软骨，制成纵向薄片，置于抗生素溶液中待其弯曲。将一对弯曲、对称的软骨片雕刻成长的撑开移植物，插入鼻背中隔头侧残端的两侧。

肋软骨移植物近端在鼻骨下方往头侧延伸，固定在剩余的鼻中隔软骨上。或者将鼻骨的尾缘切成楔形，将移植物近端固定于楔形尾缘。如果鼻中隔残端不稳定，将肋软骨头端放在鼻骨下方，并用一缝线穿过在鼻骨上钻的孔之后缝扎固定（图16.105）。延伸的撑开移植物可增强内鼻阀的功能。

将较短且直的肋软骨切片置于两侧鼻中隔延伸移植物远端之间。此为固定型鼻小柱支撑移植物，应足够宽（10～15mm），可将鼻小柱–上唇角向下推并突出鼻尖。鼻中隔支撑缝合到前鼻棘上或前鼻棘的前方。上颌骨前区（Premaxilla）的牢固固定对L形支架的稳定重建非常重要。上牙龈切口可能更方便固定缝合。鼻小柱支撑移植物的前端和尾缘相对于撑开移植物尾端更靠前方和尾部，以突出鼻尖和鼻小柱（图16.106）。将上外侧软骨悬挂缝合于肋软骨移植物上。加固鼻中隔L形支架是形成稳固合适的鼻尖和鼻小柱突出度的基础。可使用软骨盖板或盾牌移植物进一步增加鼻尖突出度。

图16.107是使用上述技术重建鼻中隔L形支架结构的示例。

使用较长的肋软骨（取自第7肋骨或第8肋骨）则无须使用榫卯型移植物，并能用单块式（Single-block）移植物技术（图16.108）。该方法采用能同时支撑鼻背和鼻尖的单块式移植物。该手术的操作细节会根据中鼻拱的完整性情况、鼻中隔剩余支撑结构的状况、鼻尖和鼻小柱完整性以及所切取的肋软骨的状态而有所不同。

术者必须克服想使用修饰技术处理Ⅱa型畸形的冲动。施行该方案后导致鞍鼻畸形长时间内进展。笔者建议，条件允许情况下尽量对Ⅱa型进行解剖结构重建（图16.109）。

鼻整形医生有时很难抉择，是单纯放置鼻背盖板移植物以进行修饰，还是使用肋软骨移植物重建鼻背支撑结构。单纯放置鼻背盖板移植物手术时间短、恢复快。但是，修饰技术无法修复任何潜在的薄弱的结构，可能导致进行性鼻背塌陷，而这将需再次施行修复术。

用肋软骨重建坚固的支撑结构，需要的手术时间长，恢复延迟。缺点是供区并发症，软骨弯曲和鼻尖非常硬。为了使肋软骨重建L形支架时的鼻尖柔软且活动度好，可以将撑开移植物尾端的支撑移植物（肋软骨）向头侧移位，不接触下外侧软骨，而鼻小柱支撑移植物和防旋转移植物（耳软骨）向尾侧移位，以抬高鼻尖。

塌陷的前庭和外鼻阀需植入鼻翼缘支撑移植物（Support graft）矫正。

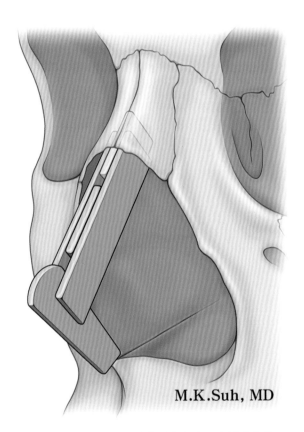 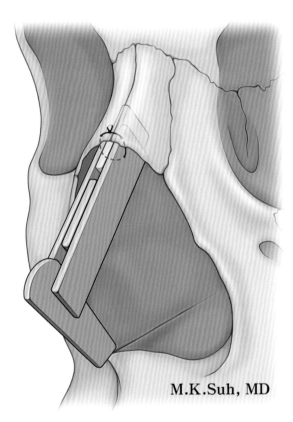

图16.104　使用撑开移植物和鼻中隔支撑移植物（Septal strut）重建L形支架　　**图16.105**　在鼻骨上钻孔之后，将移植物的头端固定在鼻骨上

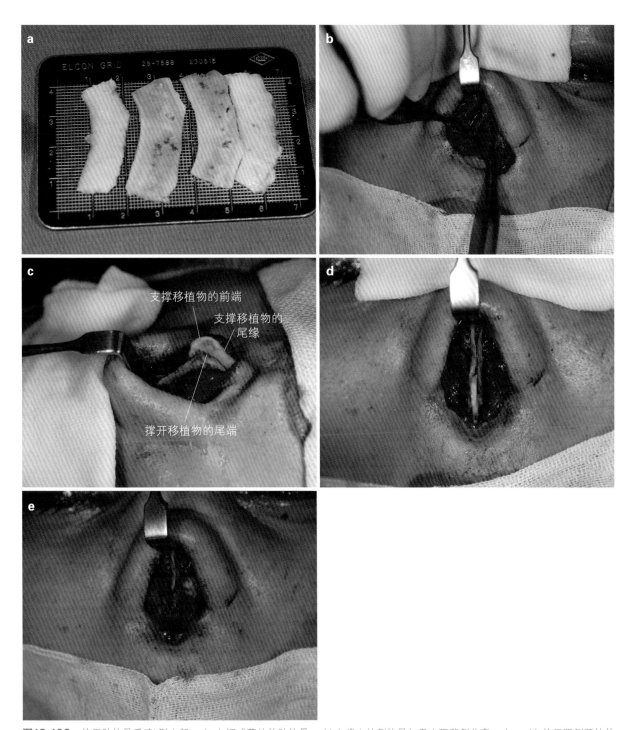

图16.106　使用肋软骨重建L形支架。（a）切成薄片的肋软骨。（b）将上外侧软骨与鼻中隔背侧分离。（c、d）使用双侧延伸的撑开型鼻中隔延伸移植物和鼻小柱支撑移植物重建鼻背中线。鼻小柱支撑移植物的前端和尾缘相比于撑开移植物的尾端分别更靠前方和尾侧。（e）将下外侧软骨固定在支撑移植物上

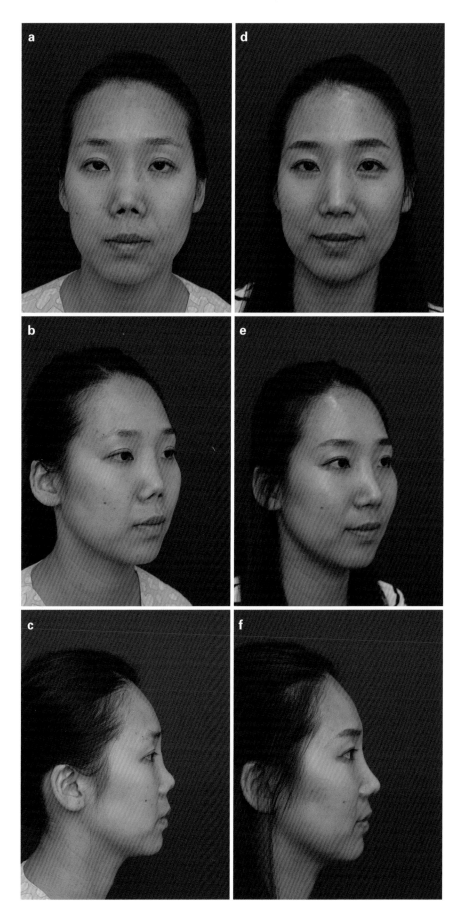

图16.107 重建L形支架矫正鞍鼻。（a~c）该患者有Ⅲ型鞍鼻和短鼻，接受使用延伸的撑开移植物和鼻小柱支撑移植物（肋软骨）的鼻中隔L形支架重建术，以及截骨术和鼻背增高术（真皮脂肪移植物）。（d~f）术后照片

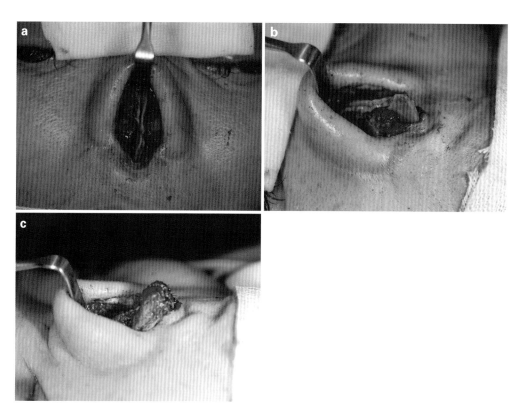

图16.108　利用多个单块式肋软骨移植物重建L形支架。（a、b）双侧移植物的每个移植物由一块肋软骨片制成。将这些移植物以撑开移植物方式放置，无须采用用于放置多块移植物时所需要的榫卯技术。（c）将上、下外侧软骨固定在肋软骨移植物上

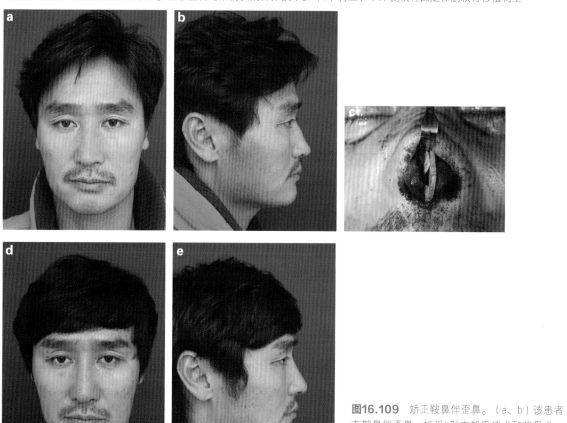

图16.109　矫正鞍鼻伴歪鼻。（a、b）该患者有鞍鼻伴歪鼻，接受L形支架重建术和截骨术。（c）使用肋软骨重建鼻中隔L形支架。（d、e）术后照片显示鼻轴笔直且无鞍鼻畸形

鼻背增高

对于鼻背低平的患者，除了重建中鼻拱，还需行鼻背增高术。使用上述技术稳固L形支架和鼻尖的位置。坚固稳定的L形支架和牢固的鼻尖形态是增高鼻背的基础，因此将鼻背增高术放到最后一步来施行。

使用额外的移植物或假体增高鼻背。增高材料包括块状肋软骨、用颞筋膜包裹的颗粒软骨、真皮脂肪、筋膜、IHCC和各种假体。

自体组织是矫正鞍鼻的理想选择。大幅增高鼻背（Major dorsal augmentation）时，在各种自体组织中，首选实体块状肋软骨移植物（图16.110）。笔者认为硅胶假体或膨体假体也可。

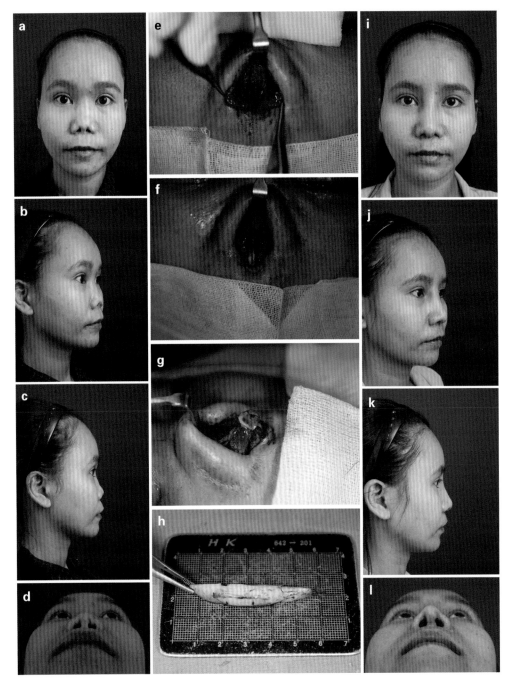

图16.110 块状肋软骨移植物矫正鞍鼻。（a～d）Ⅲ型鞍鼻。（e）术中探查见大部分的鼻中隔支撑结构缺失。（f）用肋软骨重建L形支架。（g）将下外侧软骨缝合到L形支架上。将鼻尖盖板移植物置于穹隆顶。（h）三段式块状肋软骨移植物，准备用于增高鼻背。（i～l）术后1个月照片

矫正Ⅳ型鞍鼻

Ⅳ型鞍鼻是鼻中隔塌陷终末期的表现。该阶段的鼻中隔塌陷不仅伴有软骨性穹隆的完整性完全消失，而且还有骨性穹隆的破坏和鼻衬里重度挛缩。特征是整个鼻背扁平，鼻尖短而翘，鼻尖突出度降低，鼻小柱缩短和鼻阀功能问题。重建此类重度鞍鼻通常需要使用鼻背悬臂移植物（Cantilever graft）和鼻小柱支撑移植物。

笔者用第7肋软骨雕刻以榫卯方式相接的一个实体块状鼻背移植物（第7肋软骨）和一个鼻小柱支撑移植物（图16.111）。第7肋骨可提供最直、最长的软骨块。将鼻背移植物插入鼻背移植床，并使用经皮克氏针固定，7天后移除克氏针。

综上所述，矫正鞍鼻需逐步进行。L形支架的重建和稳定是鞍鼻矫正的关键，是重新定位鼻尖和鼻小柱的基础。反过来，牢固稳定的中鼻拱和恰当的鼻尖是增高鼻背的关键。这些结构的逐步重建可打造长期稳定的美学轮廓，抵抗瘢痕组织的挛缩力量。

尽管逐步重建，但结构不稳定、老化以及挛缩力可能会导致中鼻拱轻微塌陷。第一种减少该并发症可能性的方法是牢固固定移植物的头侧，并将固定型鼻小柱支撑移植物固定于前上颌骨（Premaxilla）。如果移植物近端（头侧）无法很好地固定，则应在鼻骨上钻孔，用金属丝固定移植物。也可将移植物当作悬臂移植物来操作，代替鼻骨打孔。另一种减少中鼻拱塌陷的方法是尽量减少各类瘢痕。瘢痕挛缩力量非常大，因此减少瘢痕的措施非常重要。为此，必须在最佳时机进行手术，解剖范围尽量小且操作要温和，还要预防感染、术后用药，以最大限度地减少挛缩的发生风险。

外科医生和患者都应了解鞍鼻矫正的复杂性，以及由老化和瘢痕挛缩所导致的鼻框架弱化的意外问题。双方都必须明白，将来可能需要施行修复手术，但修复手术不应被视为先前手术的失败，而应视作复杂的愈合过程导致的不可预料的结果。

辐射处理的同种异体肋软骨（IHCC，尸体软骨）矫正鞍鼻

矫正重度鞍鼻时，重建L形支架的最佳移植物来源是自体肋软骨。相比之下，辐射处理的同种异体肋软骨（IHCC）的显著缺点是吸收率不可预测，还可能出现骨折和感染。鞍鼻畸形患者已遭受诸多痛苦，不仅承受着畸形带来的巨大社会心理压力，而且还经历了多次手术。因此，在进行鞍鼻矫正时，术者必须尽可能让手术接近完美。基于这些原因，鞍鼻大规模重建中不应使用IHCC，除非遇到肋软骨严重钙化或骨化的不得已的情况。

Daniel认为，尸体软骨会在植入后15年内完全吸收。根据Toriumi的观点，对于非结构性移植物（例如，鼻背移植物和鼻根移植物），使用IHCC是合理的。如果将IHCC用于结构性移植物（例如，鼻小柱支撑移植物或鼻中隔尾侧延伸移植物），则移植物吸收可能会影响鼻尖位置、鼻尖轮廓或鼻功能。然而，笔者认为，IHCC移植物的缺点可通过提高移植物质量和术者技术水平来克服（图16.112）。在极少数情况下，由于无法获得自体肋软骨，无法避免使用IHCC。

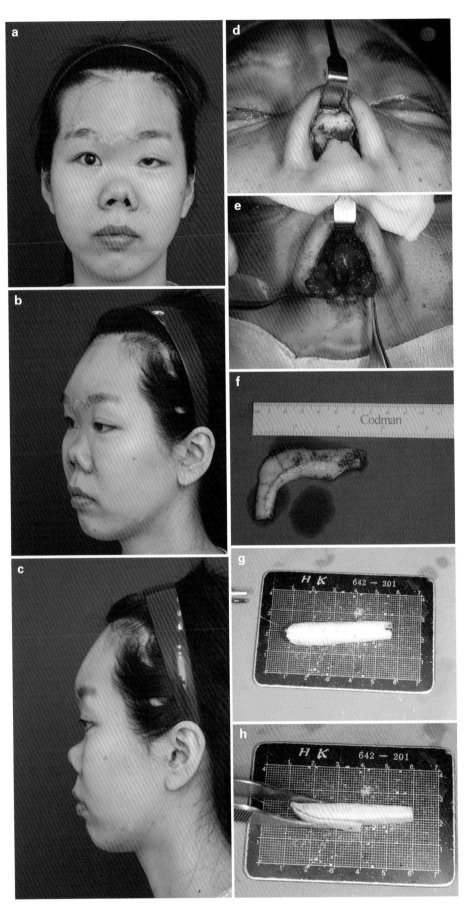

图16.111 矫正Ⅳ型鞍鼻。（a~c）该患者发生车祸，中面部严重外伤。就诊时表现为鞍鼻、鼻骨塌陷和鼻尖上翘。（d、e）将下外侧软骨从瘢痕组织游离，向尾侧旋转。鼻中隔支撑消失。（f）切取一块肋软骨。（g、h）雕刻一块双层肋软骨，用于增高鼻背（约10mm）。（i、j）为了加长上翘的鼻尖，将一小块肋软骨以榫卯方式连接到鼻背移植物的尾端。（k）移植物放置到位。（l、m）将下外侧软骨缝合到移植物的尾端。（n~p）重建术后2年照片

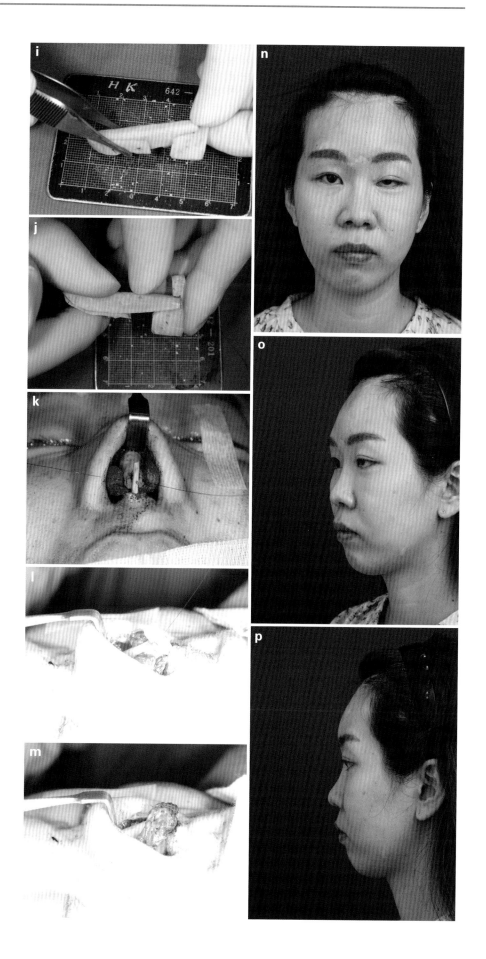

图**16.111**（续）

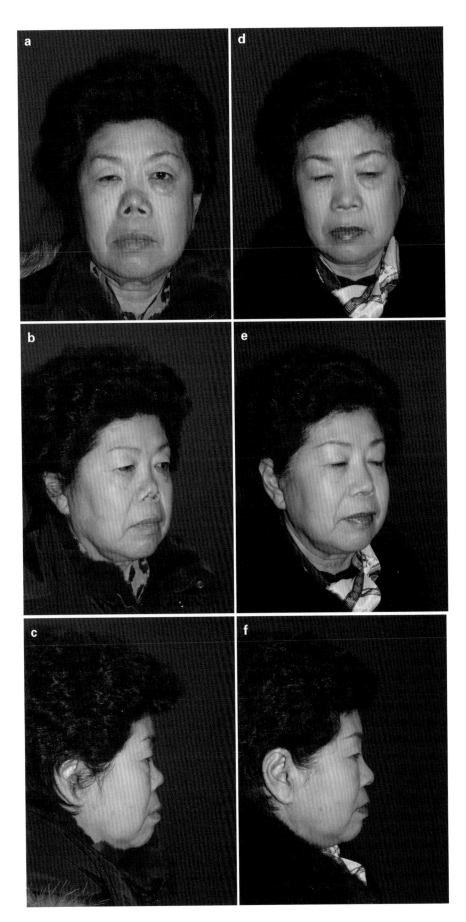

图16.112　IHCC矫正鞍鼻。（a~c）该患者有重度鞍鼻畸形，其肋软骨钙化过度无法用作移植物。因此使用IHCC重建L形支架。（d~f）术后照片

　　遵循以下建议可尽可能降低IHCC的吸收率。首先，应选择IHCC致密的外部区域。在一整块IHCC中软骨密度各不相同，外部区域更密实。IHCC的内部较脆，变质可能性较高，应丢弃。其次，雕刻后应彻底清洁移植物以减少固有免疫应答，这十分重要。雕刻IHCC会破坏腔隙，导致软骨细胞暴露，细胞外出现细胞碎片，如DNA、RNA、脂质和碳水化合物，这些物质可以诱导固有免疫应答。清洁移植物将减少可引起移植物吸收的免疫反应。再次，固定移植物时，应特别注意避免IHCC移植物的断面暴露过多，尤其是鼻中隔延伸移植物。暴露可能导致对移植物软骨细胞产生免疫原性反应。移植物上的少量穿孔不会带来大问题，因为任何免疫反应都将局限于孔的切割表面。但是，切割针穿孔太多可能会导致结构脆弱，继而引起移植物断裂。多处断裂可能导致移植物不稳定或完全吸收。因此，谨慎的做法是，使用圆针，以固定所需最少量的针数缝合固定移植物。IHCC移植物的尖端部分不应直接缝合，以免撕脱断裂。建议环绕缝合（Wraparound suture）。此外，最好使用无齿镊，以避免在移植物表面产生微小创伤。

参考文献

[1] Guyuron B, Michelow BJ, Englebardt C. Upper lateral splay graft. Plast Reconstr Surg. 1998;102(6):2169–2177.

[2] Becker DG. My personal philosophy of revision rhinoplasty. In: Becker DG, Park SS, editors. Revision rhinoplasty. New York: Thieme; 2007.

[3] Bjornsson AS, Didie ER, Phillips KA. Body dysmorphic disorder. Dialogues Clin Neurosci. 2010;12(2):221–232.

[4] Son D, Kwak M, Yun S, et al. Large auricular chondrocutaneous composite graft for nasal alar and columellar reconstruction. Arch Plast Surg. 2012;39(4):323–8.

[5] Russo de la Torre F. Retroauricular revolving door island flap. Actas Dermosifiliogr. 2012;103(8):737–738.

[6] Daniel RK, Brenner KA. Saddle nose deformity: a new classification and treatment. Facial Plast Surg Clin North Am. 2006;14(4):301–312.

[7] Durbec M, Disant F. Saddle nose: classification and therapeutic management. Eur Ann Otorhinolaryngol Head Neck Dis. 2014;131(2):99–106.

[8] Byrne PJ, Walsh WE, Hilger PA. The use of "inside-out" lateral osteotomies to improve outcome in rhinoplasty. Arch Fac Plast Surg.2003;5:251–255.

[9] Sciuto S, Bianco N. Surgical correction of "rhinoplastic look". Acta Otorhinolaryngol Ital. 2013;33(3):177–182.

[10] Gunter JP, Rohrich RJ. Correction of the pinched nasal tip with alar spreader grafts. Plast Reconstr Surg. 1992;90(5):821–829.

[11] Clark JM, Cook TA. The 'butterfly' graft in functional secondary rhinoplasty. Laryngoscope. 2002;112(11):1917–1925.

[12] Jung DH, Kim BR, Choi JY, et al. Gross and pathologic analysis of long-term silicone implants inserted into the human body for augmentation rhinoplasty: 221 revision cases. Plast Reconstr Surg. 2007;120(7):1997–2003.

[13] Honda Y, Tanizaki H, Otsuka A, et al. Calcinosis cutis long after rhinoplasty with silicone. Case Rep Dermatol. 2014;6(3):288–290.

[14] Kim SK, Kim JC, Lee KC, et al. Correction of the supratip deformity of the nose. Aesthet Surg J. 2012;32(8):943–955.

[15] Hanasono MM, Kridel RW, Pastorek NJ, Glasgold MJ, Koch RJ. Correction of the soft tissue pollybeak using triamcinolone injection. Arch Facial Plast Surg. 2002;4:26–30. discussion 31

[16] Guyuron B, DeLuca L, Lash R. Supratip deformity: a closer look. Plast Reconstr Surg. 2000;105:1140–1151. discussion 1152-1153

[17] Tosun F, Arslan HH, Hidir Y, et al. Subcutaneous approximation suture for preventing soft tissue pollybeak deformity. Am J Rhinol Allergy.2012;26(4):e111–e114.

[18] Hyun SM, Jang YJ. Treatment outcomes of saddle nose correction. JAMA Facial Plast Surg. 2013;15(4):280–286.

[19] Young K, Rowe-Jones J. Current approaches to septal saddle nose reconstruction using autografts. Curr Opin Otolaryngol Head Neck Surg.2011;19(4):276–282.

[20] Ahmed A, Imani P, Vuyk HD. Reconstruction of significant saddle nose deformity using autogenous costal cartilage graft with incorporated mirror image spreader grafts. Laryngoscope. 2010;120(3):491–494.

[21] Bilen BT, Kilinc H. Reconstruction of saddle nose deformity with three-dimensional costal cartilage graft. J Craniofac Surg. 2007;18(3):511–515.

[22] Tardy ME Jr, Schwartz M, Parras G. Saddle nose deformity: autogenous graft repair. Facial Plast Surg. 1989;6(2):121–134.

[23] Pribitkin EA, Ezzat WH. Classification and treatment of the saddle nose deformity. Otolaryngol Clin N Am. 2009;42(3):437–461.

[24] Suh MK, Lee KH, Harijan A, Kim HG, Jeong EC. Augmentation rhinoplasty with silicone implant covered with acellular dermal matrix. J Craniofac Surg. 2017;28(2):445–448.

[25] Won TB, Jin HR. Immediate reconstruction with autologous cartilage after removal of infected alloplast in revision rhinoplasty. Otolaryngol Head Neck Surg. 2012;147(6):1054–1059.

[26] Lo S, Sinrachtanant C. Immediate autologous fat graft augmentation rhinoplasty after removal of extruding or infected silicone implant. Clin Otolaryngol. 2012;37(4):333–334.

[27] Raghavan U, Jones NS, Romo T III. Immediate autogenous cartilage grafts in rhinoplasty after alloplastic implant rejection. Arch Facial Plast Surg. 2004;6:192–196.

[28] Peled ZM, Warren AG, Johnston P, Yaremchuk MJ. The use of alloplastic materials in rhinoplasty surgery: a meta-analysis. Plast Reconstr

Surg. 2008;121:85e–92e.

[29] Lam SM, Kim YK. Augmentation rhinoplasty of the Asian nose with the "bird" silicone implant. Ann Plast Surg. 2003;51:249–256.

[30] Sheen JH, Sheen AP. Problems in secondary rhinoplasty: alloplastics. In: Sheen JH, Sheen AP, editors. Aesthetic rhinoplasty. St. Louis, MO:CV Mosby; 1987. p.1365–1440.

[31] Clark JM, Cook TA. Immediate reconstruction of extruded alloplastic nasal implants with irradiated homograft costal cartilage. Laryngoscope. 2002;112:968–974.

[32] Suh MK, Ahn ES, Kim HR, et al. A 2-year follow-up of irradiated homologous costal cartilage used as a septal extension graft for the correc-tion of contracted nose in Asians. Ann Plast Surg. 2013;71:45–49.

[33] Robitschek J, Hilger P. The saddle deformity: camouflage and reconstruction. Facial Plast Surg Clin North Am. 2017;25(2):239–250.

[34] Garcia AM, Villa MV, Escudero ME, Gomez P, et al. Use of nasal mupirocin for staphylococcus auresus: effect on nasal carriers and nosoco-mial infectinos. Biomedica. 2003;23(2):173–179.

[35] Inanli S, Sari M, Baylancicek S. The use of expanded polytetrafluoroethylene (gore-Tex) in rhinoplasty. Aesthet Plast Surg. 2007;31(4):345–348.

[36] Gryskiewicz JM. Waste not, want not: the use of AlloDerm in secondary rhinoplasty. Plast Reconstr Surg. 2005;116(7):1999–2004.

[37] Gryskiewicz JM, Rohrich RJ, Reagan BJ. The use of alloderm for the correction of nasal contour deformities. Plast Reconstr Surg.2001;107(2):561–570. discussion 571

[38] Jackson IT, Yavuzer R. AlloDerm for dorsal nasal irregularities. Plast Reconstr Surg. 2001;107(2):553–558. discussion 559–560.

[39] Suh MK, Lee SJ, Kim YJ. Use of irradiated homologous costal cartilage in rhinoplasty: complications in relation to graft location. J Craniofac Surg. 2018 Mar 8. Doi: 10.1097/SCS.0000000000004440. [Epub ahead of print].

鼻整形术并发症

第17章

本章讨论鼻整形术的多种并发症。

术中出血

严重的出血不仅会干扰手术本身，还会导致术后出现淤斑和肿胀，从而延迟术后恢复。这会使鼻整形术后效果变得更糟糕，特别是鼻尖成形术的效果。在亚洲人中，球形鼻尖矫正术中大量出血和水肿可导致瘢痕组织显著增加和鼻尖形状不佳。因此，术中止血的重要性再强调也不为过。

意外及活动性出血主要发生于鼻中隔相关操作。若发生此类出血，抽吸血液的同时识别破裂的血管并使其凝结。如果由于出血量过大无法找到血管，则用浸泡生理盐水和1∶40 000肾上腺素的纱布铺在术区暂时控制出血来源，以进行探查。请麻醉医生降低血压也可协助止血。

在各类截骨术中，外侧截骨术最常出血。如果可能，应从截骨术切口直视出血的血管并将其凝结。但是，大多数情况下无法看到出血的血管，但可凭借鼻内填塞和外部压迫而使其停止流血。静脉输注去氨加压素（DDAVP）是非常有效的辅助止血措施。

去氨加压素对内源性凝血障碍患者，阿司匹林、非甾体抗炎药（NSAID）、中草药所致凝血障碍患者以及无明显凝血问题的出血患者也有效。Guyuron等报道了去氨加压素在颌面外科手术和鼻衄治疗中的应用，对相关领域做出重要贡献。建议的剂量为0.3μg/kg，注射20min后发挥止血作用。他们还报道，去氨加压素0.3μg/kg静脉滴注30min内滴完可以成功控制门诊鼻部手术后持续鼻出血，而无须采取其他措施。对于发生术中出血而传统的外科止血方法无法控制其出血的患者，该组学者一直将去氨加压素静脉注射用作一种有效的替代疗法。

通常，出血率比预期更高时，术者应怀疑血压是否升高。尽管使用了降压药，但由于肾上腺素注射、手术压力和/或疼痛，患者在术中血压通常也会升高。此外，未确诊的高血压患者对肾上腺素和疼痛刺激高度敏感，控制出血的难度增加。因此，控制血压以尽可能减少术中出血至关重要。

© Springer Nature Singapore Pte Ltd. 2018

M. K. SUH, Atlas of Asian Rhinoplasty, https://doi.org/10.1007/978-981-10-8645-8_17

术后早期出血

鼻整形术后早期的大多数鼻出血是由于术后疼痛引起的血压升高。因此，术后疼痛的管理是维持正常血压的重要组成部分。静脉镇静引起的恶心是导致血压升高和出血的另一个常见原因，应嘱患者服用止吐药。任何出现恶心的患者都应评估水化作用是否充分，充分的水化作用对肾脏清除麻醉药很重要。若水化作用充分但恶心症状持续存在，笔者通常会给予10mg甲氧氯普胺（胃复安）静脉注射。对于出现更严重的恶心症状的患者或出现呕吐的患者，给予昂丹司琼/恩丹西酮静脉推注（即一次性快速注射），随后在恢复期给予连续输液。

空腹口服抗生素或止痛药是导致恶心的另一个因素，应指导患者饭后服用药物。

患者鼻腔轻微出血时，应保持头部抬高。在进行任何可能导致不适或疼痛的操作之前，应给予患者去氨加压素静脉输注。大多数潜在的出血都可以通过去氨加压素静脉输注来控制。Guyuron等报道称，静脉使用去氨加压素有效地控制了鼻及鼻中隔成形术或鼻甲切除术后出血，而无须鼻腔填塞或烧灼等侵入性操作。

如果去氨加压素输注不能有效控制出血，则必须确定出血来源。如果出血源自鼻中隔，则应填塞压迫10～20min。如果出血源自外侧截骨部位，则外侧鼻翼/鼻骨基底的内外面均需加压包扎。

如果出血未能控制，去除填塞和夹板。小心吸出血块，确定出血点。鼻中隔黏膜或鼻甲黏膜的出血应进行烧灼和填塞。如果出血不是源自黏膜，而是来自术区，则应将患者带回手术室进行探查。如有必要，内镜下结扎蝶腭动脉以及筛前、筛后动脉。当所有措施均未能控制出血时，应会诊介入放射科医生，以施行急诊血管造影栓塞治疗。

术后迟发血肿

术后血肿显著影响手术结果（图17.1）。鼻尖血肿可导致纤维化，从而改变鼻尖的构造和形状。必须彻底清除所有血肿，这一点极其重要。

局限于鼻背的血肿1周后会液化，可以被吸出。但伴发的鼻尖血肿，需通过重新打开鼻内切口的一小部分来去除，需要放置引流管。

鼻中隔血肿可引起鼻中隔穿孔、鼻中隔纤维化、鼻塞和鼻中隔脓肿（图17.2、图17.3）。一旦发现鼻中隔血肿，应立即用18号针头抽吸。抽吸后的鼻中隔应使用夹板或填塞材料压迫。如果抽吸血肿困难，可在鼻中隔尾侧黏膜做一小切口，以进入和清除血肿，而后压迫该区域。

双侧鼻中隔血肿特别危险，需立即彻底清除。双侧鼻中隔血肿会减少经软骨膜弥散作用提供给鼻中隔软骨的营养，因而可能导致鼻中隔软骨坏死，形成鞍鼻。据报道，无血供的软骨在3天后会迅速吸收。

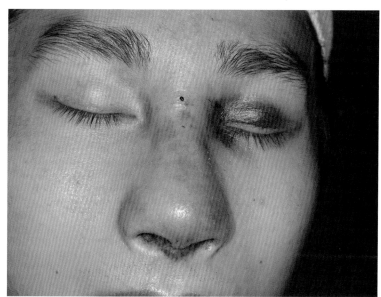

图17.1　鼻整形术后血肿

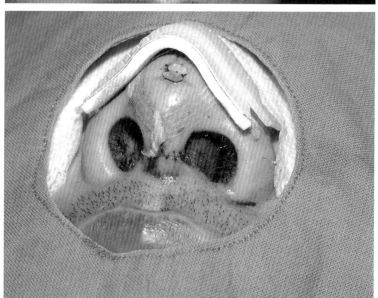

图17.2　鼻中隔血肿

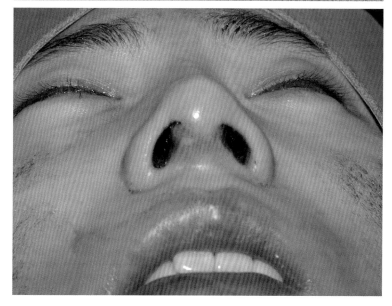

图17.3　鼻中隔感染

键石区急性损伤（L 形支架骨折）

鼻中隔软骨与垂直板的交界易受伤。在黏膜下切除术（SMR）或鼻中隔软骨切取过程中，过度切除软骨或对该区域施加过大压力会导致鼻背塌陷（图17.4）。

键石区的任何损伤都应立即修复。否则，鼻背塌陷会随着时间推移而加重。

如果骨折位于鼻中隔软骨背侧且易达到，直接缝合修复不困难。修复时还需使用撑开移植物。对于软骨–骨连接处的骨折，若可以充分暴露术区，也可修复。可在骨性鼻中隔上钻一孔，使用5-0尼龙线和撑开移植物直接进行缝合修复。多数情况下，术者只需用23号针头就可以在骨性鼻中隔上打孔。如果难以固定在骨性鼻中隔上，则可在鼻骨上钻孔，而后用5-0尼龙线将脱位键石区固定在鼻骨上。

高位骨性鼻中隔的头部骨折使用经皮克氏针复位，克氏针经过鼻骨和骨折部位尾侧的高位骨性鼻中隔。克氏针要保留3~4周。

如果鼻中隔背侧没有断裂但仍不稳定，则使用撑开移植物将鼻中隔背侧固定于上外侧软骨。这是因为上外侧软骨是附着在鼻骨上的牢固结构。

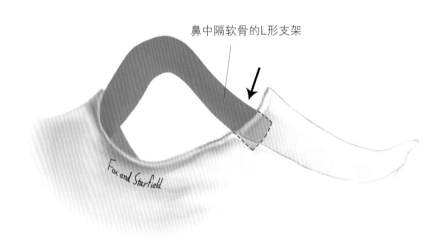

鼻中隔软骨的L形支架

图17.4 L形支架骨折

截骨术中鼻骨塌陷

驼峰切除术或截骨术时，需避免鼻骨不稳定和塌陷，这十分重要。如果鼻骨确实塌陷，将上外侧软骨重置于鼻中隔背侧可提供牵引力并稳定鼻骨。此时，应在鼻骨下方放置一个较长的撑开移植物。鼻骨下的鼻内间隙应填塞1~2周。

如果上外侧软骨的固定不能稳定塌陷的鼻骨，或者如果鼻中隔也塌陷，则应使用克氏针固定塌陷的部分2~3周。

感染

鼻整形术后感染通常很少见。据报道，亚洲人鼻整形术中假体相关感染的发生率高达5.3％，但不同术者之间差异显著。

　　若确实发生鼻整形术后感染，则不单纯为局部感染，还可能发展为中毒性休克综合征、心内膜炎、脑膜炎和脊柱骨髓炎。因此，应采取积极措施预防和治疗鼻整形术后感染，这一点再强调也不为过。

　　感染的最初症状和体征是疼痛、肿胀、发红、发热感和压痛（图17.5）。

　　发现感染后应立即静脉使用广谱抗生素并清除内部夹板。局限于软组织的局部感染（例如蜂窝织炎）可使用全身性抗生素治疗。但是，若形成脓肿，则需要手术引流。假体相关感染需要去除假体。未取出假体的情况下，抗感染治疗措施（如植入腔冲洗和抗生素）不仅无效，而且还会延长治疗时间，这会增加进一步发生并发症（如瘘管、瘢痕组织形成和挛缩）的机会。与任何感染一样，必须从任何可用的来源获取样本，进行微生物培养，以便确定抗生素敏感性。取出假体后，应使用混有抗生素的聚维酮碘（Betadine）溶液反复冲洗植入腔。使用刮匙除去周围的肉芽肿组织。如果假体包膜出现感染或肉芽肿，则需要将其去除。

　　抗生素敏感性试验的结果应决定抗生素方案。但如果在获取组织样本前已进行抗生素治疗，则培养可能无法鉴定病原体。如果培养结果无效并且经过1周的广谱抗生素治疗后感染没有显著改善，则应换用抗菌谱覆盖革兰阴性菌和假单胞菌的抗生素。

　　在亚洲人鼻整形术中，所使用的假体和同种异体移植材料种类广泛，而且患者通常有多次手术史。对于既往手术中使用的植入物，许多患者不了解或经常弄错。因此，经标准治疗而无法控制的长期感染，应怀疑是否存在不明异物。

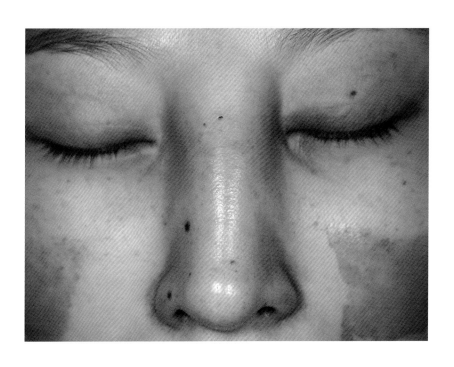

图17.5　鼻整形术后感染

鼻尖麻木

开放鼻整形术后，鼻尖和鼻小柱上部的感觉改变并不罕见。Thompson报道称，鼻整形术后65.3%的患者出现了某种程度的鼻尖麻木。其中2/3的患者术后3个月内麻木感消退。Jaberoo等报道称，26.2%的患者鼻尖麻木感一直持续到术后6个月。

鼻尖和鼻小柱上部的感觉由筛前神经的鼻外支支配，而鼻小柱下部和鼻翼的感觉则由眶下神经的上唇支支配（参见第1章，图1.22）。

开放鼻整形术中进行解剖时可能会损伤鼻外支。大多数鼻尖麻木在术后1年消退，可能是由于鼻外支再生或周围神经分支的侧支生长。手术前应始终向患者强调鼻尖麻木的可能性。

鼻塞

鼻整形术后早期恢复阶段，鼻塞较为普遍，其中大部分是由黏膜水肿和结痂引起的。鼻塞会随着水肿的消退而改善。大多数情况下，只需安抚患者，而不需要特殊治疗。如果患者主诉极度难受，鼻减充血剂可能会有效。然而，由于反弹作用，局部喷雾剂不应使用超过7天。

但是，水肿消退后仍然存在的鼻塞可能需要手术干预。但干预治疗需推迟到鼻整形术后1年，即瘢痕组织成熟后。

对于过敏性鼻炎和血管运动性鼻炎的患者，鼻整形术后可能会加重鼻涕。

需要手术干预的鼻塞包括：鼻中隔延伸移植物植入后鼻中隔偏曲，鼻骨过度狭窄，截骨导致的鼻甲内侧化（Turbinate medialization），内鼻阀塌陷，内鼻阀瘢痕形成和外鼻阀狭窄。

在呼吸周期中，空气流过鼻腔时与鼻内黏膜接触可为正常呼吸反馈感觉。但手术瘢痕可能削弱这种感觉，因此尽管没有解剖学上的鼻塞病因，患者仍会主诉鼻塞。对于这些患者，加宽气道（例如，鼻甲切除术）不会改善症状，甚至会使症状加重。

黏膜粘连

粘连是鼻中隔和鼻甲之间的瘢痕组织带，会导致鼻塞（图17.6）。黏膜粘连是鼻中隔手术、鼻甲手术、鼻窦手术、鼻腔填塞或外伤（例如挖鼻）的次要并发症，也可见于系统性疾病，例如结核病、狼疮和结节病。

粘连可用手术剪、电切或微型切削器（Microdebrider）切除治疗（图17.7）。电切应靠近鼻甲，以避免热损伤引起鼻中隔穿孔的潜在风险。可将一薄硅胶片插入粘连的两个相对创面之间，以防止相互接触。硅胶片应保持1~3周，直到痊愈，还应定期更换，以防止感染。

出血和感染是粘连手术可能出现的并发症。粘连切除后，必须检查鼻腔有无脓性分泌物。链球菌和葡萄球菌是鼻腔正常菌群的一部分。鼻腔放置硅胶片可导致鼻腔内这些细菌种类增多，继而可增加中毒性休克综合征的风险。硅胶片应每3~4天更换一次，而且患者应口服抗生素。叮嘱患者注意全身感染的临床表现，例如发热、头晕、头痛、呕吐、腹泻和皮疹。

患者中更常见。痤疮、过敏性鼻炎、吸烟、剧烈运动、晒伤和摄盐过多可能是加重因素，应尽量避免或减少。

为了预防，应通过胶带包扎以及全身和局部（病灶内）使用类固醇激素减少术后水肿。水肿过多的患者，临床上应尽早注射类固醇。

皮肤坏死

皮肤坏死可能由解剖分离不慎、鼻尖过度减容和电刀灼伤所致。也可能是加压包扎过紧造成的。皮肤坏死时需要包扎伤口，等待二期愈合。二期愈合后，应使用曲安奈德注射液和激光治疗皮肤。鼻尖或鼻小柱皮肤全层坏死可能需要使用（图17.10）复合移植物或局部皮瓣重建。

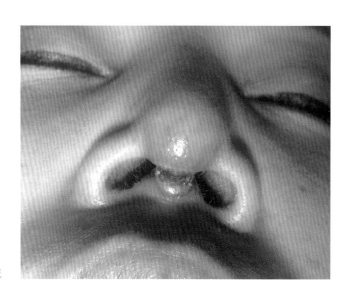

图17.10　鼻小柱皮肤全层坏死

参考文献

[1] 1. Yu SS, Cho PD, Shin HW, Rhee SC, Lee SH. A comparison between K-wire splinting and intranasal gauze packing in nasal bone fracture. J Craniofac Surg. 2015;26(5):1624–1627.

[2] Shemshadi H, et al. Olfector function following open rhinoplasty: a 6 month follow-up study. BMC Ear Nose Throat Disord. 2008;8:1–6.

[3] Kuan EC, Suh JD, Wang MB. Empty nose syndrome. Curr Allergy Asthma Rep. 2015;15(1):493–499.

[4] Leong SC. The clinical efficacy of surgical interventions for empty nose syndrome: a systematic review. Laryngoscope. 2015;125(7):1557–1562.

[5] Houser SM. Surgical treatment for empty nose syndrome. Arch Otolaryngol Head Neck Surg. 2007;133(9):858–863.

[6] Sozansky J, Houser SM. Pathophysiology of empty nose syndrome. Laryngoscope. 2014.

[7] Chhabra N, Houser SM. The diagnosis and management of empty nose syndrome. Otolaryngol Clin N Am. 2009;42(2):311–330.

[8] Wen F-B, Zhao S, Yang Y, et al. Empty nose syndrome may be the chief criminal behind many of the worst atrocities against rhinologic medical staff in China. J Surg Res. 2015;1(2):30.

[9] Jaberoo MC, De Zoysa N, Mehta NA, et al. A twin-center study of nasal tip numbness following septorhinoplasty or rhinoplasty. Ear NoseThroat J. 2016;95(2):e18–e21.

[10] Thompson AC. Nasal tip numbness following rhinoplasty. Clin Otolaryngol Allied Sci. 1987;12(2):143–144.

[11] Thomas SW, Baird IM, Frazier RW. Toxic shock syndrome following submucous resection and rhinoplasty. JAMA. 1982;247(17):2402–2403.

[12] Coursey DL. Staphylococcal endocarditis following septorhinoplasty. Arch Otolaryngol. 1974;99(6):454–455.

[13] Cohen BJ, Johnson JD, Raff MJ. Septoplasty complicated by staphylococcal spinal osteomyelitis. Arch Intern Med. 1985;145(3):556–557.

[14] Guyuron B, Vaughan C, Schlecter B. The role of DDAVP (desmopressin) in orthognathic surgery. Ann Plast Surg. 1996;37(5):516–519.

[15] Faber C, Larson K, Amirlak B, Guyuron B. Use of desmopressin for unremitting epistaxis following septorhinoplasty and turbinectomy. Plast Reconstr Surg. 2011;128(6):e728–e732.

[16] Gruber RP, Garza RM, Cho GJ. Nasal bone osteotomies with nonpowered tools. Clin Plast Surg. 2016;43(1):73–83.

[17] Bafaqeeh SA, al-Qattan MM. Alterations in nasal sensibility following open rhinoplasty. Br J Plast Surg. 1998;51(7):508–510.

[18] Jang YJ. Rhinoseptoplasty. Seoul: Koonja; 2013. p. 39–43.

[19] Rohrich RJ, Adams WP, Gunter JP. Prevention and management of rhinoplasty complications. Dallas rhinoplasty the 3rd edition. St. Louis:QMP/CRC Press; 2014. p. 1361–1387.

[20] Rettinger G. Risks and complications in rhinoplasty. Laryngorhinootologie. 2007;86(Suppl 1):S40–S54.

[21] Guyuron B. Secondary turbinectomy, septoplasty and dealing with a septal perforation. Rhinoplasty. Philadelphia: Elsvier Saunders; 2012.p. 423–425.

[22] Gruber RP, Wall SH Jr, Kaufman DL, Khan DM. Secondary rhinoplasty. In: Warren RJ, editor. Plastic surgery, Neligan, vol. 3. 3rd ed.New York: Elsevier Sounders; 2013. p. 466–484.